《黄帝内经》脾胃好病不找

有声版

杨秀岩 主编

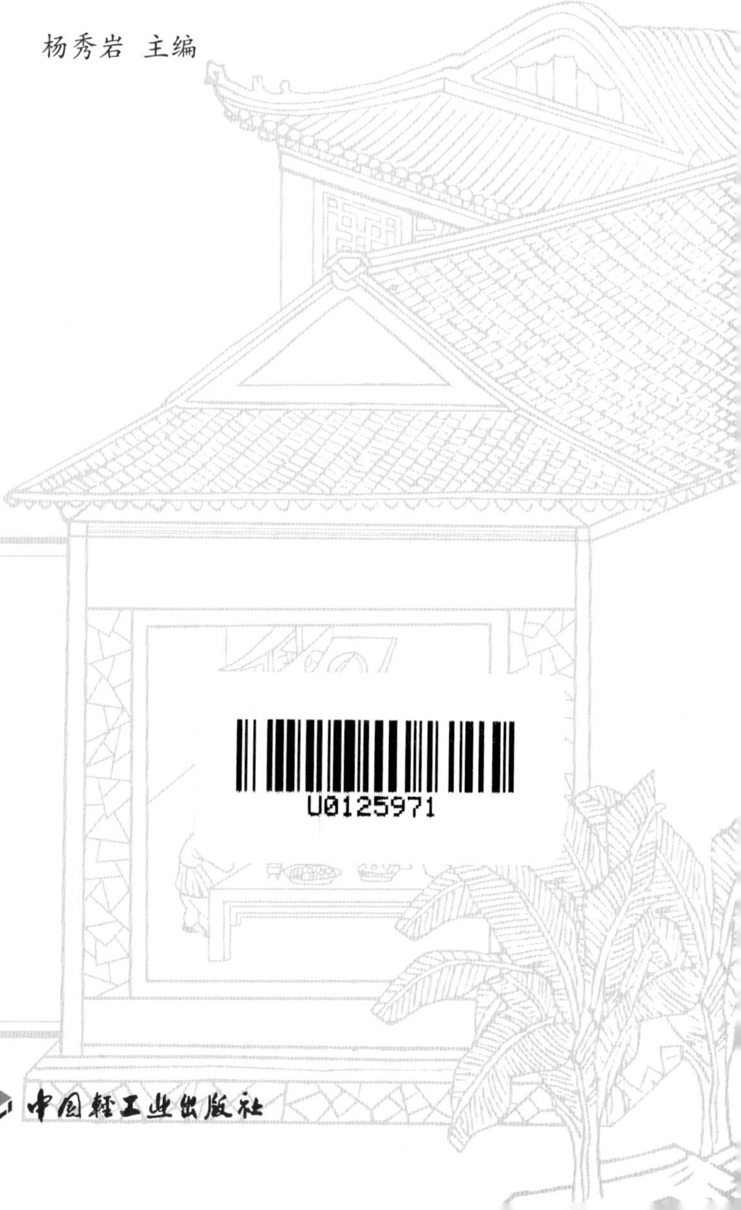

中国轻工业出版社

前言

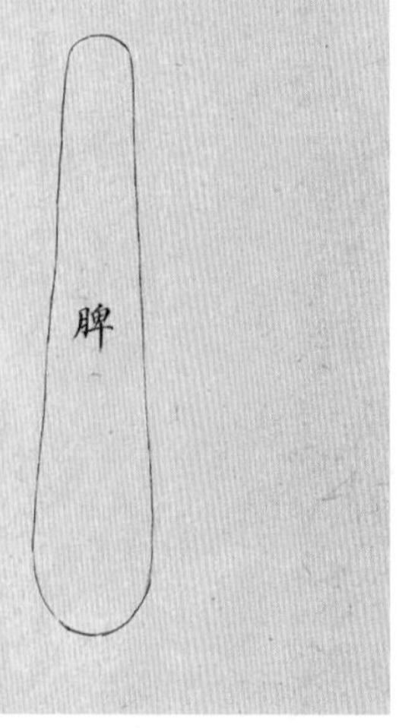

人一出生，就需要从外界摄取食物，通过脾胃的消化转化为营养以供人体吸收利用，维持生命。所以中医说“脾为后天之本”“气血生化之源”，可谓恰当而贴切。

关于脾胃在身体中的地位，《黄帝内经》中说得很形象：“脾胃者，仓廪之官，五味出焉。”“仓廪”即贮存谷物的仓库，俗话说“民以食为天”，谷仓充实，才能保证一切生产活动顺利进行。对于身体来说，脾胃健康，才能为人体各组织器官提供必要的物质及能量。可以说，脾胃就是人生存的根本，正常的脾胃功能守护着人的生命健康。

脾胃为人体提供营养，其本身的一举一动也会影响着脏腑功能的运转。中国医学史上“金元四大家”之一，中医“脾胃学说”创始人李东垣在《脾胃论》中说：“百病皆由脾胃衰而生。”因为人体机能活动的物质基础，如气血、津液等都化生自脾胃，脾胃健旺，化源充足，脏腑功能才能正常；脾胃又是气机升降运动的枢纽，脾胃协调可促进和调节机体新陈代谢，保证生命活动的协调平衡。所以，一旦脾胃虚衰或功能异常，健康就是妄谈。故而，李东垣也同时提出“脾健胃和，五脏乃安”，就是说，调理好脾胃，五脏才能安康。

导致脾胃虚弱的原因是多方面的，饮食不节、休息不够、思虑过度、缺乏锻炼等，都很容易引起食欲不振、胃痛、便秘、反酸等，这些都是脾胃不和的表现，时间长了脾胃功能就会减弱。因此要有好的脾胃，就得从生活的方方面面加以注意。

本书以《黄帝内经》为指导，将养脾胃相关的知识做了全面的梳理。对于各种脾胃问题进行了深入浅出的分析，并给出了切实可行的调理方案，包括饮食调理、经络调理、运动调理等。无论你处在什么年龄段，无论你有哪种脾胃问题，无论你喜欢什么样的养生方式，都能从本书中找到适合自己的调养脾胃的方法。

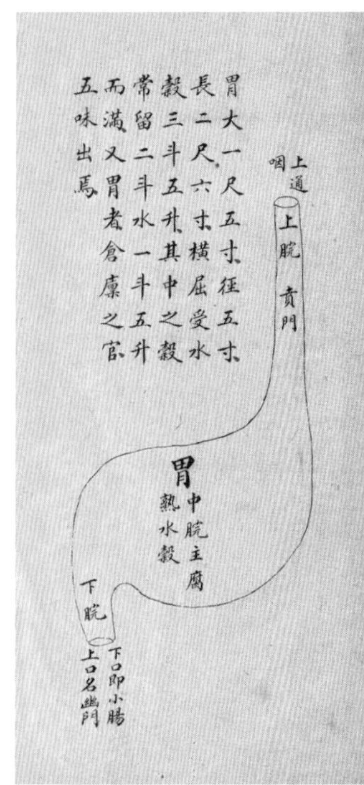

本书有三个特点，一是简洁易懂，二是查阅方便，三是实用性强。读者可以通过目录快速查找自己需要的内容，获得直观实用的调理方法。

愿本书带给你一个健康的脾胃，一个健康的身体。

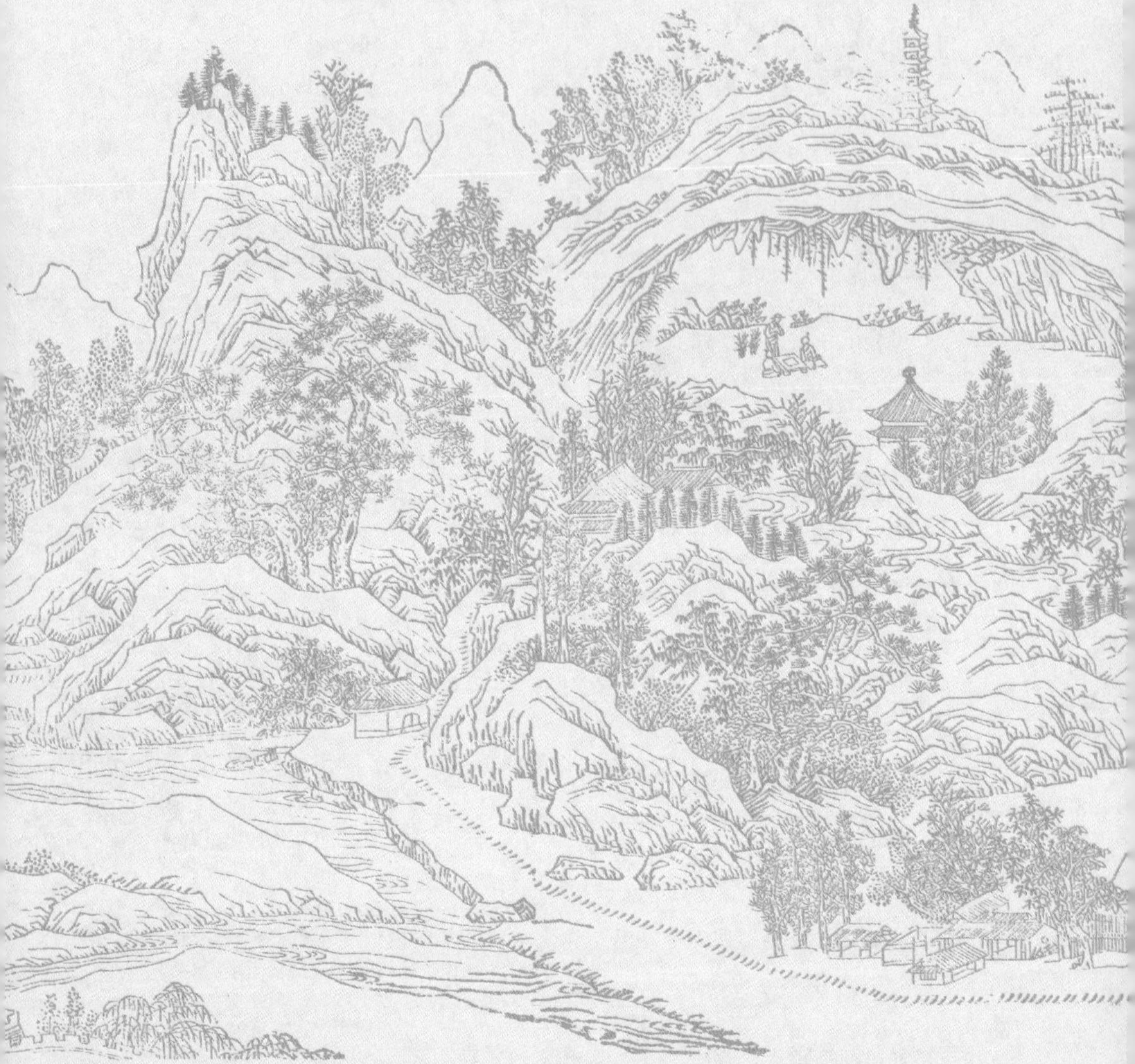

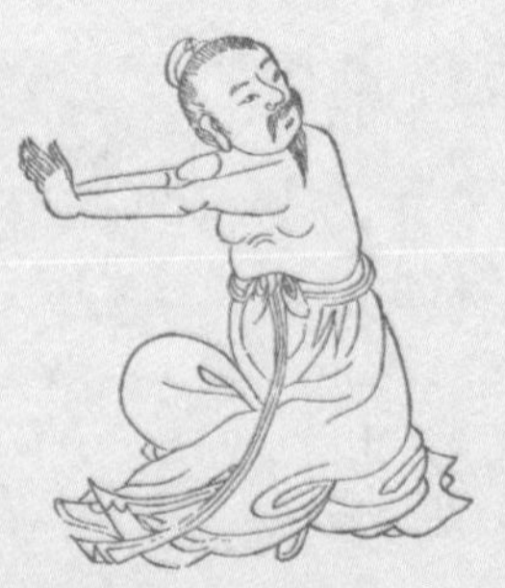

脾乃后天之本，
气血生化之源。

目录

“起居有常”，从《黄帝内经》中寻找起居养脾胃的智慧

因人施养，养脾胃要找到适合自己的方法

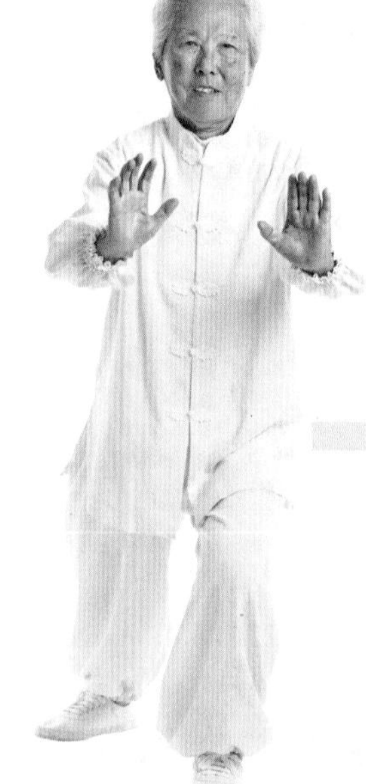

合理膳食，《黄帝内经》教你吃出好脾胃

人体自有大药，跟《黄帝内经》学经络养脾胃

脾胃也需要“运动”，举手投足间保养你的脾胃

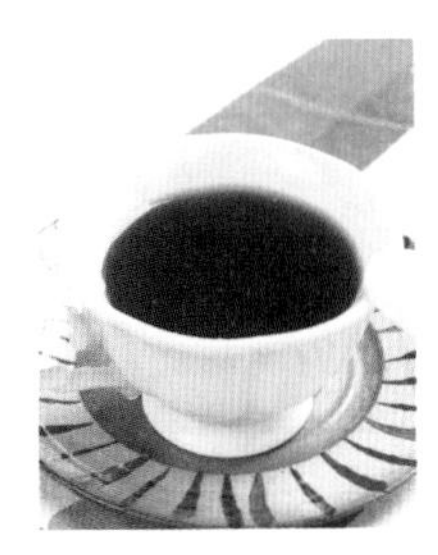
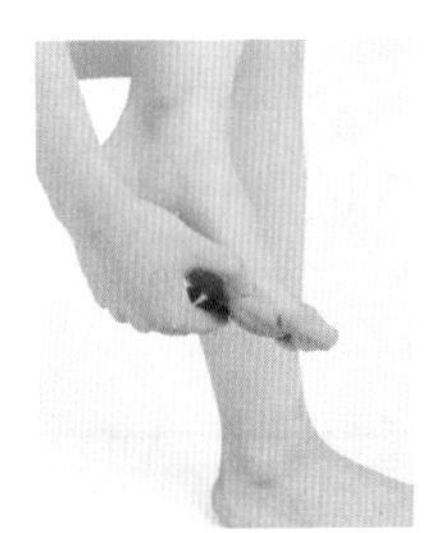
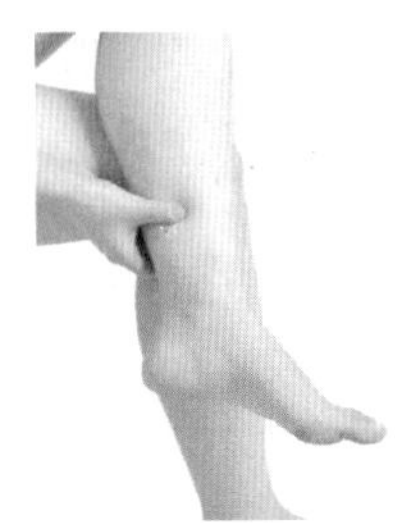

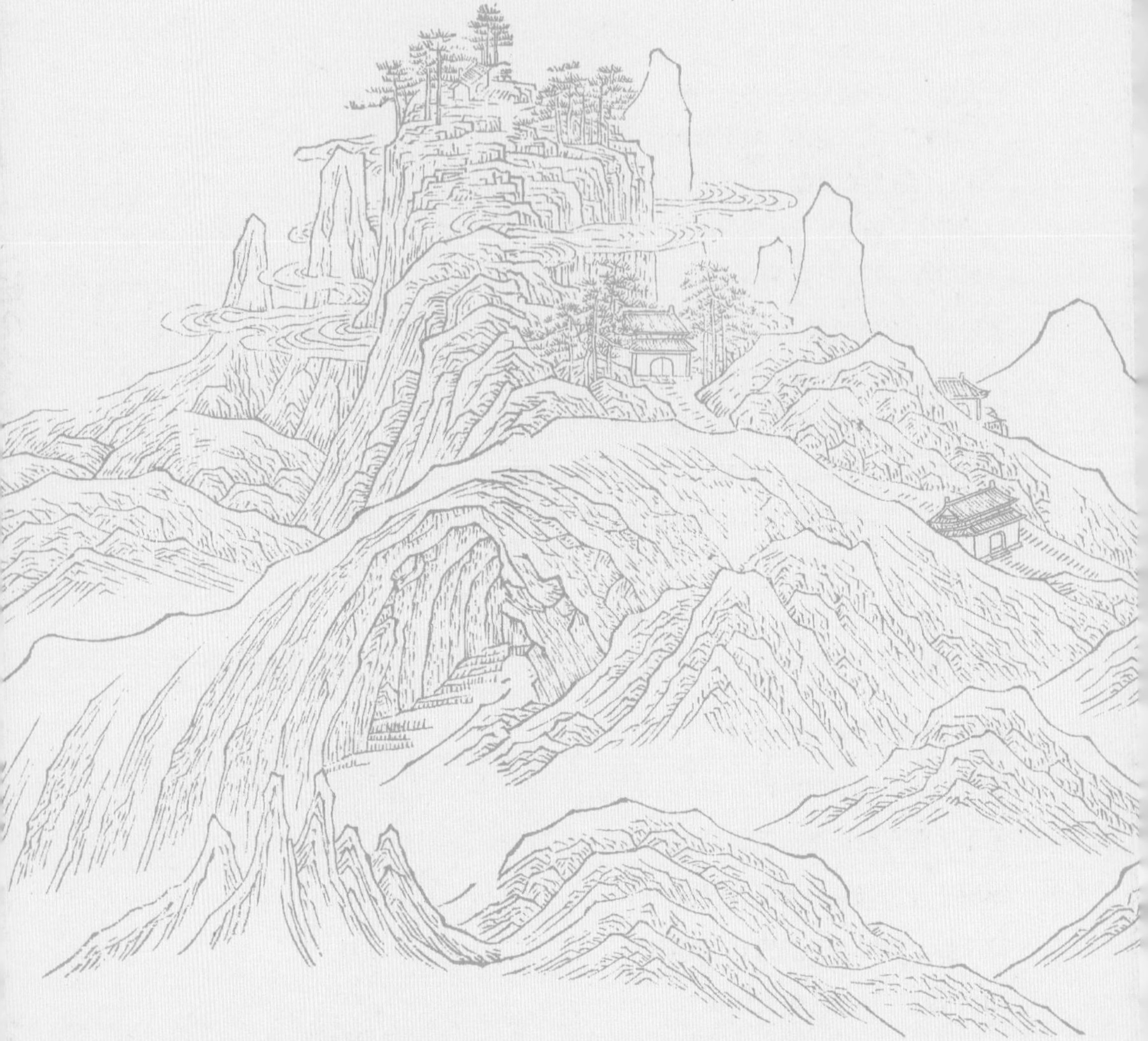

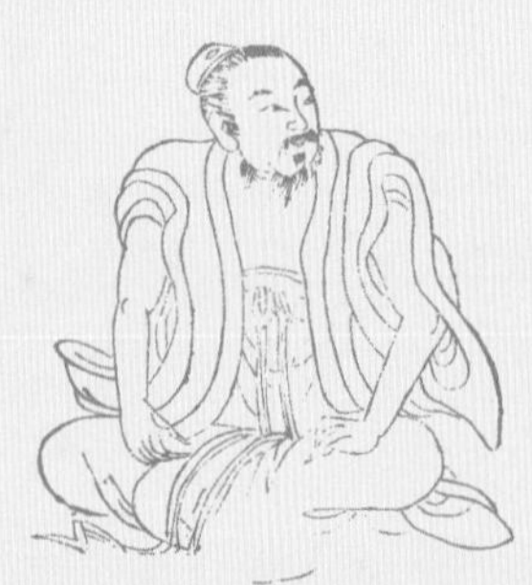

脾胃居于中焦，
是人体食物“加工厂”。

“脾胃乃后天之本”，从《黄帝内经》认识脾胃

《黄帝内经》中说：“脾胃者，仓廪之官，五味出焉。”脾胃是人体精微营养的运化之所，我们日常所需营养，皆由它们运化而来。那么脾胃到底是怎样为我们提供营养的呢？就让我们跟随《黄帝内经》一起来认识脾胃。

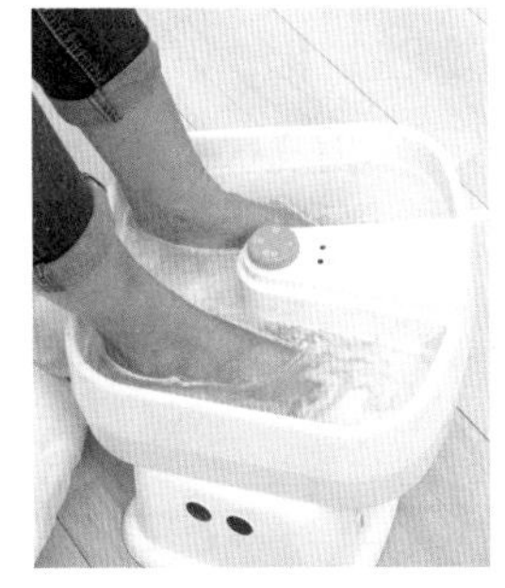

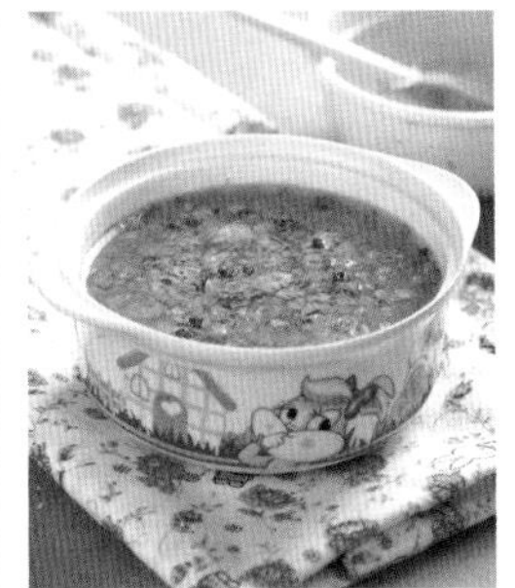

脾是“后天之本”“生化之源”

“脾胃者，仓廪之官。”

——《黄帝内经·素问·灵兰秘典论》

“脾主为胃行其津液者也。”

——《黄帝内经·素问·厥论篇》

“诸湿肿满，皆属于脾。”

——《黄帝内经·素问·至真要大论》

俗话说“民以食为天”，人一出生，就需要从外界摄取食物，通过脾胃的消化转化为营养以供人体吸收利用，维持生命。所以脾胃又被称为“后天之本”“生化之源”。

脾主运化：脾是人体的食物“加工厂”

中医认为脾胃居于中焦，互为表里，脾为脏，胃为腑，脾主运化，胃主受纳。脾为后天之本，食物及水液的代谢都需要脾的参与，脾如果出现问题，那么身体所需的营养与水液就没有办法得到满足了。

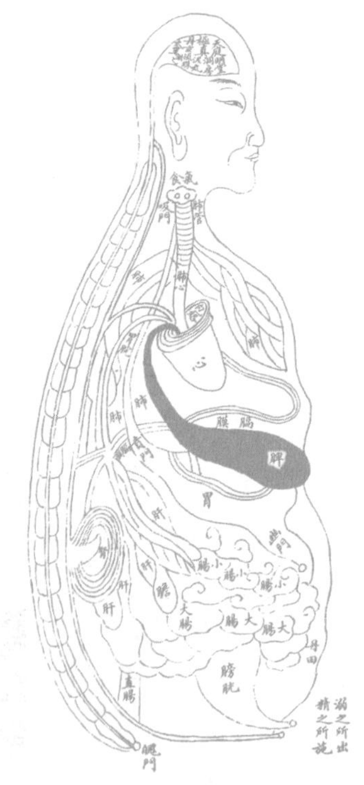

脾胃居于中焦，是人体的食物“加工厂”

脾运化水谷，主消化吸收

脾作为五脏之一，其最基本的功能是主运化水谷。所谓水谷，就是水液和谷物等饮食的统称。人们所摄入的食物，需要先由脾转化为气血，然后再分送给身体各处。

脾“运化”的过程指由“运”到“化”，“运”是脾脏之气推动饮食由胃传递给小肠，经过胆的帮助进行消化；而“化”则是脾将所吸收的营养物质转化成血液，再将这些血液运达身体各部，以维持正常的生命活动。

脾运化水湿，主管水液代谢

脾脏除了运化水谷，还要运化水湿。《黄帝内经·素问·经脉别论》中说：“饮入于胃，游溢精气，上输于脾，脾气散精，上归于肺……”也就是说，脾的运化功能还包括与胃肠合作，并与肺脏、肾脏等脏腑配合，进行人体水液代谢的功能。当水到达胃的时候，胃就会吸收精华部分，上行输送到脾脏，又由脾脏散布精华，向上输向肺部，从而润泽人体五脏及皮肤；而不需要的部分，就作为人体废液，排出体外。很多人会有腹泻、便溏、浮肿等问题，这都可能是水湿代谢出了毛病。所以《黄帝内经·素问·至真要大论》中说：“诸湿肿满，皆属于脾。”可见，人体水湿代谢离不开脾脏。

科学饮食，促进脾脏运化

脾的运化功能如果出现异常，很容易判断出来。如果一个人没有食欲，或者经常腹痛、胀气、便溏等，那基本可以断定，此人脾的运化功能失调，这时就需要健脾，修复或促进其功能；而如果一个人经常发生头重、发晕、全身乏力、水肿等症状，多标志着水液运化失调，也很有可能是脾出了问题。

在中医看来，人的很多病都是吃出来的，脾胃直接与饮食相联系，如果一日三餐不规律，营养不全面，饮食方法不科学，都会直接影响着脾的运化功能。

因此要选择适当的食物，还要注意饮食的量。《黄帝内经》中说：“饮食自倍，脾胃乃伤。”过度饮食是引起脾胃受伤的根源。保持良好的生活习惯、科学而规律的饮食、平和的情绪，则是让脾保持健康的秘诀。

脾统血：脾是血液运行的司令官

脾是血液运行的管理者

脾统血的“统”，有统摄、控制的意思。脾脏不只有生成气血的功能，更有统辖它的能力。脾将生成的血液运送到四肢百脉并使其沿着所需的路径行进，而不泄漏外溢，这就是中医常说的“脾统血者，则血随脾气流行之义也”。我们常见的鼻出血、皮下出血、月经量过多等症，有时就是脾不统血所致。

出血，要从脾上找根源

中医论及脾脏，不会单独从生血或者摄血的方面来讲，而是讲其生血、统血的双重功能。《金匮翼》中说：“脾统血，脾虚则不能摄血，脾化血，脾虚则不能运化，是皆血无所主，因而脱陷妄行。”所以，中医对于出血、血虚等症的治疗，常常要考察脾是否健运，因为这些血症多数都根源于脾。

脾与肝密切协作，血运才能顺畅

脾统血，肝藏血，血液的源头就在于脾胃，而生成的血又藏于肝，然后根据机体所需，运送循环。脾健运正常，血液化生就充足，这样肝脏也就有足够的藏血。所以二者之间是息息相关、相辅相成的。

相反，如果脾气亏虚，气血生化必定受限制，也会影响肝藏血。肝藏血不足，人就会出现头晕目眩、肢体麻木等症。

失眠、乏力，都是脾虚的反映

生活中，很多人会出现心悸失眠、慵懒少言、少气乏力等症状，一方面是缺乏运动，另一方面是饮食运化失调，导致脾虚，气血不足。如果长期脾虚，还会出现头晕、面白、爪甲色淡、女性月经减少，甚至闭经等。这时就要注意调理脾虚。

脾主升清：脾是身体营养的运输机

“饮入于胃，游溢精气，上输于脾，脾气散精，上归于肺。”

——《黄帝内经·素问·经脉别论篇》

根据《黄帝内经》的理论，“脾主升清。”升是上升与输布的意思，清则指脾所运化的精微物质。脾将水谷精微输布于身体各处，使各器官平衡有序运行。这一过程是以脾气上升为基础的。

脾升胃降共相依：脾气主升和胃主肃降密不可分。脾与胃相依存，脾将饮食物转化为气血，营养全身。与此同时会产生降浊之物，而胃气推动浊气下降，排出体外。它们一升一降，相互支撑，让身体功能得以正常运行。

如果脾气不升，胃气不降，水谷不能腐化，气血无源可化，就会产生眩晕、泄泻等，时间长了，还会出现各种内脏下垂之症。

在西医的病症中，有一类病叫“胃下垂”“子宫下垂”等，从中医来看多是由于“脾气不举”造成的。当脾气不能有效上升，并托举脏腑维持所在的位置，就会出现脏器下陷的表现。所以中医在面对这样的问题时，往往会采用健脾益气之法。

脾气需四时有运：五脏之中，心、肝、肺、肾都有着自己所主的季节，但是，脾居中央调和脏腑，没有所主的季节。

《黄帝内经》中，黄帝问岐伯：“为什么脾没有所主的季节呢？”岐伯回答说：“脾属土，在人体中焦，负责水谷精微的转化，需要时时输布全身，所以五脏之中，五脏各有一个时间来主掌，而脾主治的时间却是每月最后的十八天，共七十二天。就如万物生长以土为根本一样，各脏腑以及人体周身由下而上、由头到脚的营养皆需要脾来维持，因此脾脏虽然没有所主的季节，却四时不停。”

所以，养脾要体现在我们每一天的生活中，脾气健运，升清顺畅，整个身体才能协调健康。

脾主四肢：脾好腿脚好，人更有活力

"四肢皆禀气于胃，而不得至经，必因于脾，乃得禀也。"

——《黄帝内经·素问·太阴阳明论篇》

《黄帝内经·素问·太阴阳明论篇》中说："四肢皆禀气于胃，而不得至经，必因于脾，乃得禀也。"四肢的活力，有赖于脾胃之气。

脾气充足，才能温暖四肢：《黄帝内经·素问·阴阳脉解篇》中说："四肢者，诸阳之本也。"意思就是，阳气是四肢得以充分活动的根本，阳气可以让四肢温暖。那么人体阳气是哪里来的呢？ 脾阳是其中非常重要的一个方面。一个人身体阳气充足，其手与脚常是暖热的，而且也不会出现小腿、膝部发凉的问题。

当然，脾不仅直接将阳气输送给四肢，也通过协助胃消化吸收，以营养物质的形式间接使四肢得到温暖的补给。

脾与胃维持阴阳和合的平衡关系，人体的循环系统才能有序而正常。也就是说脾胃阴阳相济，方能温煦四肢、调动四肢。所以中医说脾主四肢。

四肢无力者多脾虚：通常情况下，脾气如果虚弱，就会影响人体的代谢。因为当人体脾脏虚弱时，物质运化及气血化生障碍，不足以支撑人体气血的正常运行，四肢作为身体的末端，容易出现气血不足的问题，因此脾虚时容易四肢无力。

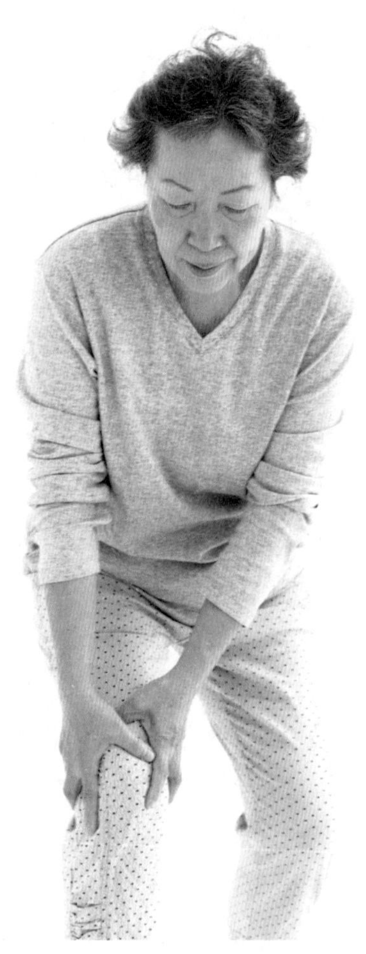

脾虚会使人四肢无力。

脾主肌肉：身体胖瘦由脾做主

“脾主身之肌肉。”

——《黄帝内经·素问·痿论篇》

肌肉所需的营养是通过脾运化而来，只有脾胃受纳、输布、消化、吸收正常有序，肌肉所需要的营养才能有效供给，故《黄帝内经》中说：“脾主身之肌肉。”

胖瘦都由脾决定

我们身边经常有些人体形消瘦，吃饭也不是很好，多数都存在脾胃虚弱的情况，因为脾胃虚，所以食欲就不好，自然胖不起来。这种人不但瘦，而且身体还虚弱，因为脾虚，气血也跟不上，所以整个身体都会虚弱。还有些人很瘦，可食欲总是特别好，中医则称为“消谷善机”，胃很强，可脾气不足，无力运化，营养也就得不到吸收，白白流失了。对于这种情况，一定要调脾。

相反，如果一个人长得很胖，那也并不代表着他的脾健康。因为肥胖的人，往往也存在着脾气不足、运化无力的问题，其后果就是体内痰湿聚集，反过来又影响消化吸收。一个体内湿浊壅盛的人，怎么可能不长胖呢？而且这种胖人有两个特点，一是吃东西很少，吃点就发胖；二是身上的肉软软的，而且总是懒懒的没力气。这类人需要祛湿化痰，才能从根本上解决肥胖的问题。

脾胃太旺也能发胖

李东垣在《脾胃论》中说：“胃中元气盛，则能食而不伤，过时而不饥。脾胃俱旺，则能食而肥。”脾胃俱旺，就是脾胃消化吸收功能很强，从而造成肥胖。这种肥胖实际上就是现代医学上说的单纯性肥胖，很多青少年小胖子多是这种情况。对于这种情况，最根本的办法就是控制饮食，少吃肥腻食物，多运动。

消瘦也要调脾

《黄帝内经·素问》中说：“今脾病不能为胃行其津液，四肢不得禀水谷气，气日以衰，脉道不利，筋骨肌肉，皆无气以生，故不用焉。”这就是说如果脾有了问题，营养物质就缺乏，肌肉得不到供养，慢慢就会变得萎缩，失去活力。这样的人治疗也需要调脾，脾运化升清正常了，胃消化自然就好。

胃主受纳，脾主运化，脾胃亲如手足

胃受纳、腐熟水谷，脾运化精微，二者相互合作。因此，中医习惯将它们合起来论述，称“脾胃者，仓廪之官。”而不是单纯说脾或胃。而且中医亦有“内伤脾胃，百病由生”之说，从而将健脾养胃视为一体。

脾胃纳运相助，协同作战才能消化好、吸收好

脾与胃情同手足，一旦一方出现问题，另一方必定会受到影响。

脾胃是合作伙伴

脾胃之所以形影不离，主要是因为它们之间是纳运相助的合作关系。胃是人体内用来提供物质营养的重要脏器，它在接受食物之后，通过消化、吸收，将其转化为营养，输送到身体各处，但这个过程少不了脾主运化、主升清的帮助。

脾胃同病相怜

通常情况下，脾如果有了问题，它的输送功能就会减弱，这时，胃也要受到影响。因为只吸收、不输送，胃就会产生胃胀、消化不良等问题。

同样，如果胃产生了病症，营养生成不足，脾的运化也就不足，身体就得不到充足的营养。中医上讲“脾胃有病同受”就是这个意思。

脾胃调理需同步

脾胃相依相随，所以中医治疗脾胃病总是脾胃同调。比如饮食不节造成病症，出现气短、没精神、内热等症状，中医在调理时，往往采取健脾养胃的方法。因为两者相辅相依，相互影响，若要取得良好的临床效果，多需要二者并重，同步调理。

脾胃升降相因，气机平衡，营养输送才通畅

“清气在下，则生飧泄，浊气在上，则生䐜胀。”

——《黄帝内经·素问·阴阳应象大论篇》

脾胃在消化食物方面相辅相成，配合默契，但两者却有着截然相反的特点。这主要表现在两者的运动方向上。

脾胃之气，一升一降：脾与胃是受纳运化的关系，脾气的运动方向是向上的，而胃气的运动方向则是向下的。只有脾胃升降有序，人体才能气机平衡，进而达到营养输送的畅通无阻。这就是中医所讲的“脾宜升则健，胃宜降则和”。

升降无序要生病：关于脾胃之气一升一降，《黄帝内经》里讲得很清楚：“清气在下，则生飧泄，浊气在上，则生䐜胀。”意思是说，脾之清气如果不能升，反而出现下降，那人就要食少腹泻；而胃之浊气如果不下降，反而上升，人就要恶心呕吐等。中医上讲：“治脾胃之法，莫精乎升降。”就是要通过调理气机的平衡，来达到调理脾胃的目的。

此外，脾气上升，胃气下降，人体内的毒素和废弃物质才能得到有效的清理。正是这种升中有降，降中有升的过程，维持了正常的营养吸收及废物的排泄，令生命活动得以正常有序地进行。

脾与胃，喜好各不同：脾胃的性格不同，其喜恶也是截然相反的。脾喜燥恶湿，胃则喜湿恶燥。这与二者的生理功能是相关的。

脾对水液进行传输的时候，其本身容易被湿邪侵犯；胃在消化食物时需要润泽，如果胃阴不足，胃体干燥，就像是机器缺乏油的润滑，自然影响工作一样。所以要想脾胃好，还得充分照顾到二者的喜好，保持燥湿平衡，才能令其消化吸收顺畅，气机升降协调。

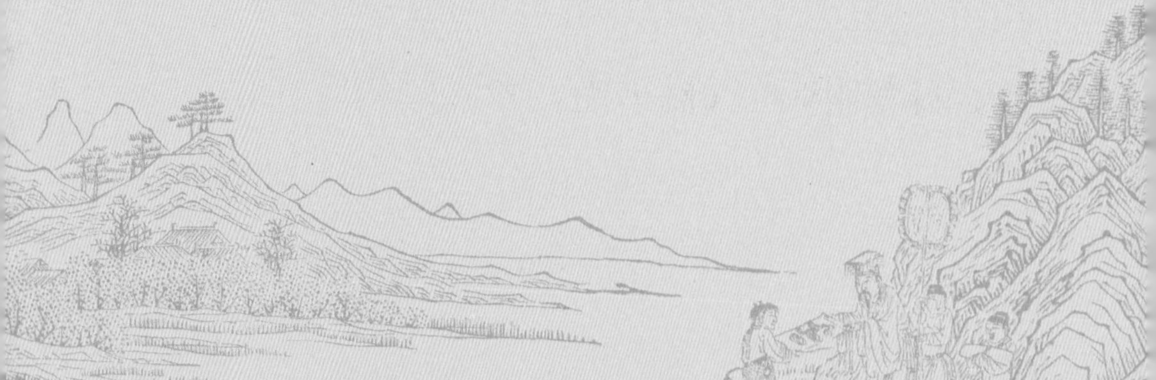

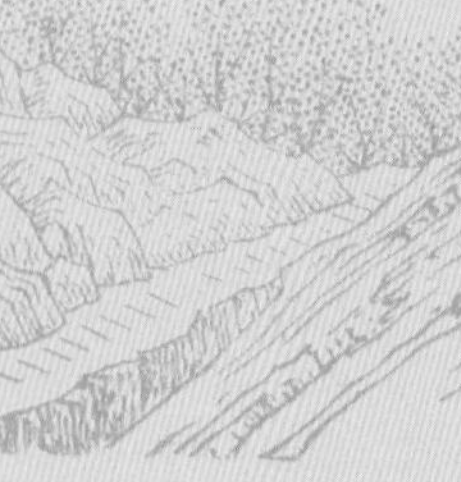

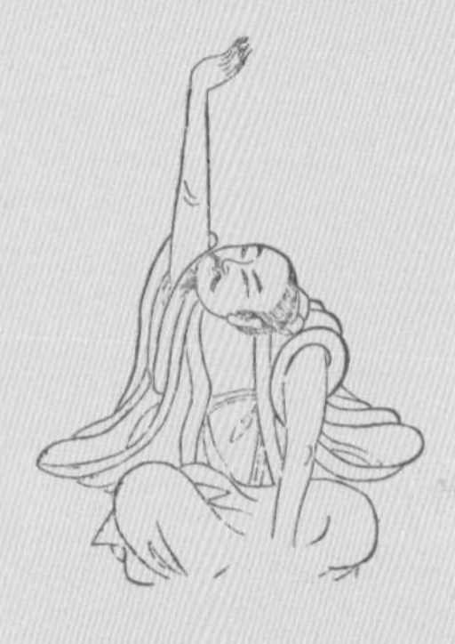

脾胃虚弱有多种证型，
辨证调理才能事半功倍。

脾虚则体弱，看《黄帝内经》如何辨证调理脾胃

《黄帝内经》认为，脾主运化，统血。脾胃虚弱的人，气血生化不足，所以往往体弱多病、衰老加速。调理好脾胃就能预防各种疾病的滋生。

脾胃虚弱有多种证型，辨证调理才能事半功倍。

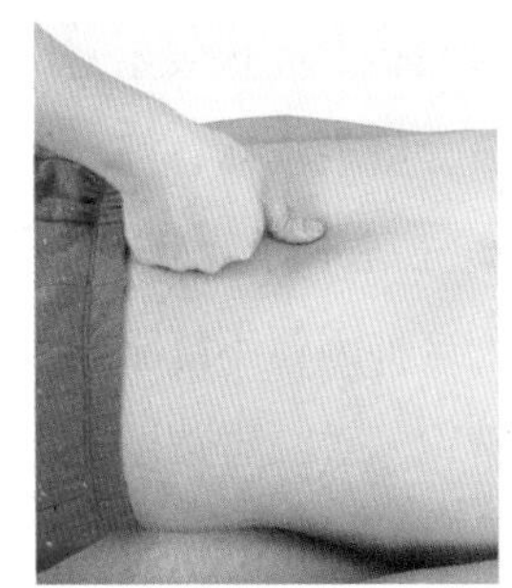

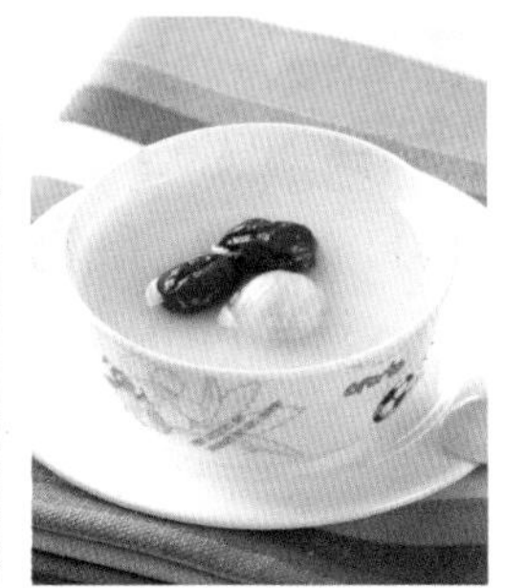

脾胃虚弱，五脏六腑的功能都受影响

“食气入胃，散精于肝，淫气于筋……
下输膀胱，水精四布，五经并行，合于
四时五脏阴阳，揆度以为常也”

——《黄帝内经·素问·经脉别论》

脾胃，作为身体的仓廪之官，其重要性不言而喻，脾胃虚，则五脏六腑皆弱。《黄帝内经·经脉别论》中说：“食气入胃，散精于肝，淫气于筋。食气入胃，浊气归心，淫精于脉。饮入于胃，游溢精气，上输于脾；脾气散精，上归于肺，通调水道，下输膀胱。水精四布，五经并行。”脾胃将人体摄入的水谷，进行精微运化，从而满足五脏六腑营养所需，使得人体清浊、升降、营卫、气机有序运行，从而达到濡养全身的作用。

脾胃无力——心脏不安

《黄帝内经·灵枢》中说：“心者，五脏六腑之大主也，精神之所舍也，其脏坚固，邪弗能容也。”心脏是脏腑中最为重要的器官，它的地位很高，功能巨大。而就是这样一个统领全身脏腑的器官，也要以脾胃为后盾，没有良好的脾胃功能作保障，心脏就没有办法在人体中央机构运筹帷幄。心脏主血脉，人体气血在全身运行皆有赖于心气的推动。而脾主统血摄血，协助心脏完成血液的周身运行。这就是中医常说的“脾为心之子”。可见脾对于心是有所取但又能回报于心。

同时，心主神明，与胃之间也关系密切。“胃不和则卧不安”，一个人如果胃里不舒服，就很难休息好，神明得不到静养，又怎么会有精神呢？ 很多人晚上睡不好，于是就吃镇静药、安神药，实际上都是不正确的。对于这种因胃不舒服导致失眠的患者，要解决根本问题，还得从调理脾胃入手。脾胃运化自如，心神自然安静，入睡就不是什么难事了。

脾胃不畅———肝气不舒

《黄帝内经》称肝为“将军之官”，因为将军需要多方面谋虑，同样需要气血的滋养，气血不足，则容易出现会肝气郁结。

在中医看来，肝与脾是相克的，因为脾五行属土，肝五行属木，肝木克于脾土。当一个人肝气不舒时，脾胃功能就受到影响，这是因为肝气郁滞影响了脾胃气机的升降出入。而脾胃虚弱，气血的生成就会受到影响，于是肝气更加不顺。

现代生活中，由于节奏紧张、思虑过多，很多人常常会四肢无力、食欲不振，这就很可能是因为肝气不舒影响到了脾胃功能造成的。这时需要疏理肝气，从而使脾胃得养，消除不适症状。

脾气弱———肺气不足

很多人简单地认为，感冒咳嗽仅仅是由于肺的问题，实则不然。中医认为，“脾为肺之母。”由于脾肺的密切关系，脾为土，而肺为金，脾土生肺金，当脾胃出现问题时，脾土不能生养肺金，就会导致肺气不足，皮毛不固，导致机体容易感受外邪而引发感冒、咳嗽等。

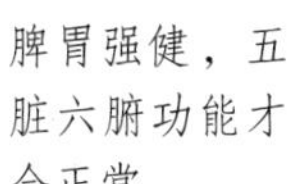

脾胃强健，五脏六腑功能才会正常。

这主要是因为脾胃是气血生化的源泉、为肺提供营养，并且脾胃升降是脏腑气机升降的枢纽，其功能影响肺气的肃降有关。所以想要避免感冒，调理卫气，首要的任务还是补益脾气。

脾胃虚———肾就会虚

肾为先天之本，脾为后天之源，肾藏精，脾所运化输布的水谷精微，恰恰是肾所需要藏的精。如果脾胃虚弱了，它们所产生的后天精微必定不足，这时，肾便会因精气不足而导致肾虚。所以要想肾不虚，就得要有强健的脾胃来做保障。

脾有不适——六腑皆弱

胆被称之为“中清之府”，因为胆汁可以调节和协助脾胃的消化功能。而与此同时，胆主决断，其决断之机取决于气血的充足与否，如果脾胃虚弱，那么气血的生成及运行就会不正常，这也就直接影响胆的决断功能。

小肠作为胃部的受盛化物之所，它直接与脾胃相关。脾胃吸收不足，则小肠泌别清浊的功能就要失利，这时会出现大便溏泄、小便短少等问题。中医在患者发生腹痛、腹泻等症的时候，往往要调理脾胃，就是这个原因。

大肠与膀胱则与脾胃的间接运化过程有关。当小肠将糟粕传于大肠，这位“传导之官”便负责将其传出体外，而这些都有赖于脾胃气机的升降协调。如果大肠传导有误，令人产生便秘、肠鸣甚至是下痢脓血等症，必定是脾胃的升降气机失和。如果产生小便不利，尿频尿急等症，则与脾胃运化水湿不利有关。

三焦作为元气之通道，当然也有赖于气血的濡养。与此同时，三焦还主水液通行，这就更离不开脾胃对水液的运化调节了。

至此，我们也就明白了中医常讲的那句“百病皆由脾衰而生”，从中，我们也能更加理解“治脾胃即可以安五脏”的道理。脾胃虽然只是身体器官之一，但其关系重大。我们想要明明白白养生，想要健健康康生活，就一定要先调理、呵护好脾胃。

脾胃功能减弱的10种表现

一个脾胃功能不足的人，身体状态肯定不好，有人嘴唇发白，没有血色，有人鼻子出血，干燥，甚至眼睛酸涩疲劳，这都是脾胃功能减弱的表现。下面10种症状最为典型。

1. 饥不欲食

“饥不欲食”出自《黄帝内经·素问》，说的是有些人很饿却没有吃东西的欲望。此病可能由胃虚有热所致。当一个人胃中津液不足时，往往会消化失常，故而不思饮食，而津液不足内热由生，故而又有饥饿感。

调理方法：《黄帝内经》说：“精气并于脾，热气留于胃，胃热则消谷，谷消故善饥。”所以解决饥不欲食这一症状，最好的方法是让脾脏发挥其作用，为胃行其津液，于是病症也就缓解了。

2. 口淡乏味

中医讲，脾开窍于口，“脾和则口能知五味。”通常脾胃虚弱者因脾胃腐熟运化功能低下，就会产生食少、纳呆等症，于是出现口淡乏味。

调理方法：想要调理口淡乏味的问题，可健脾祛虚寒，从而达到脾和胃开之效。

3. 上腹胀满

脾胃功能失调时，会导致气机逆乱，于是脘腹出现胀满之症。《黄帝内经·灵枢》中说：“脾胀者，善哕，四肢烦悗，体重不能胜衣，卧不安……胃胀者，腹满，胃脘痛……”说的就是脾胃功能失调的表现。

调理方法：调理这种症状，必定要着手于身体的气机升降之因。要使脾清上升，胃浊下降，气机升降有序，使体内痞塞得以疏通，胀满之感自然也就消除了。

4. 面色萎黄

很多人发现自己脸色不好时，最先想到的方法往往是美容或者化妆，却忽略了这可能是脾胃虚弱的警示。因为脾胃虚，则气血不能上荣，时间长了，就会面部萎黄，没有光泽。

调理方法：健脾补气，活血行瘀，这样才能真正由内而外散发美丽。

5. 大便溏泄

大便溏泄与腹泻不是同一概念，溏泄是指大便不成形，形似溏泥。造成这种问题的原因在于脾虚。脾胃作为受营养精微的运化源头，它一虚弱就会出现气机阻滞、水湿不利，因而影响机体的消化与排泄。大便溏泄的人，一般脾胃都会有问题，要及时进行调养。

调理方法：当出现大便溏泄症状时，可适当服用健脾养胃的药来对症治疗。

6. 肌肉松弛

脾主肌肉，当脾不能运化水谷、营养的时候，身体必然面临营养补充及分布不足的问题，肌肉营养受损，就会出现松弛、无力的现象。

调理方法：可采用健脾益气的方法，恢复脾胃的运化功能，同时，适当加强运动也能有效改善肌肉松弛的状态。

7. 眼睑浮肿

很多人认为眼睑浮肿是肾虚所致，这确实有一定的道理，可有时候也会有另外的症结，比如脾胃运化失常，痰湿水液聚积于眼睑。一般脾胃不足，气机失调，也会影响到肾主水的功能。人体之阴阳必定要平衡才会代谢正常，当身体水液循环不周时，就要出现眼睑浮肿等症状了。

调理方法：温阳健脾的同时，注意温补肾阳，保证水液代谢正常。

8. 身体虚胖

很大一部分肥胖症患者，其脾胃功能都有问题，而且百分之九十的肥胖者体质虚弱。体虚的主要原因，也是由于脾胃的功能减弱，这时人体新陈代谢变慢，营养的消耗也就变得低下了，不能消化的部分以痰湿等形式停积于体内，从而形成肥胖症。

调理方法：对于虚胖，最有效的办法还是健脾，恢复脾胃的运化功能，使营养物质得以有效利用，废物得以顺畅排泄。

9. 鼻翼发红

脾经、胃经是连于我们的鼻子的。因此鼻翼发红，可能与胃部功能减弱有关，一般胃热会让鼻翼发红，这时人还会感受到肚子痛。还有些人鼻翼发红会一直持续，变成我们所说的酒糟鼻，这就是脾热的典型表现。

调理方法：清泄胃热、脾热。

10. 口气不清

口气不清也就是我们常说的口臭，这种人说话气味大，而且刷牙也不能消除。这是消化不良，脾胃积热所致。因为消化不良、糟粕之物会积滞于体内时，就会逐渐滋生内热，胃及肠道都充满盛热之气，逆气上行，就会出现口臭。

调理方法：对于这类口臭，一味地掩盖或去味儿是不行的，只有调理好脾胃，让人体的消化与吸收都达到平衡，使代谢正常，才可消除。

和脾胃相关的疾病

脾胃疾病，是人人都有可能遭受的一类病症，比如消化不良、便秘、面色沉暗、食欲不振等。但是，大家可能不知道，脾胃有问题，还会牵涉到很多你想也想不到的疾病。

正因为如此，《脾胃论》中才说："脾胃一伤，五乱互作。"所谓"五乱"也就是各种病变。它的意思非常明了：脾胃不好，各种病都会发生。

胃病当调脾胃

说到胃病，我们想到的都是那些与胃有关的病症：胃痛、恶心、呕吐、反胃、胀满等。无疑，这些都是常见的胃病。但这些胃部的病症都与脾息息相关，在治疗的时候，一定要健脾养胃，同步治疗，并采用治养相结合的办法，尽早截断胃病的发展。

其他消化系统病变亦当调脾胃

除胃病外，与脾胃相关的最常见的就是消化系统的问题，像反流性食管炎、慢性腹泻、口腔溃疡、十二指肠溃疡等症，都是因胃肠功能紊乱而起，治疗时若疏于整体调节的观念，不调脾胃，只做局部治疗，是不会彻底治愈的。

经常感冒是脾胃不调

我们最常见的感冒有时也跟脾胃有关。比如，有人很容易感冒，而且会又咳嗽又流鼻涕，吐清痰。这可能是因为脾胃虚寒所致，脾胃虚寒，不能运化水谷精微，营养吸收不足，从而身体的防御力减弱，自然也就成了易感人群。这样的人得了感冒，常出现鼻塞流清鼻涕的症状，这都是体内寒湿不运的表现。

高血压也与脾胃有关

高血压在现代实在不是个陌生的疾病，它与脾胃也有着不可分割的关系。中医会对高血压分证论病，痰湿阻滞就是其中的一种。中医认为，人体脾土不利，脾的消化与输布失常，会导致人体水湿内生，聚而成痰，于是血压上升，这就被称为痰湿阻滞型高血压。治疗这种类型的高血压若一味地降血压，效果往往不会很理想，而如果从调理脾胃、祛除体内痰湿来入手，血压就会很容易稳定下来。

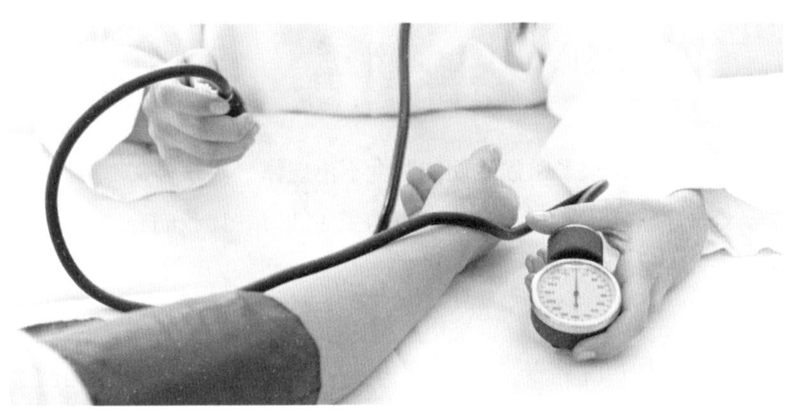

脾胃失常，会使水湿内生，导致血压上升。

高血脂及其他疾病与脾胃的关系

现在越来越多的年轻人出现高脂血症。这与饮食不节有很大的关系，饮食的不节，势必会造成脾胃受伤。因此，这个病的起因从机体功能来讲主要还是脾胃失调所致。另外，很多人长时间咳嗽治不好，哮喘、肥胖，都可能是脾胃不调引起的水湿不运在作怪。湿气长久积滞，就会造成痰湿体质，从而引发与此有关的种种疾病。对付这样的疾病，首要的方法就是恢复脾胃运化功能。

除了以上所举，与脾胃有关的疾病还有很多，比如萎缩性胃炎以及看起来与脾胃相去甚远的糖尿病、肝功能衰退、心脏病等。中医从调理脾胃入手治疗这些病症，往往能取得良好的效果。

总之，脾胃于人体是一扇大门，它的健全与否直接关系着我们的健康。如果想远离疾病，就必须从认识脾胃、保养脾胃开始。

脾胃虚弱的原因

造成脾胃虚弱的原因很多，比如饮食不节、生活习惯不佳、情绪不良；而想要改善脾胃虚弱，就必须要追根溯源，找到原因才行。

暴饮暴食：增加脾胃负担

“饮食自倍，肠胃乃伤。”

——《黄帝内经·素问·痹论篇》

由于生活节奏的加快，很多时候我们的饮食不再规律，对很多人来说，暴饮暴食成了常态，正是这种不健康的生活细节，让我们的脾胃不堪重负，各种脾胃疾病接踵而至。

暴饮暴食的危害

《黄帝内经·素问·痹论篇》中说：“饮食自倍，肠胃乃伤。”人在饮食之后，食物进入胃中需要一定时间消化吸收，短时间大量进食，会造成胃部食物积留，打乱了人体食物消化之后吸收、传输、运送营养的有序过程，造成脾胃功能系统的紊乱。

克服暴饮暴食的方法

1. **饮食定量：**吃得太饱就等于让脾胃超负荷运转，时间久了，脾胃的疲惫也就显现出来了，因此饮食要尽量定时定量。

2. **少食多餐：**尽量规律饮食，若平时没有时间吃饭，很饿了，这时千万不要一次性吃太饱，可采取少食多餐的方法，减少对胃的刺激。

3. **生冷食物要适可而止：**生食不易消化，会给脾胃增加工作量，影响身体正常代谢。过凉的食物则会刺激胃，特别是冷饮、冰淇淋等要“浅尝辄止”。

中医提示：要想脾胃好，就要给它们合适的工作量，让它们有充分的时间来消化吸收，保持自身的健康状态。平时吃饭只吃七分饱，饭后适当散步，都是对脾胃最好的保养。

偏食嗜食：脾胃消化不了，心脏也跟着受伤

偏食，多发生在孩子身上，一般指对某类食物特别喜爱，从而大量摄入这一类食物。这种不均衡饮食很容易损伤脾胃。

偏食、嗜食的危害

1. **损伤脾胃**：身体需要全面的营养，脾胃也需要借助食物的不同特性来帮助消化吸收，长期偏食、嗜食会造成脾胃功能减弱，从而引发脾胃病症。

2. **营养不足**：长期偏食、嗜食，会造成身体营养吸收不全面，从而导致营养不足。

3. **心脏压力变大**：长期偏食容易造成贫血，而血对于心脏而言是非常重要的。长期贫血有可能造成贫血性心脏病。另外，若长期偏好油腻食物，还容易引发血脂升高、动脉硬化、心脏病等。

克服偏食、嗜食的方法

1. **荤素搭配营养好**：将荤食与素食合理搭配，均衡摄入，可以将自己喜欢吃的与不喜欢吃的食物搭配食用，逐渐调理饮食习惯。

2. **粗细混合提升口感**：对于偏食、嗜食的人来说，很多时候是追求一种口感或味道，粗粮与细粮、大块与小块等的粗细混合，能带来口感与味觉上的不同感受，从而慢慢改变偏食、嗜食的习惯。

3. **饥饿法**：偶尔一两顿不吃饭，同时避免零食，从而形成饥饿感，可提升对食物的渴望，这样会减少对食物的挑剔。

4. **引发兴趣**：对于平时不喜欢吃的食物，可以适当关注一下其功效、作用等，从理性上形成某种期待，从而喜欢上它。

中医提示：中医认为，五味入五脏，只有样样都吃，才能保证摄取身体所需的各种营养，五脏得到濡养，保持身体健康。

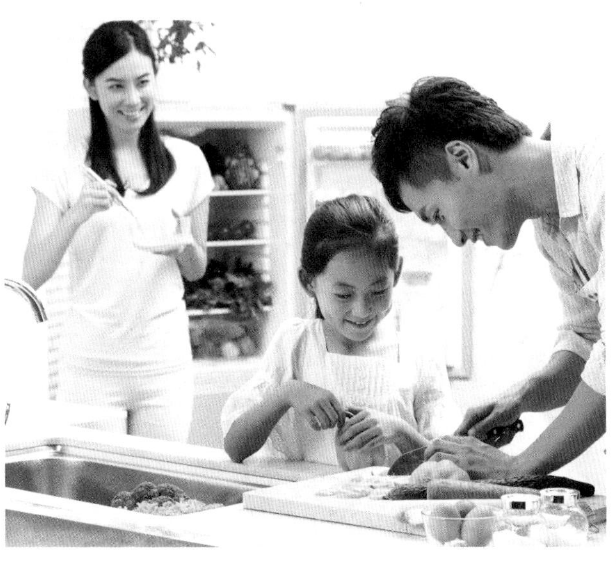

无辣不欢：胃黏膜受伤，埋下胃病病根

很多人认为，辛辣食物可祛湿散寒。不错，辣味食物固然有增强食欲、生暖祛寒的效果，但这并不意味着人人都可以大吃辣味，无辣不欢，因为这样受刺激的不仅是口腔，还有肠胃。

过度食辣的危害

大量摄入辛辣食物，对于人体的神经系统、消化系统都是一种考验。特别是有些人本来就有食道炎、咽喉炎、牙痛、痔疮等问题，如果再大肆食辣，无异于雪上加霜。

辣味对于胃黏膜的伤害尤其直接，医学研究发现，很大一部分食辣者的胃黏膜都有病变。因此，即使爱食用辣味，也应该有一定的节制。

辣味为何伤害胃黏膜

辣味对胃黏膜的伤害，源自辣椒中的辣椒素，辣椒素可以刺激胃黏膜下血管的收缩，食物越辣，刺激也就越大。胃黏膜在刺激之下会出现极度缺血、水肿，如果不加注意与护理，久之则会引发胃溃疡等胃肠道疾病。

辛辣食物有哪些

中医所谓的辛辣食物，不只是味道上的辣，更包括了食物的性质，因此，如果只是从食物的口味来区分是不对的。

辛辣食物不仅仅指的是辣椒，还包括大蒜、花椒、韭菜、芥末、姜等。

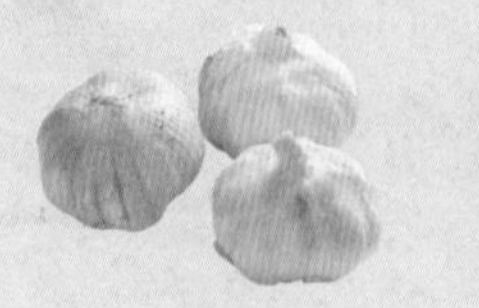

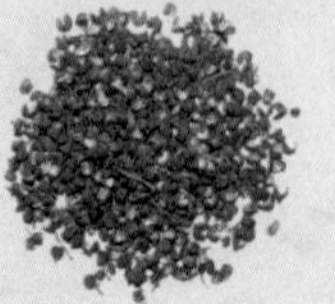

中医提示：辛辣伤脾胃，但也不能因此就一点也不吃。适当吃一些可促进人体血液循环，还能升高体温，起到祛风散寒的作用。特别是冬季，适当吃点辛辣食物，对预防受寒感冒是很有好处的。但有大便秘结、胃痛、溃疡等症的人，则要尽量避免。

冷热不均：反复刺激会引发肿瘤

脾胃最怕冷热刺激，尤其是那种一口冷一口热的吃法，更是容易造成脾胃功能紊乱。

冷热不均可能引发癌症

长期过度冷热不均的饮食方式，很可能会因为对身体的刺激过度而引发肿瘤。这种说法绝非耸人听闻，医学研究发现，过冷的食物会刺激肠胃，而过热的食物又会损伤食道及胃黏膜。这都是诱发食道癌、胃癌的重要因素。而且一个平时长期饮食冷热不均的人，其胃癌、食道癌的发病率要比常人高出十倍之多。

诱发这种风险的原因主要是溃疡。因为人体的食道和胃黏膜极其娇嫩，经常性的冷热刺激会让食道、胃黏膜受损，久则产生溃疡。这时如果不能及早干预，溃疡部位反复修复，易导致细胞异变，就容易诱发癌症。

怎样的温度最适宜

吃饭时，食物的温度可以通过嘴唇来感觉。特别是怀疑食物很热时，可以取少量食物，用唇部试温，唇部可接受的温度，便是食道及胃黏膜可接受的程度。

这些饮食方式要避免

1. **大口吃冷饮：**大口吃冷饮，口腔有时会感到被冰得麻木，食道和胃也会有同样的感受，只是我们并不容易感觉到，但伤害却是客观存在的。

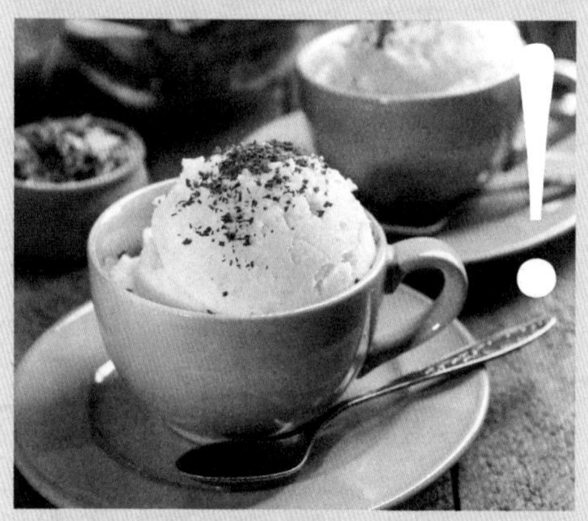

2. **冷热食物一起吃：**有些人习惯吃冷热搭配的东西，认为内热外冷或者外热内凉的食物很有刺激感，例如在吃火锅的时候喜欢喝冰啤、冰镇饮料。这种冷热交替的吃法，对脾胃刺激非常大，很容易诱发消化问题，人体的新陈代谢、水湿运化也都会受到影响。

3. **进食过慢或过快：**有的人吃饭速度太慢，往往吃到最后饭菜都冷了；还有的人则喜欢趁热吃，甚至是一出锅就吃。这两种进食习惯其实都是在对脾胃进行冷热刺激，食道黏膜、胃黏膜很容易就受伤了。

过度减肥：减掉的还有脾胃健康

减肥，是很多女性的生活重心，它能让身材苗条，体形有致。就目前的减肥方法来看，最常用而且有效的要数节食了。不过，这看似简单易行的方法，却对身体有着非常大的伤害。

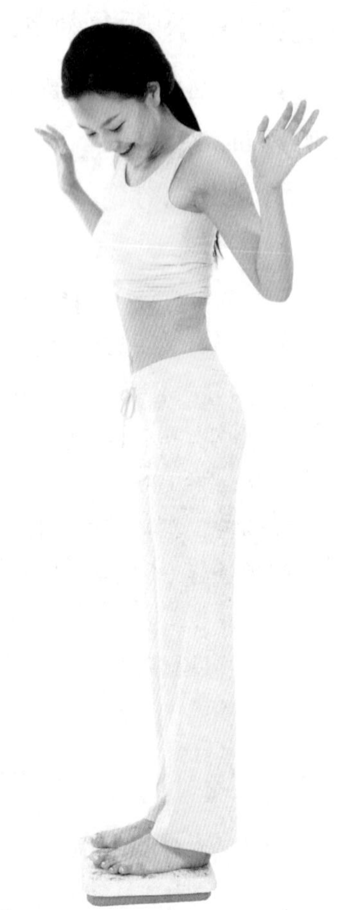

节食减肥最伤脾胃

1. **节食使脾胃功能退化：**过度节食时，脾胃就会因为得不到足够的水谷来消化吸收，从而产生机能的退化。以后再正常进食时，消化吸收就会变得困难。

2. **节食导致胃肠型贫血：**所谓胃肠型贫血，就是肠胃病隐在的失血，因为它缓慢而隐蔽，往往症状不明显。患者长期处于这种状态，就会造成身体失血过量，从而出现脸色发白、肌肉无力等情况，成为真正的贫血症患者。

3. **节食造成消化道实质性病变：**长期节食会导致胃肠功能减弱，如果得不到良好的调养，就会继续发生病变，导致胃及十二指肠溃疡等。另外，结肠息肉、结肠炎等很多时候也都是节食引发的潜在病变。

中医提示：《黄帝内经·素问》中说："谷肉果菜，食养尽之，无使过之，伤其正也。"正确的饮食习惯，就是节制有度，保证脾胃健康，让身体健康的基础得以保证。过度减肥，节食无度，药物刺激，其后果只能是为自己的健康买单了。

药物减肥，让你真正变病人

减肥除了节食，还有一种见效快的方式，就是借助药物。但在所有的减肥药中，几乎都会存在强制人体排泄的药物，这对胃肠会带来很大的刺激。长期服用这种药物，普遍会出现排泄次数增多、没有食欲、情绪不好、睡眠不稳等情况。

以上种种改变，如果长期不能得到纠正，就会让脾胃的功能受到影响，从而让人产生食欲不振、消化不良、吸收不足等脾胃疾病，真正成为病人。

美丽冻人：寒邪上身难摆脱

四季气温有异，人也应当根据气候的变化随时调整衣物。然而很多人，特别是女性，为了美丽在寒凉天气里穿裙子，殊不知寒邪就此上身，美丽的背后留给身体的是无尽的伤害。

寒邪入体伤阳气

寒邪入体，损伤人体阳气，久则造成机体虚寒。《黄帝内经·素问·生气通天论篇》中说“阳气者，若天与日，失其所则折寿而不彰。”阳气是人体动力之源，人体阳气受损会导致多种症状或疾病。

脾胃虚寒的症状

虚寒会存在或影响不同的身体部位，表现出来也各不相同。脾胃虚寒比较明显的表现有以下几个方面。

拉肚子：经常拉肚子，会有小腹发凉、疼痛感等。

痢疾：长期下痢，排泄物中可见整块食物，特别是白痢的情况，多来自于脾胃虚寒。

湿气重：身体有沉重感，大便溏泻。

胃肠炎：胃肠虚弱，消化力极弱，进食后容易引起疼痛。

咳嗽：气短，无力，咳嗽声短，长期咳嗽，反反复复不易好。

调理脾胃虚寒的方法

按摩：对胃部进行温柔按摩，可以让脾胃温热，从而起到一定的祛除虚寒、改善肠胃的作用。

刮痧：刮痧是一种很好的排毒方式，特别是对寒湿、湿热。平时可以对膀胱经进行刮痧，以改善经络瘀堵不通的问题，坚持刮一段时间，对于辅助祛除体内寒邪具有良好的效果。

增加衣物：平时一定要随着天气变化增加衣物，特别是冬天，一定要多加一件厚背心，护住脾胃部分，以免受凉。

适当多食温热食物：羊肉、桂圆肉、红枣、生姜等都是性味温热的食物，平时可以多吃一些，对脾胃虚寒有一定的改善作用。

滥用药物：损害脾胃没商量

日常生活中出现了一些疼痛或者小病，我们都会当自己的医生。家家户户几乎都有一个药品箱，以备不时之需。然而“是药三分毒”。口服药物都要通过脾胃进行消化和吸收，脾胃很容易受到这些药物的刺激而被损害。

滥用止痛药，会给胃难以承受之重

长期滥用止痛药会对人体产生极大的伤害。很多人都有过这样的体验，在空腹服用止痛药后，会有腹胀、恶心、呕吐、食欲减退、消化不良等症状。不仅如此，若长期或超量服用止痛药，会损伤胃腑气血，严重的会有胃出血的现象。安乃近等更是胃腑和肝脏的“隐形杀手”，长期服用会引起胃溃疡、肝炎等疾病。

小心“败火”药物有“毒”

不少人出现 “上火”症状后，会自行购买一些“败火”药物服用。像牛黄清心丸、黄连上清片、龙胆泻肝丸等。这些“败火”药物，往往多过于寒凉，使用不当就会损伤脾胃，引发腹泻、腹痛等症。

还有的人喜欢喝凉茶，认为能去火，其实，火分虚火和实火，一味喝凉茶不一定能去火，反而会伤害脾胃。特别是那些每天拿凉茶当水喝的人更要注意。

排毒药物会带来反作用

排毒药物多以“泻”为排，这对于人体的消化系统是一种刺激，人体之排泄，应该遵循脾胃的运化，自然进行推动与输布。而利用药物的刺激强制造成的排泄，势必会对脾胃的正常运化产生影响，同时还会令肠道的敏感性降低，从而致使肠蠕动减弱。所以有些人在服用排毒药物时一切正常，可停药后便会发现自己便秘了。这就是脾胃运化不作，引起的肠反射功能减弱。

儿童常用药也会伤脾胃

退烧药：退热药物会抑制消化酶的分泌，孩子的胃娇弱，经常用这样的药，很容易导致脾胃功能减弱。

板蓝根：有的家长认为板蓝根是中药，安全，但也不能随意用，要根据情况来确定是否使用。比如，南方地区冬天时湿而阴冷，孩子服用板蓝根，就很可能会因为湿气过重加之药物寒凉，而使脾胃功能减弱。

郁闷气结："脾气"也能决定健康

"百病生于气也，怒则气上，喜则气缓，悲则气消，恐则气下……思则气结。"

——《黄帝内经·素问·举痛论篇》

脾气的好坏不仅是一个人性格的体现，更与身体健康有着很微妙的关系。

思虑过度最伤脾：《黄帝内经·素问》中说："人有五脏化五气，以生喜怒悲忧恐……百病生于气也，怒则气上，喜则气缓，悲则气消，恐者气下……思则气结。"意思就是思虑过度，则气机结滞，影响脾胃运化功能，进而令脾胃受伤。

思虑过度耗气血：忧思过度，气滞时间长了，会导致血行不畅，瘀血内生及痰气交阻的产生，其直接后果就是造成脾气不升，胃气不降，糟粕内停，运化失常。而且，久思脾胃受损，气血生化乏源，同时，久思必耗损心血，心血不足又加脾脏有伤，发展到最后，便是心脾两虚之证。

思虑过度易患溃疡病：一个人长期情绪不良时，其大脑皮质就会通过边缘系统影响人体的植物神经系统，使胃肠功能失调。这时胃会分泌过多的胃酸、胃蛋白酶，胃血管的循环会受到影响，胃黏膜受损，从而形成溃疡。有调查发现，长期抑郁的人群患胃溃疡的概率要远远超出普通人群。

气结郁闷的表现：思虑过度、气结郁闷者通常会表现为素体消瘦或者虚胖，脸色无华，萎黄粗糙，郁郁寡欢，闷闷不乐，或者脾气火暴，胸肋胀痛、消化不良、吐酸水、呃气、大便泄利不爽等。

中医提示：中医说"以怒胜思，以喜解忧"，当你感觉到郁闷不快时，不妨尽情地疏散与排解，这对于气机的舒畅、脾胃的升降以及身体的调节都有非常好的作用。

脾胃虚，要分清证型再调理

“脾藏营，营舍意。脾气虚则四肢不用，五脏不安。实则腹胀，经溲不利。”

——《黄帝内经·灵枢·本神》

一说到脾胃虚弱，很多人就会想到要健脾养胃。可是单纯的一个虚字却包含了若干症状，中医讲求辨证论治，症状不同，调理有别。因此，想要调理好自己的脾胃，必须先确定是哪一种虚。

脾气虚 益气健脾

脾气虚证是指脾气不足、运化水谷精微及运化水湿功能减弱所引起的证候。多因饮食不节，或劳累过度，或久病耗伤脾气所致。

脾气虚症状

脾气虚主要表现为以下症状

- 脘腹胀满，食后更为明显
- 吃饭不香，甚至不思饮食
- 大便稀溏不成形，精神不振，形体消瘦，肢体倦怠，少气懒言，面色发黄或发白
- 肢体浮肿，舌苔发白

不同年龄的人，脾气虚的表现有所不同

- 婴幼儿脾气虚，多表现为消化不良，呕吐，腹胀，身体消瘦，面色发黄
- 年老体弱或大病久病者脾气虚，多表现为身体沉重，四肢无力，倦怠嗜卧，或消瘦乏力，语声低微，面色发黄

宜食食物

脾气虚者宜食具有补脾益气、醒脾开胃作用的食物，如粳米、锅巴（焦锅）、薏仁、熟藕、栗子、山药、扁豆、豇豆、葡萄、红枣、胡萝卜、土豆、香菇等。

忌食食物

脾气虚者忌食或少食性质寒凉、易损伤脾气的食物，如苦瓜、黄瓜、冬瓜、茄子、空心菜、芹菜、苋菜、茭白等。

对症方药

治疗脾气虚应以益气健脾为主，中药可选用白术、炙甘草、茯苓等，适当配合理气药，如木香、厚朴、枳壳、陈皮等。

方药可选用参苓白术散：莲子肉、薏仁、砂仁、桔梗各5克，白茯苓、人参、炙甘草、白术、山药各10克，白扁豆7克。将以上诸药研成细末，每天3次，每次取6克，温水送服。

特效食疗方

山药豆腐羹

原料 山药 300 克，豆腐 100 克，鸡蛋 1 个，香菇、盐、胡椒粉、淀粉各适量。

做法 1. 山药去皮切小丁并焯水；香菇洗净、切丁；鸡蛋打散；豆腐切成与山药等大的丁。

2. 锅中加适量清水，加山药、豆腐、香菇，然后加盐、胡椒粉调味。

3. 煮沸 5 分钟后用淀粉勾芡，淋入蛋液即可。

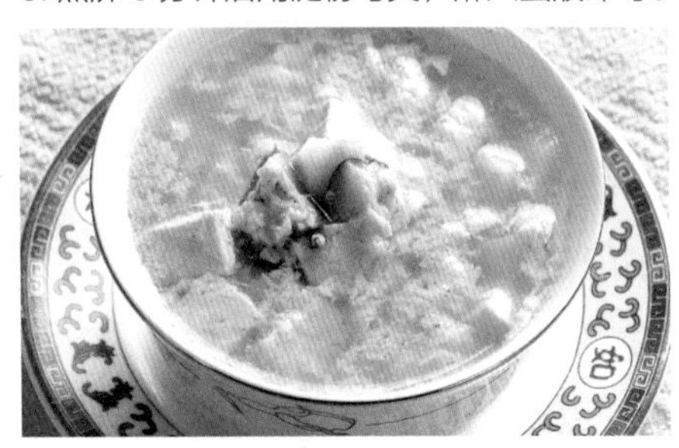

山药红枣粥

原料 山药 50 克，红枣 10 枚，莲子 20 克，大米 100 克，冰糖适量。

做法 将大米洗净，与山药、红枣加水同煮，再加入莲子，一起煮成粥，然后加入冰糖溶化，作早晚餐食用。

经络调养方

按揉足三里穴、三阴交穴各3~5分钟。每天两三次。

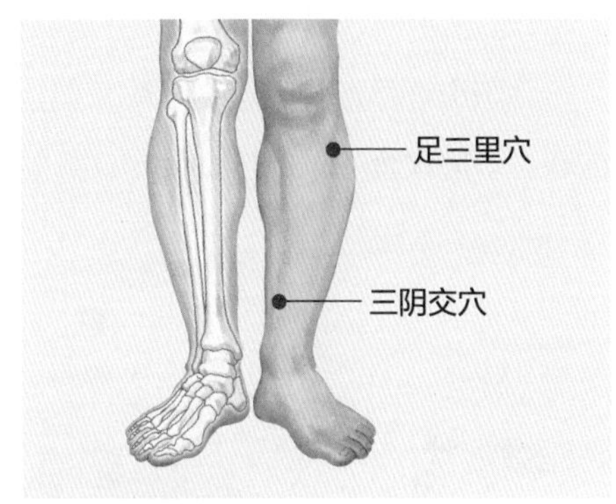

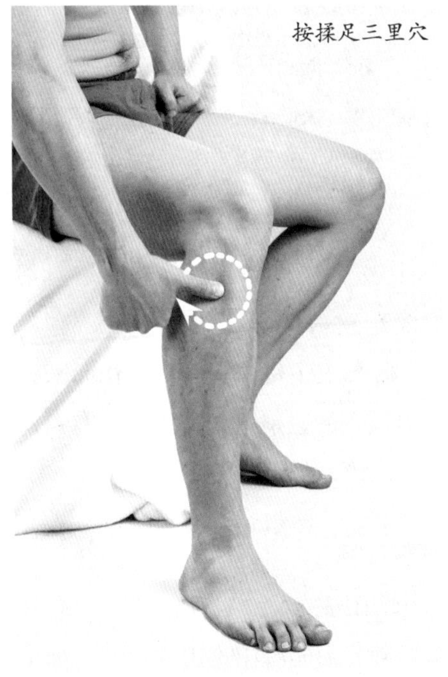

按揉足三里穴

中医提示：脾气虚很多时候是由于过于劳累所致，所以注意休息和精神调节也很重要。要保持良好的作息习惯，尽量避免熬夜；积极参加户外运动，放松心情；不要给自己太大的压力，学会适时减压。

脾阳虚 温脾补阳

脾阳虚证是指脾阳虚衰，失于温运，阴寒内生所表现的虚寒证候，又称脾胃虚寒。多因饮食失调、过食生冷、劳倦过度、久病或忧思伤脾等所致。

脾阳虚症状

脾阳虚主要表现为以下症状

食欲减退、腹胀、胃痛而喜温喜按
四肢不温、大便秘结或稀溏，或四肢浮肿、畏寒喜暖、小便清长或不利、妇女白带多而清稀
面色发黄，神疲乏力，舌头胖大，舌苔发白

脾阳虚多是由脾气虚转化而来，二者最大的区别是，脾阳虚会有畏寒怕冷症状。

宜食食物

脾阳虚者宜食性质温热，具有补益肾阳、温暖脾阳作用的食物，如羊肉、鸡肉、猪肚、韭菜、辣椒、刀豆、肉桂等。

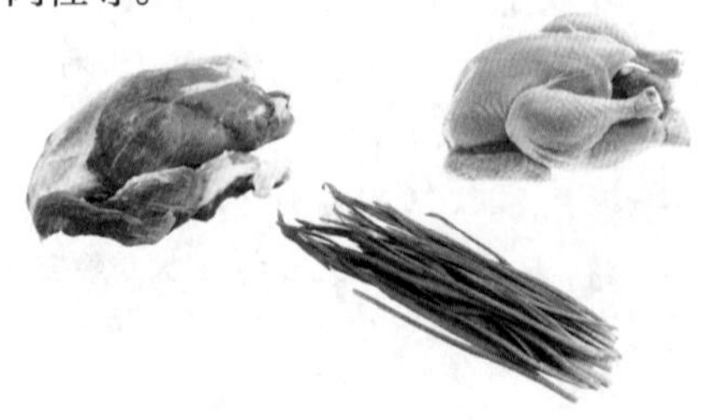

阳虚便秘者：更宜食既温补又通便的食物，如核桃仁、韭白、海参、海虾等。

阳虚泄泻者：更宜食既温补又止泻的食物，如糯米、鲢鱼、河虾、干姜、花椒等；具有收涩止泻作用的食物，如石榴、乌梅、莲子、芡实等。

忌食食物

脾阳虚者忌食性质寒凉、易伤阳气，或滋腻味厚、难以消化的食物，如荞麦、莜麦、豆腐、鸭肉、苦瓜、茭白、芹菜、冬瓜、茄子、空心菜、香蕉等。

阳虚便秘者：还需忌食收涩止泻、会加重便秘的食物，如莲子、石榴、芡实、乌梅、糯米、河虾等。

阳虚泄泻者：还需忌食具有润下通便作用的食物，如芝麻、银耳、牛奶、萝卜等。

对症方药

治疗脾阳虚应以温补脾阳为主，可适当选用党参、白术、干姜、甘草、桂枝等中药进行调理。

方药可选用温脾汤：大黄15克，当归、干姜各9克、附子、人参、芒硝、甘草各6克。将除大黄外其他六味药放入适量清水中煎煮，煮至水剩下1/4时，下入大黄，煮开即可。将药汁分成三份，每天分3次服下。

特效食疗方

羊肉羹

原料 羊肉80克，姜汁、蒜泥、料酒、盐、淀粉各适量。

做法 羊肉煮熟（羊肉汤留用），用刀背砸成泥，置碗中，注入适量羊肉汤，放少许鲜姜汁、蒜泥、料酒、盐、淀粉，拌匀后置笼上蒸45分钟即可取出食用。

核桃仁粥

原料 核桃仁30克，大米50克。

做法 核桃仁研碎，与大米共煮粥，热食。

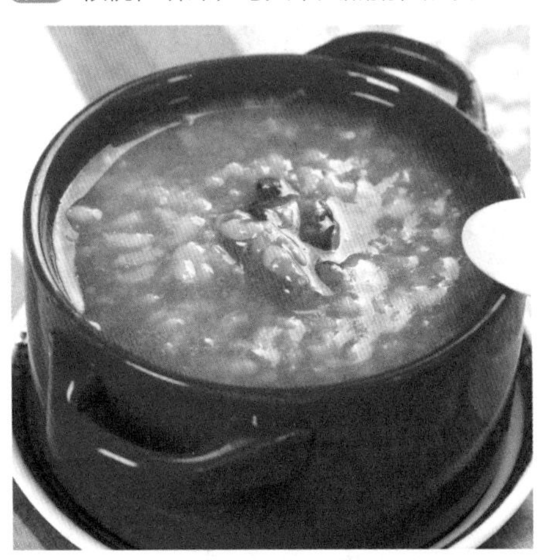

经络调养方

用艾条悬起灸中脘穴、足三里穴、胃俞穴、脾俞穴，每穴10~15分钟，或隔姜灸各3~5壮，每日1次。

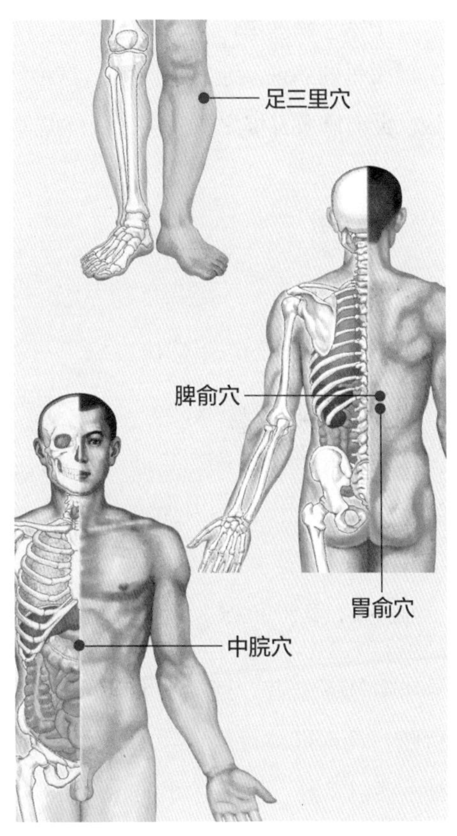

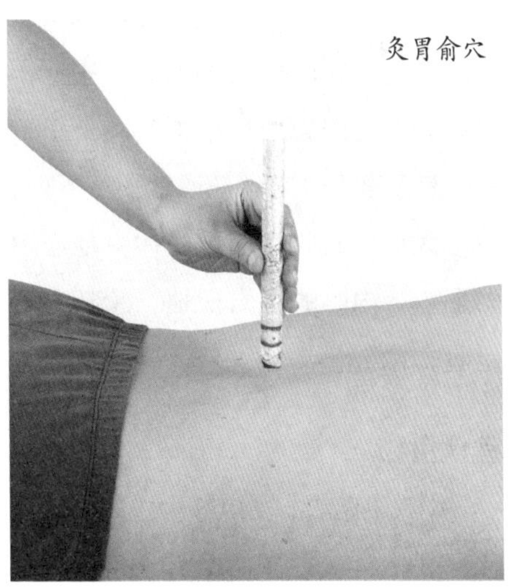
灸胃俞穴

中气下陷 升举中气

中气下陷证是指人体脾气虚弱，令筋脉产生弛缓不收，托举无力，从而引发脏器脱垂的病证。通常情况下，这种病多因疲劳、饮食失调等使脾脏受到损伤所致。此时脾脏升提之责失守，人体脏器也就不得所固了。

中气下陷症状

脾阳虚主要表现为以下症状

小腹坠胀，如进食则症状更甚
肛门有垂坠感，便意频繁
腹泻，久痢不止，甚至引起脱肛现象
子宫下垂，脱出
小便不清，混浊如淘米水

中气下陷者，还会时常感到头晕目眩，同时肢体比较沉重，人没有精神，疲倦发懒，脉象较弱。

中医认为，身体虚弱是造成中气下陷的主要原因，这种人多是中气不足，脾肾亏虚，所以站得时间长了，就会有器官下垂之感。通常子宫下垂，胃下垂都是如此，这是人体受地心引力影响，内脏的肌肉松弛，承托力不足造成的。

宜食食物

中气下陷者，当以补中益气为主，宜食小米、南瓜、山药、牛肉、大枣、栗子、粳米、糯米、香菇、红糖、鸡肉、猪肚等食物。

忌食食物

中气下陷者在饮食上除了注意清淡之外，还应该多吃容易消化的食物，避免辛辣之物。此外，性质寒凉的食物如苦瓜、茄子、空心菜、芹菜、黄瓜、茭白等，会加速对脾气的损伤，从而令中气不足，也应避免。

对症方药

中医认为，中气下陷者，以补中益气之药最为理想，常用药物有黄芪、党参、陈皮、升麻等。

方药可选用补中益气丸，其为成药，药房即有售。主要成分是炙黄芪、党参、白术（炒）、当归、升麻、柴胡、陈皮、炙甘草等。可补中益气，升阳举陷，对于中气下陷、脾胃虚弱、久泻肛垂等症都有很好的治疗效果。

特效食疗方

党参黄芪红枣粥

原料 大米100克，红枣10枚，黄芪、党参各15克。

做法 将黄芪和党参加适量清水煎煮，去渣取汁；红枣去核、切碎。用药汁与大米、红枣一起放在锅中大火煮开后改小火慢煮，至粥熟即可。

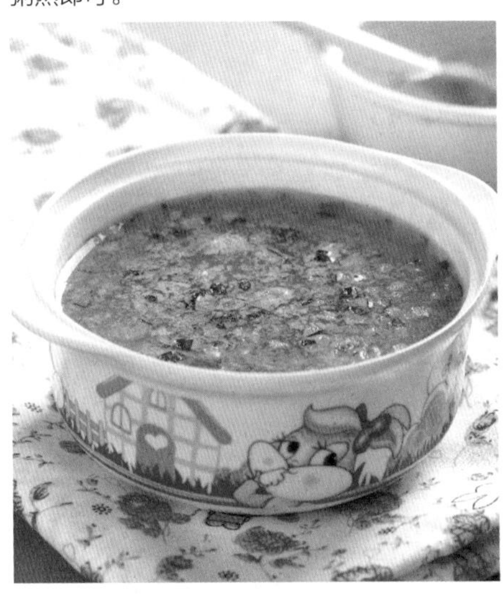

黄芪蒸鸡

原料 母鸡1只，黄芪15克，白术10克，姜、料酒、盐、葱各适量。

做法 将鸡处理干净，去头、脚、尾，整只焯水，然后把黄芪、白术放进鸡腹中，将鸡放入炖盅，加葱、姜、料酒、盐，隔水蒸。大火蒸10分钟后，改为小火慢蒸30分钟，便可出锅。

中医提示：脾气虚与下陷之症有别，脾气虚者多声懒音低，身体困顿倦怠等症，应以补为治；而如果是器官下垂之症，则应在补气的同时，注意升提气机，恢复升举之力。

经络调养

一般情况下，按摩可取脾俞穴、足三里穴、腰阳关穴、气海穴，每天一两次即可。

如果有脱肛，则宜施灸，可取百会穴、大椎穴、脾俞穴、中脘穴、天枢穴、关元穴、足三里穴。温和施灸，每次每穴10~15分钟，每天1次，10次为1疗程。

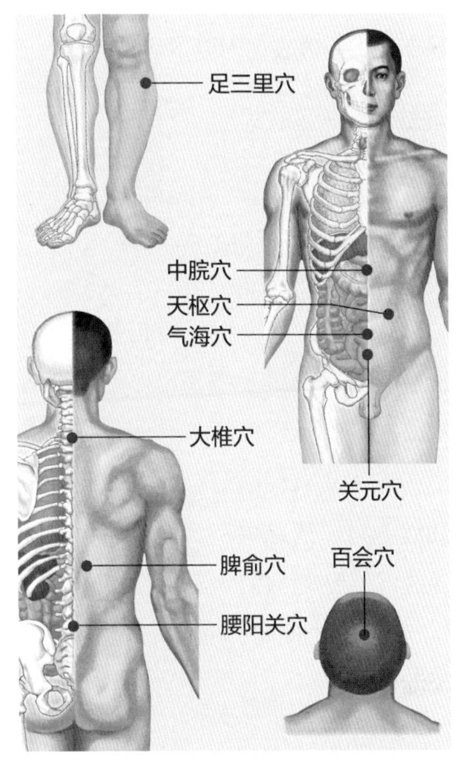

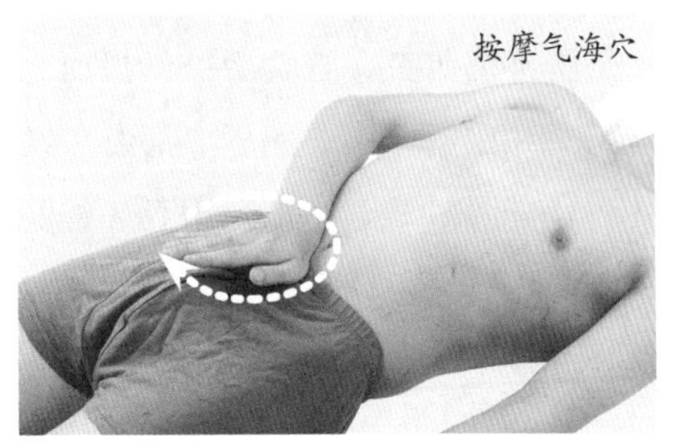

按摩气海穴

脾不统血 健脾统血，益气止血

脾不统血证是指脾气虚弱，脾脏不能摄血，从而血不循经，或者上溢于口鼻等窍，或者出于前后二阴，甚至是外渗于皮肤。造成这种症状的原因，多是疲劳内伤以及慢性疾病。

脾不统血症状

脾不统血一般表现为以下症状

便血、衄血、皮下出血、崩漏
贫血、胃及十二指肠溃疡、原发性血小板减少性紫癜、白血病、过敏性紫癜
功能性子宫出血等

脾不统血的表现一般包括两个方面，一是脾气虚，二是出血证，两者的表现又有所不同。

脾气虚：食欲减少、腹胀、便溏、四肢无力、倦怠少言、面色萎黄、脉象缓弱、舌淡苔白。

出血证：便血、尿血、月经量多、崩漏等。

宜食食物

脾不统血者，宜食用益气摄血之物，如牛肉、羊肉、鸽子、海参、红枣、山药、甘薯、南瓜、蚕豆、桂圆肉等。

忌食食物

脾不统血者最忌损气、凉性的食物，因此应忌食螃蟹、河蚌、冬瓜、苦瓜、茭白、香蕉等。

对症方药

对于脾不统血之证，当以摄血补气为主，可使用酸枣仁、当归、黄芪等中药。

对症方药可用归脾汤、黄土汤。

归脾汤：黄芪15克，白术10克，酸枣仁10克，生姜6克，桂圆肉10克，红枣5枚。煎取药汁服用。

黄土汤：干地黄、白术各10克，制附片6克，阿胶10克，炙甘草6克。煎取药汁服用。

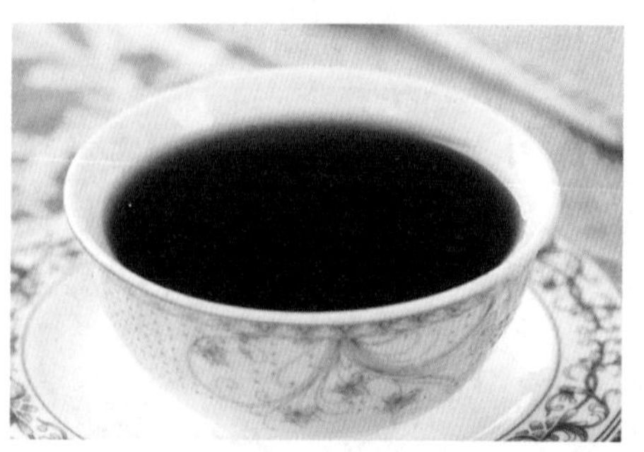

特效食疗方

益气栗子粥

原料 黄芪、党参、栗子肉各30克，大米100克。

做法 以上原料加水煮粥，也可加白糖或油盐调味食用。

煲仔黄牛肉

原料 黄牛肉250克，母鸡肉60克，老姜、花椒、料酒、盐各适量。

做法 1. 黄牛肉剁块，冷水漂半小时，汆水；母鸡肉剁块，汆水。

2. 砂锅中放入牛肉块、鸡肉块，加老姜、料酒、花椒、清水大火烧开，撇去浮沫，转小火煲至牛肉酥烂，加盐调味即成。

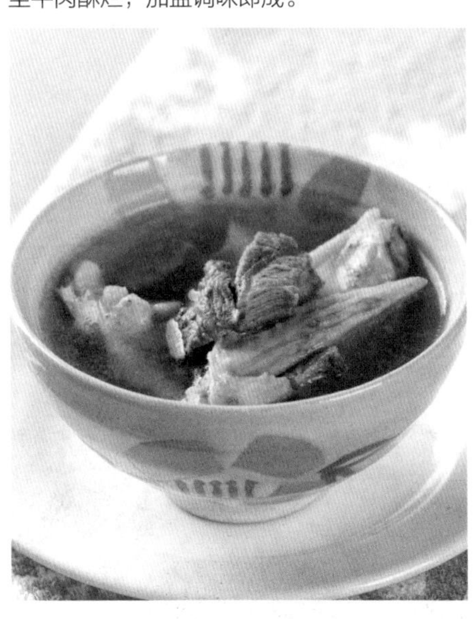

中医提示：脾不统血者易发生出血现象，此类情况下最好卧床休息，并注意保暖。如果血量、面色及脉象、血压有变化，要及时就医，以防止气随血脱。

经络调养

可取隐白穴、关元穴、足三里穴、脾俞穴、膈俞穴按摩或针灸，每天1次。隐白穴、关元穴可加艾灸。

脾不统血者多肝不藏血，因此还应调理肝经，从肝经原穴太冲穴开始，循经往上推按。还可多按膻中穴，由上向下按，可疏理肝气，令逆气下降，缓解脾脏压力。

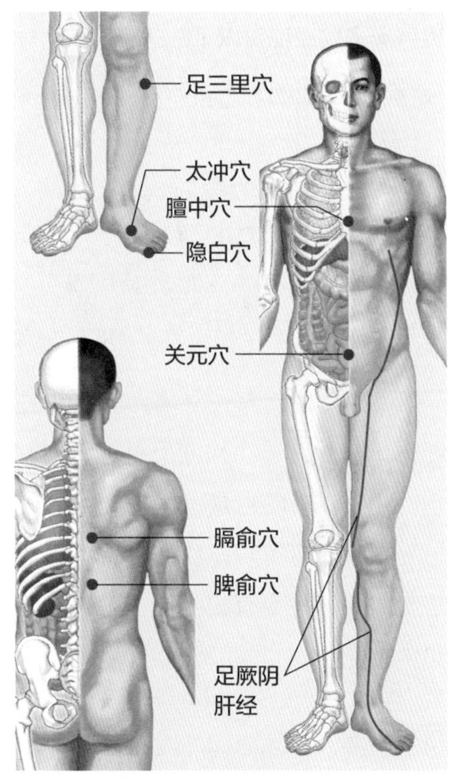

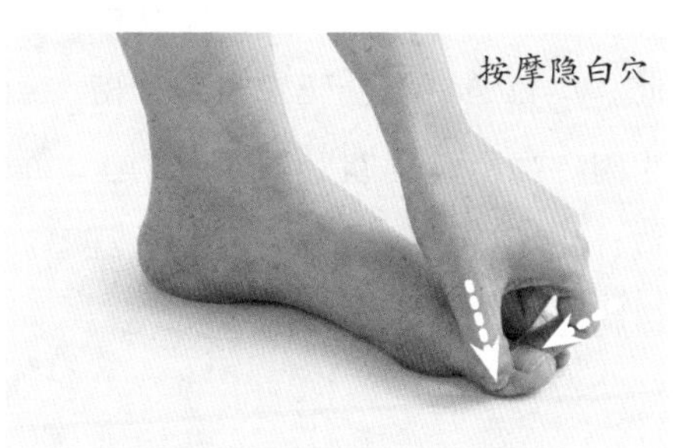

按摩隐白穴

胃气虚 益气养胃

胃气虚证是指胃气虚弱，此时受纳与消化都出现不足，于是胃脘隐痛、痞胀、食欲减少。引起这种病症的原因多是饮食不节制，以及劳累、思虑过度。

胃气虚症状

胃气虚主要表现为以下症状

- 胸脘痞闷、不思饮食、消化不良，入食想吐、大便稀溏
- 胃痛、腹痛、喜暖喜按、进食后可减痛、精神不足、疲倦无力、四肢发冷
- 胃脘隐痛、痞胀、食后更加胀痛、神情疲惫、舌苔薄白、脉象缓弱

中医理论认为，气属阳，气虚亦即阳虚，然两者在程度上有很大的差别。因为胃气虚也是以气虚乏力，气短为主症。而胃阳虚除了有胃气虚的症状之外，还会有腹痛喜按、喜热饮热食的特点。

宜食食物

胃气虚的人需要补气、养胃，因此，比较适合吃一些温性的食物，如牛肉、猪肉、鸡肉、鹌鹑、鲫鱼、鲤鱼、黄鳝、猪肚、糯米、大豆、红枣、白扁豆等。

忌食食物

胃气虚最忌损伤正气、加重虚寒的食物，如香蕉、萝卜、鸭肉、海蟹、香菜等。同时高膳食纤维的食物也要少吃，生大蒜也不宜食用。

对症方药

胃气虚者，宜食用人参、黄芪、党参等药物。

对症方药可以用四君子汤。其药方组成为：人参12克、白术10克、茯苓10克、甘草5克。煎煮取汤服用，能益气养胃。

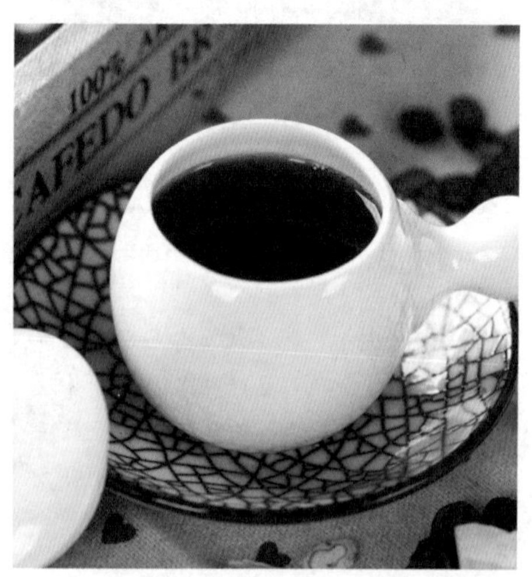

特效食疗方

人参煲猪肚

原料 人参10克，猪肚1个，盐适量。

做法 将猪肚处理干净，切成小块，与洗净的人参一起放在煲中，加四碗清水，大火煮开，小火慢煲，直到水剩下三分之一，加盐等调味料即可食用。

红枣糯米粥

原料 糯米80克，红枣10枚，红糖适量。

做法 糯米、红枣入锅，加适量水，大火烧开后转小火煮30~50分钟，盛出，加适量红糖搅匀趁热食用。每天1次，可养胃补虚。

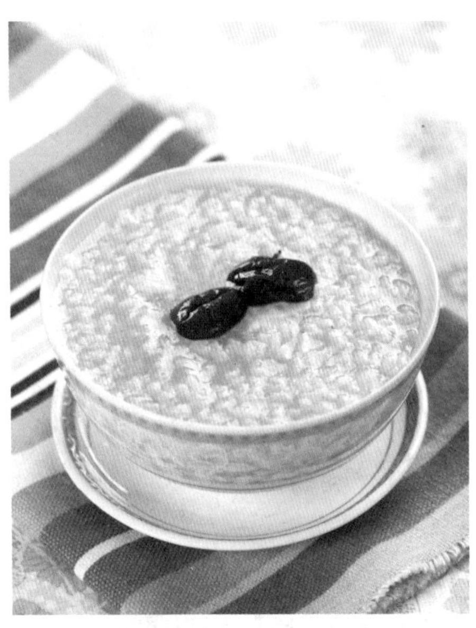

中医提示：脾胃之病虽然易治却难养，因此在调养时需要耐心，以巩固疗效。调养过程中，应该忌烟忌酒，不喝茶、咖啡及碳酸饮料；对于刺激、辛辣食物要尽量避免；消炎、解热、镇痛类的药物应该尽可能回避，以免对胃造成刺激。

经络调养

可对中脘穴、足三里穴、神阙穴艾灸；平时也可双手对搓，待手掌变热后，来回按摩胃脘部。

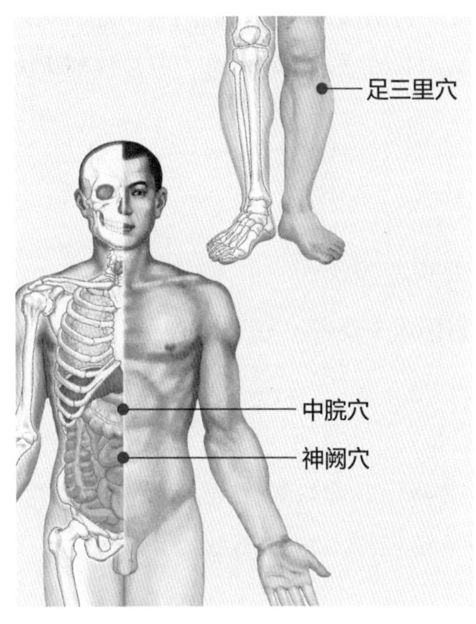

灸中脘穴

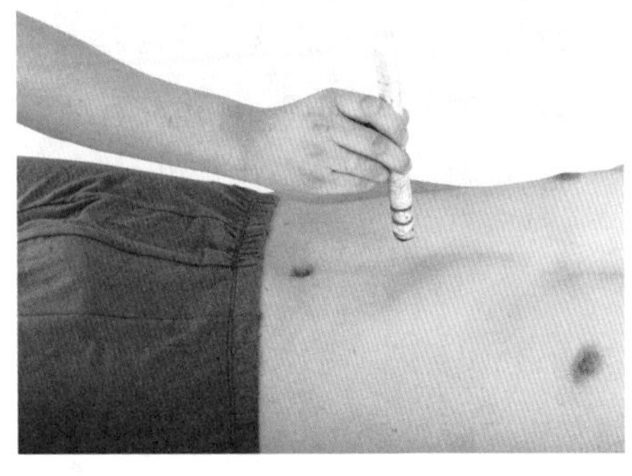

灸神阙穴

胃阴虚 养阴益胃

胃阴虚证是指胃的阴液不足的病证。这种病多因胃痛绵延、热病不愈伤津，或者是吃辛辣食物过度，以及气郁化火，以致胃阴暗耗、胃失濡养而成。

胃阴虚症状

胃阴虚主要表现为以下症状

口干唇燥、胃中灼热嘈杂、干呕、食欲减退
吞咽不利、食后胸膈不适，大便干燥
舌苔少且发红发干、脉象细数

宜食食物

胃阴虚的人，应该多食滋养胃阴的食物，如牛奶、鸡蛋、鸭肉、小麦、银耳、枇杷、豆腐、番茄、苹果、梨、乌梅等。

忌食食物

胃阴虚者多火热炽盛，因此应该忌食过热的食物，如狗肉、羊肉、辣椒、花椒、小茴香、干姜、韭菜、荔枝、桂圆肉等。

对症方药

胃阴不足者，应祛热生阴，因此，可用麦冬、石斛、桑叶、北沙参、生地黄、玉竹等。

对症方药可选益胃汤加味。其药方组成为：北沙参、麦冬、生地黄各15克，玉竹、白芍、石斛各10克。加水500毫升，煎取250毫升，每天分2次温服。

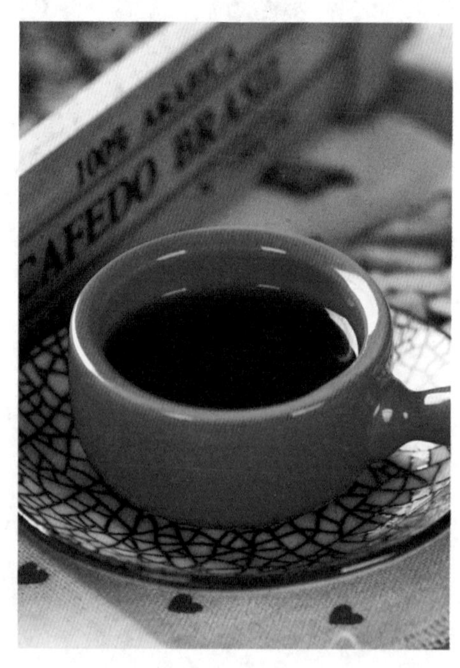

特效食疗方

银耳汤

原料 银耳5克，冰糖10克。

做法 将银耳用清水浸泡，充分浸开，然后择净，放在大碗中，加入冰糖，加200毫升清水，隔水蒸约1小时，待银耳软烂即可食用。

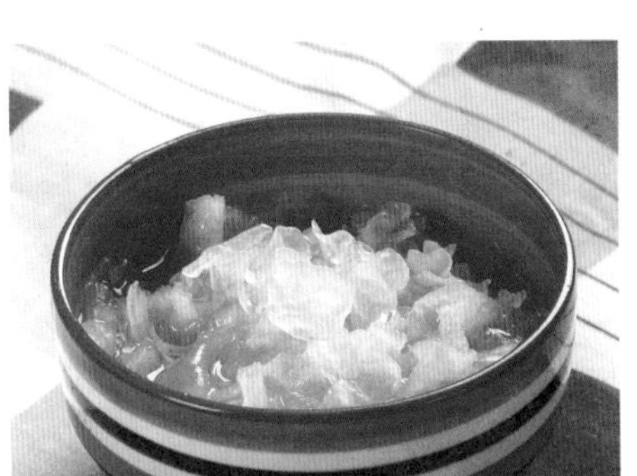

冰糖百合粥

原料 百合10克，糯米100克，冰糖适量。

做法 将百合放进砂锅内，加入适量清水煮半小时，然后放入糯米，大火煮开，小火煮至粥成，加冰糖，慢慢搅融，即可食用。每天2次。

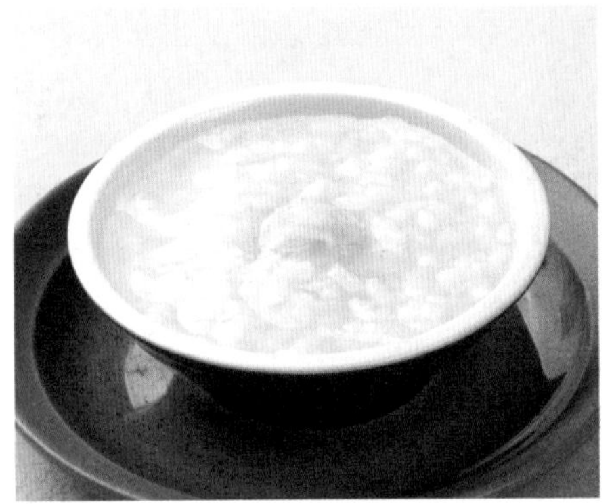

经络调养

可取胃俞穴、中脘穴按摩，也可配以脾俞穴、章门穴、足三里穴、三阴交穴，每天1次，每次每穴按3~5分钟。

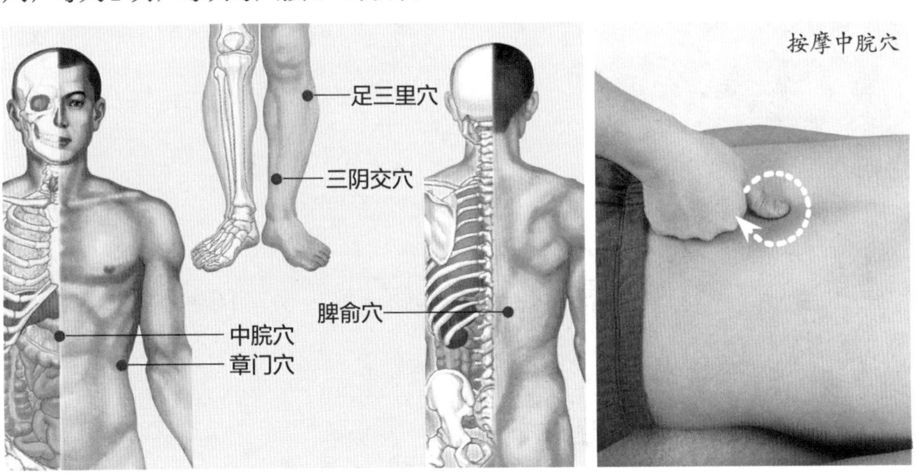

中医提示： 胃阴虚证与胃火证不同。两者都为热象，但一虚一实，实火者有口臭、苔黄等特征；如果胃火向胃阴虚过渡时，会出现两证相交的症状，此时可辨作胃阴虚火旺。

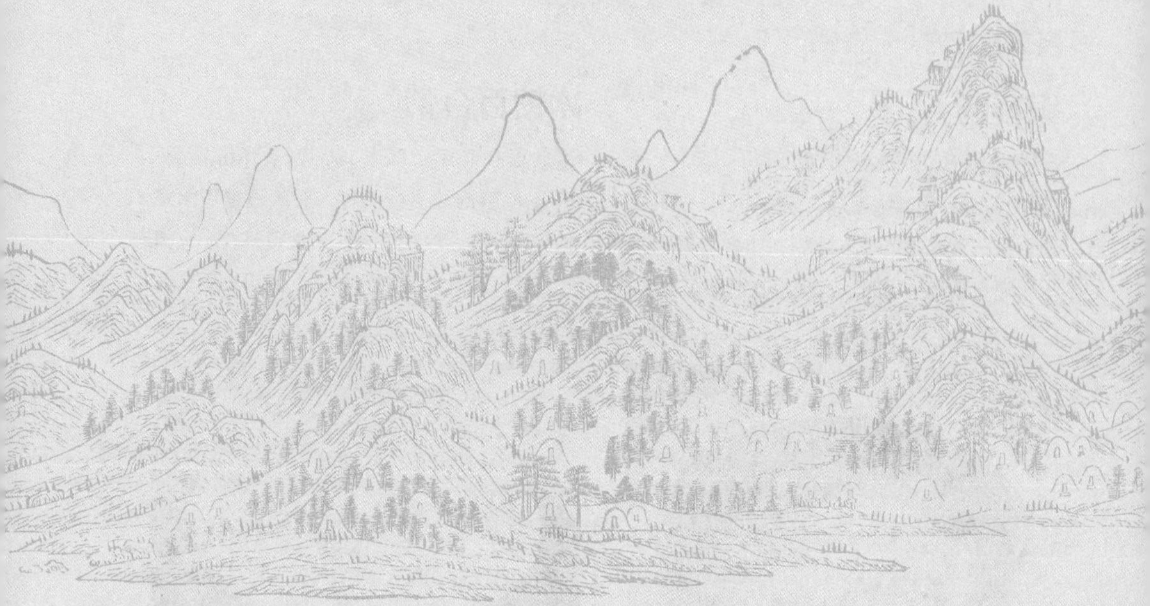

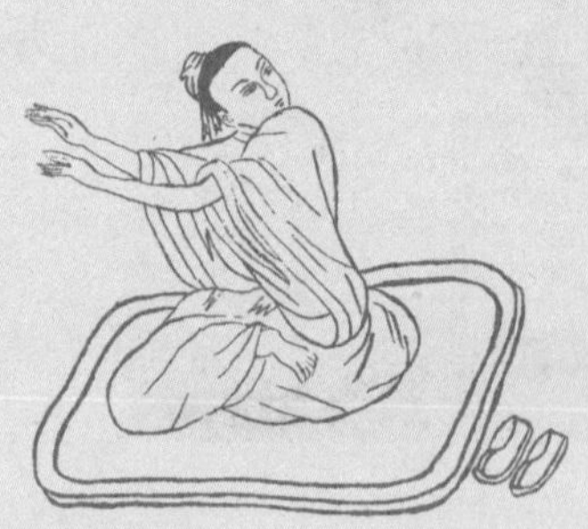

起居有常，
不妄作劳，
方能养生而长寿。

“起居有常”，从《黄帝内经》中寻找起居养脾胃的智慧

养脾胃，我们首先想到的是吃。其实，除了吃以外，日常生活的许多小细节也是我们调养脾胃不可忽视的。《黄帝内经》对此多有述及，下面让我们一起去寻找其中的养生智慧吧。

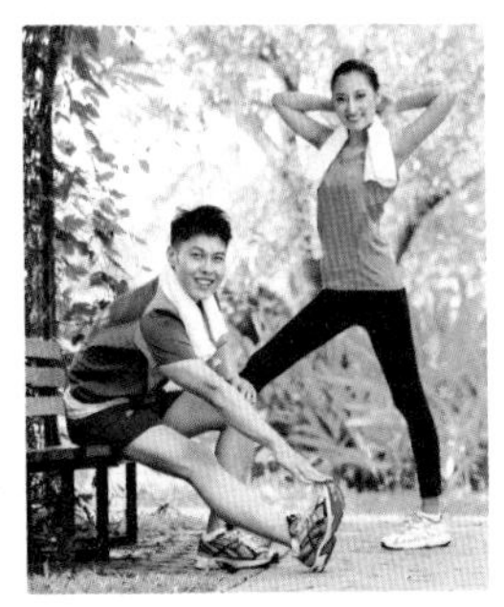

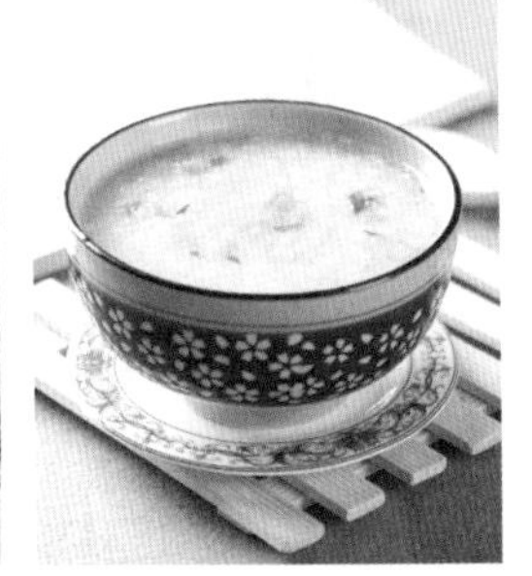

四季轮回，养脾胃要遵循时令

“夫人生于地，悬命于天，天地合气，命之曰人。人能应四时者，天地为之父母……能经天地阴阳之化者，不失四时。”

——《黄帝内经·素问·宝命全形论》

春季 清肝养肝以健脾胃

“风气大来，木之胜也，土湿受邪，脾病生焉。”

——《黄帝内经·素问·至真要大论》

春季是万物萌发的季节，五脏之中，肝属木，应春季，此时也是肝气升发的旺时，如果升发失常，会间接影响脾胃运化功能。

肝火过旺的表现

肝火过旺的表现
身体上部有热，表现为头晕、面目红赤、易怒、口干舌燥、口苦、口臭等
月经失常，表现为经血量减少、颜色鲜红、经期或前或后等
失眠，魂不守舍，夜卧不宁，易惊

肝气不舒的表现

肝气不舒的表现
不思饮食、泛酸呕吐
常闷闷不乐、忧思抑郁、烦躁、易怒，或胁肋胀痛不适
失眠多梦，难以入睡，即使入睡了也容易惊醒
女性容易乳房胀痛、月经不调、痛经、闭经

起居调养

注意调整心情，平时可多参加公众活动，适当进行体育锻炼，让心情放松，以利于肝气的升发。

经络调养

经络有双向调节作用。无论是肝气不舒者，还是肝火过旺者，均宜经常按揉太冲穴、行间穴、肝俞穴。起到调理肝经气机，让心情保持平和的作用，从而缓解肝火旺、肝郁气滞所致的头痛、眩晕、目赤肿痛、月经不调等各种问题。

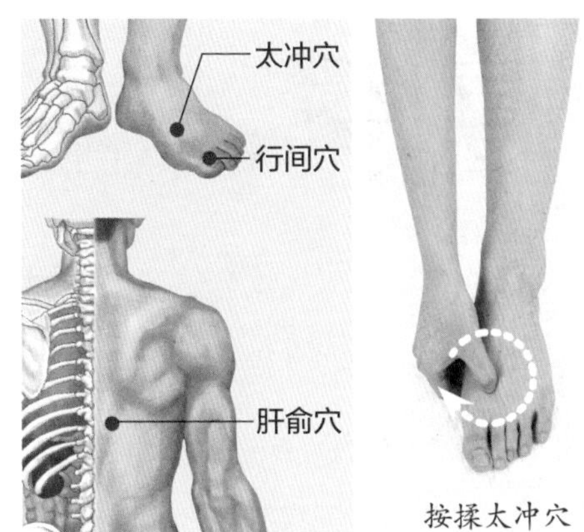

按揉太冲穴

饮食调养

饮食原则

1. 肝气过旺者，要避免辛辣刺激、生冷食物，戒烟戒酒，少喝含有咖啡因的饮料。适当多吃具有清肝泻火作用的食物，如芹菜、苦瓜、莴笋、菠菜、菊花等。

2. 肝气不舒者，宜多吃具有疏肝理气作用的食物，如番茄、芹菜、茼蒿、白萝卜、柚子、柑橘等。同时，还要注意养阳气、防血瘀，适量食用韭菜、香椿以助肝气升发，以及山楂、木耳、红糖等以活血化瘀。不要过食酸味食物，如柠檬、乌梅、醋等，因为酸味具有收敛作用，不利于肝气升发。

推荐食谱

菊花猪肝汤

原料 猪肝 100 克，银耳 5 克，菊花、茉莉花各 10 朵，料酒、姜片、盐各适量。

做法 1. 银耳泡发，撕成小片；菊花、茉莉花用温水洗净；猪肝洗净切薄片备用。

2. 将水烧沸，先入料酒、姜片、盐，随即下入银耳、猪肝，烧沸，撇去浮沫，待猪肝熟，加入菊花、茉莉花稍煮沸即可。

功效 清肝明目、补血。适用于肝火旺盛所致眩晕、头痛、贫血者。

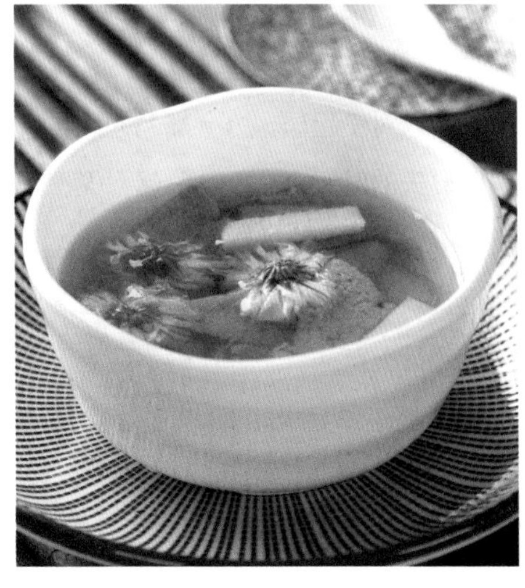

清肝养肝小偏方

玫瑰橘皮茶

玫瑰花 6 克、橘皮 5 克，沸水冲泡，代茶饮。可理气解郁、和胃止痛。

夏季要防湿伤脾阳

"中央生湿，湿生土，土生甘，甘生脾，脾生肉。"

——《黄帝内经·素问·阴阳应象大论篇》

进入夏季，天气开始变得炎热、湿润。《黄帝内经·素问》中说："中央生湿，湿生土，土生甘，甘生脾，脾生肉。"这句话的意思就是进入夏季，外界环境湿气加重，人体容易生湿，甘味对脾进行滋养，脾胃功能正常则肌肉发达健壮。所以夏季是养脾的好时机。

不过，如果夏季湿气太盛，超出了脾的调节能力，也会造成湿气聚集，损伤脾的功能，也就是脾虚湿困，脾阳受损。

脾虚湿困的症状

临床以脘腹满闷，泄泻，浮肿为主要表现，还可有痰饮、呕吐、泄泻、黄疸、水肿，以及西医所称的慢性胃肠炎、慢性肝炎、肝硬化、肾炎等疾病。

起居调养

古人对于起居、房事都尤为注重，强调夏天的时候宜"夜卧早起，无厌于日。"这样可以减少接受暑热、湿邪，并远离湿气。房事最耗阴精，过度则会导致肾火衰微，使脾土得不到温煦，水湿不能正常运化。所以夏季生活中要特别注意这两个方面。

夏季炎热，但也应少吹空调，因为夏季身体为了散热，汗孔打开，皮肤腠理处于疏松状态，吹空调则易导致寒气入内。

睡觉的时候一定要在腹部盖上薄被，以免受寒。

经络调养

夏季可以经常按摩脾经、胃经，以健脾和胃，通调脾胃之气，通经活络，除去体内湿热，促进气血运化和肠胃蠕动。

在上午9点左右按摩脾经、胃经最为有效，因为按照子午流注理论，脾胃二经的气血在辰、巳两个时辰最为旺盛，也就是上午7~11点之间。可采取敲打的方法，手握空拳，顺着经络从上向下敲打。腹部的一段则可采用揉摩的方式。

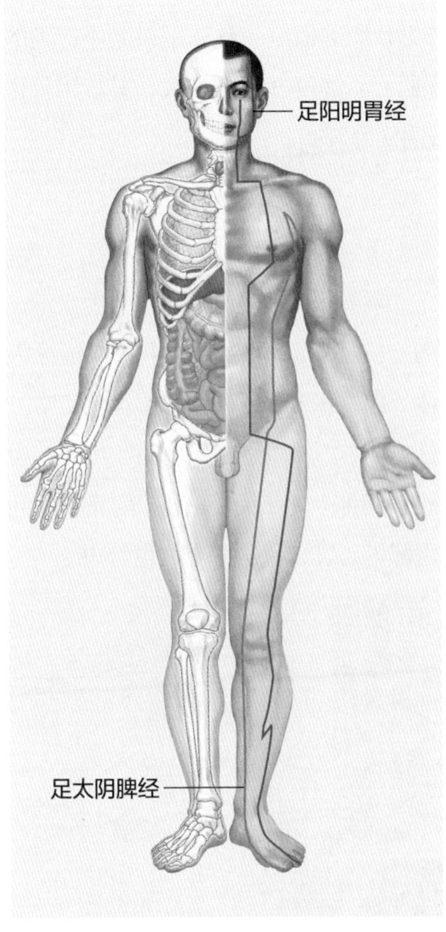

祛湿小偏方

祛湿葛根芩连汤

葛根30克、黄连5克、黄芩9克、炙甘草5克，加水煎煮成药汁。煮的时候先煮葛根，然后再用葛根水来煎煮黄连、黄芩、炙甘草三味药物，取汁饮用。能清里解表，解肌散邪，祛湿健脾，对于湿热伤脾、升降失调者最为适宜。每日1剂，分3次服用。

饮食调养

饮食原则

1. 多吃具有祛湿作用的食物，如扁豆、薏仁、鲤鱼、鸭肉、苦瓜、绿豆、莲藕、苹果、香蕉、番茄等。不宜过多食用辛辣食物，因为辛辣食物虽有利于祛湿，但会刺激脾胃。

2. 少吃生冷食物，生冷食物会损伤脾阳，使水湿运化出现障碍，造成湿气聚结，郁久化热，成为湿热而留于脏腑。

推荐食谱

山药炖鸭肉

原料 鸭肉500克，山药200克，红枣、枸杞子、葱、姜、盐各适量。

做法 1. 将鸭肉洗净后切块（所有皮和肥肉都去掉，这样吃起来不油腻），入冷水中煮开，捞出用冷水冲洗干净。

2. 葱洗净，切段；姜洗净，切片；山药洗净去皮，切块。

3. 锅中加冷水，放入鸭肉、葱段、姜片，大火烧开后转小火炖50分钟。

4. 加盐调味，放入山药块、枸杞子、红枣，再炖20分钟，即可出锅食用。

功效 温中健脾，利水消肿。

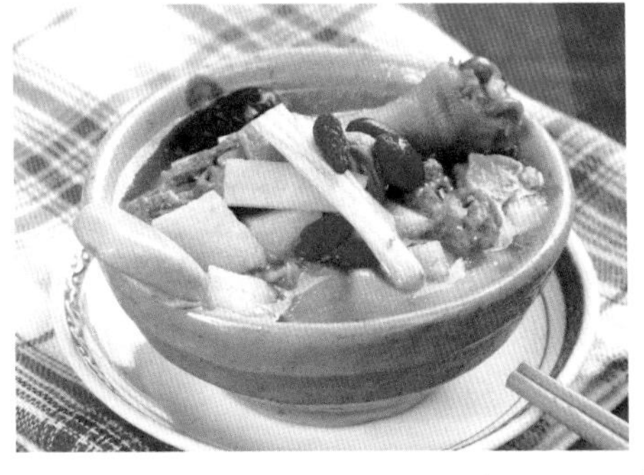

秋季 滋阴润肺养脾气

进入秋季，人们最先想到的就是要进补贴秋膘。但是，秋季干燥，不合理的补养不但会增加代谢负担，还可能引起肺燥阴亏。脾生气，肺主气，肺燥阴亏也会影响到脾胃，所以秋季养脾胃也应该从滋阴润肺开始。

起居调养

秋季天高气爽，古人养生讲究"早卧早起，与鸡具兴"。早卧以顺应阳气之收敛，早起为使肺气得以舒展，防止收敛太过。

民间有"春捂秋冻，不生杂病"的谚语。"秋冻"不能简单地理解为"遇冷不加衣"。初秋，暑热未尽，凉风时至，当天气骤然变冷时，一定要适当增衣，否则不但不能预防疾病，反而会招灾惹病。"秋冻"的另外一层意思是，晚秋可适当拖延增加衣服的时间，但要以自己能耐受为限度。若暑气未退尽，睡觉时不要盖得太多，以免导致出汗伤津。

经络调养

按摩足三里穴、中脘穴，每天早晚各1次，每次5分钟，以感到酸、麻、胀、痛为宜。

足三里穴可调理脾胃、补中益气、通经活络、疏风化湿。中脘穴传导人体下焦之水液，使人体水湿运化正常。这两个穴位也是治疗胃病的大穴，胃酸、胃胀、吐逆、消化不良等肠胃问题都可通过按揉这两个穴位解决。

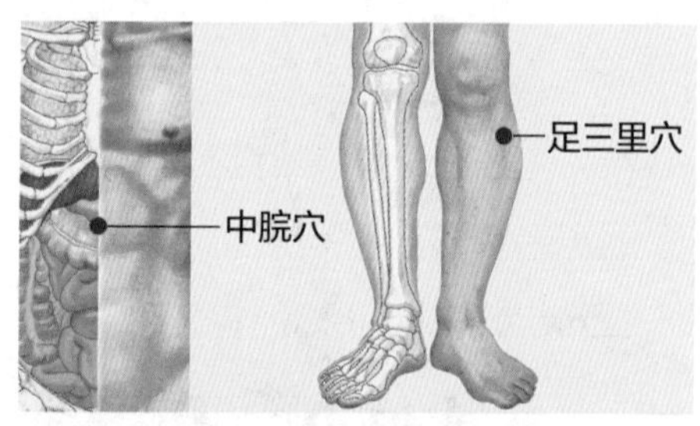

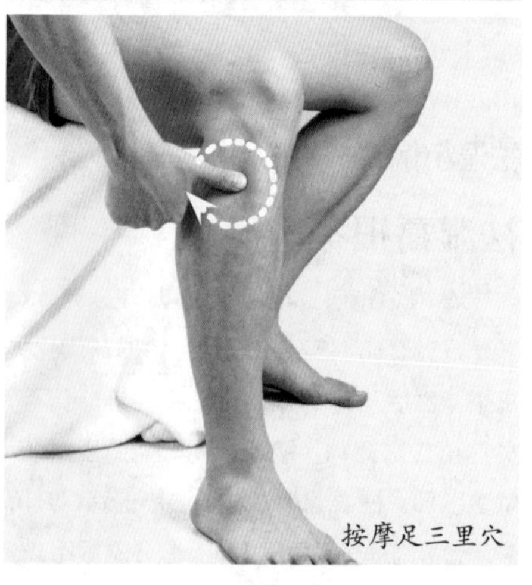

按摩足三里穴

饮食调养

饮食原则

1. 秋补饮食以清补为主，润而不燥，让肺、脾之气平衡有序。以应季蔬果为主，可选择莲藕、豆芽、黄瓜、茄子、豇豆、小米、栗子、山楂、花生、山药、核桃之类。

2. 早晚宜食用粥类，以滋阴润肺，又可促进脾胃吸收消化功能，使人体元气得到很好的补充。

3. 过于肥腻的食物，会聚湿结滞，对脾胃不利，应少食或不食。

推荐食谱

栗子黄鳝煲

原料 黄鳝 200 克，栗子 50 克，姜片、盐、料酒各适量。

做法 1. 黄鳝去肠及内脏，洗净后用热水烫去黏液。

2. 将处理好的黄鳝切成 5 厘米长的段，放盐、料酒拌匀；栗子洗净去壳。

3. 将黄鳝段、栗子、姜片一同放入锅内，加入清水煮沸后，转小火再煲 1 小时，加盐调味即可。

功效 益气补虚，适用于脾胃虚弱而抵抗力差、经常生病者。

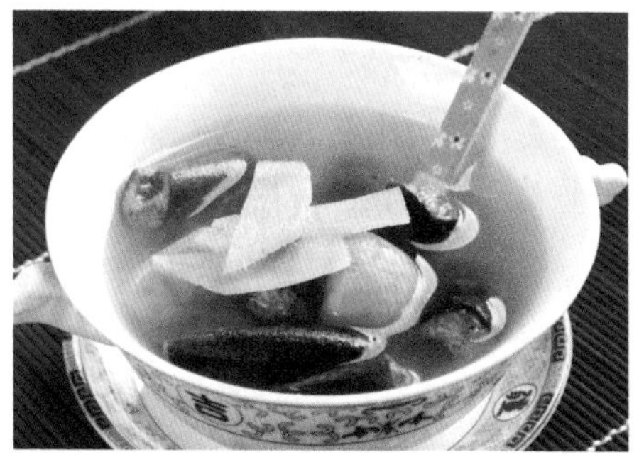

山药香菇鸡

原料 山药 300 克，鸡腿 2 个，胡萝卜 1 根，干香菇 5 朵，姜 2 片，盐、白糖、酱油各适量。

做法 1. 山药洗净去皮，切厚片；胡萝卜去皮，切厚片；香菇泡软，去蒂，切开。

2. 鸡腿洗净，剁成小块，焯去血水后捞出冲净。

3. 将鸡腿放锅内，加入水、白糖、酱油、香菇，大火煮沸后改用小火煮 20 分钟。

4. 放入胡萝卜片、山药片，姜片，继续煮至山药片熟透后，加盐调味即可。

功效 补气，暖脾胃，养阴润燥。适宜脾胃虚弱、食欲不振、身体消瘦者。

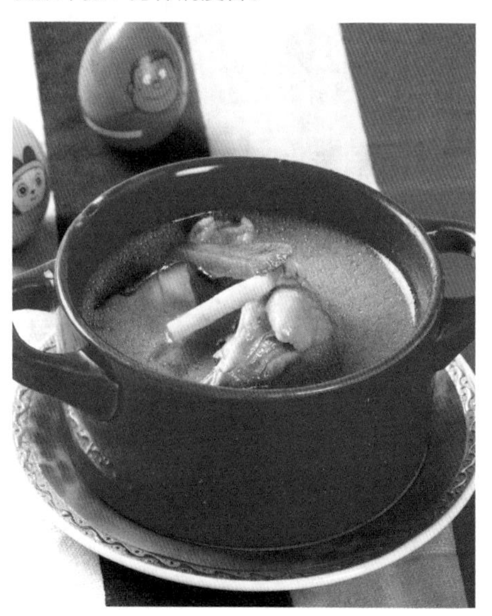

润肺养脾小偏方

润肺养脾羹

银耳 5 克，红枣 5 枚，木瓜 30 克，枸杞子 10 克，阿胶粉 5 克，冰糖适量。将红枣去核，银耳泡发，木瓜去皮切小块，加适量清水煮至银耳软糯熟烂，加入枸杞子、阿胶粉、冰糖，边煮边搅 3 分钟。此羹温而不燥，润而不腻，补脾开胃，清热润燥，最宜秋季食用。

冬季 防寒保暖以护脾阳

"寒气入经而稽迟，泣而不行。客于脉外则血少，客于脉中则气不通，故卒然而痛。"

——《黄帝内经·素问·举痛论篇》

进入冬季，寒邪最伤阳气。阳气一旦损伤，则人体的表皮、肌腠、经脉、骨骼以及五脏六腑皆伤。所以，冬天养脾胃，首先是要防寒保暖。

冬季要防脾阳不足

很多人都会有这样的感受：冬天一受点寒，便会感觉肚子难受，容易腹泻，这其实就是脾胃受寒造成的，如果不能及时调理，就会造成脾阳受损，脾胃功能失调，引发各种脾胃问题，甚至全身性疾病。

脾阳不足的表现

脾阳不足的表现
脸色发白，小腹胀冷，小便清长，大便溏薄，四肢不温，喜热畏寒
消化不良，拉肚子，大小便不正常
症状轻者，只要及时给予温暖，便可以得到改善
症状重者，则有可能造成脾胃功能下降，肠胃功能紊乱

起居调养

冬季养生要做的第一件事就是保暖。不管你多爱美，在冬天，毛衣、羽绒服、毛背心、棉毛裤等都是取暖必不可少的衣物，只有适时增加衣物，做好防寒保暖措施，使肾阳充足，脾胃温暖，五脏六腑才可皆得温煦，疾病才不会趁机作乱。

经络调养

按摩关元穴、气海穴可促脾阳生发。关元穴为小肠的募穴，最能培元固本，补益下焦。按揉该穴，对女性来说可以暖宫，对男性则能补肾。气海穴能令人体气血充沛，促进气血循环，加速人体的新陈代谢。

按摩时，可以双手手掌交叠，采用震颤手法，同时刺激两穴位，每天10分钟即可。坚持按摩，不但能调节内分泌，还能促进人体阳气生发，使身体脏腑功能保持平衡。

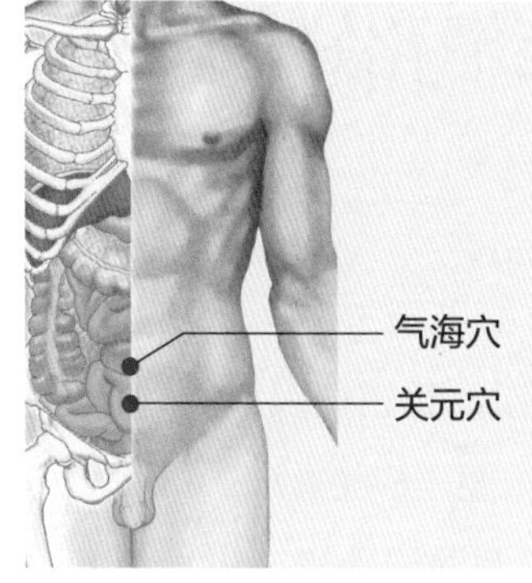

震颤关元穴、气海穴

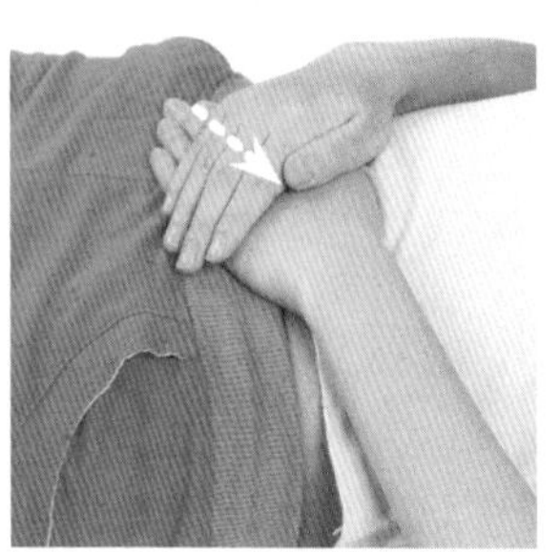

饮食调养

饮食原则

1. 宜食用具有温阳补肾功效的食物，如鸡肉、羊肉、泥鳅、黑豆、核桃、桂圆肉等。肾阳温煦，脾阳才能得以保证。

2. 适当多食辛甘之物，如洋葱、芥菜、白萝卜、茴香、大头菜、菠菜、油菜、韭菜等。这些食物都具有发散的性质。冬天多吃一些，可散体内寒气，并能促进阳气生成。

推荐食谱

核桃鸡肉粥

原料 鸡肉50克，核桃仁30克，小油菜50克，粳米100克，白酒、盐各适量。

做法 1. 小油菜用清水冲洗干净，放入开水中汆烫，熟透后捞出。

2. 核桃仁切碎，鸡胸肉洗净切成小丁，加适量盐和酒，腌10分钟左右。

3. 粳米入锅，加入鸡肉煮成粥，将熟时放入小油菜和核桃仁，搅拌均匀即可。

功效 温肾补阳，身体虚寒怕冷者最宜食用。

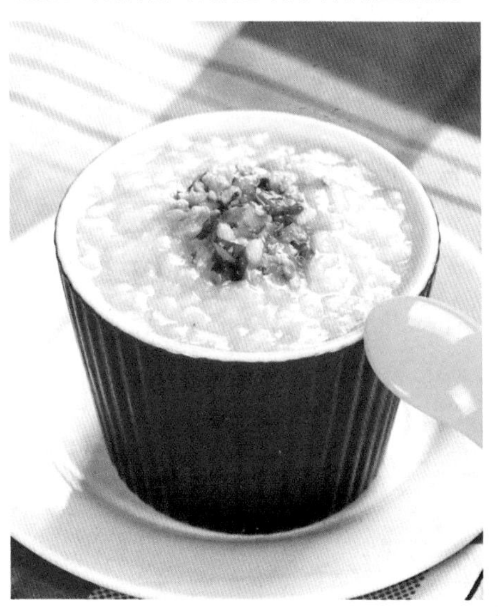

温脾小偏方

姜枣汤

将红枣（干）10枚去核，洗净，干姜5克洗净，切片，与红糖一起加适量水煎煮15分钟，即可饮汤食枣。

脾胃休息好才能消化好

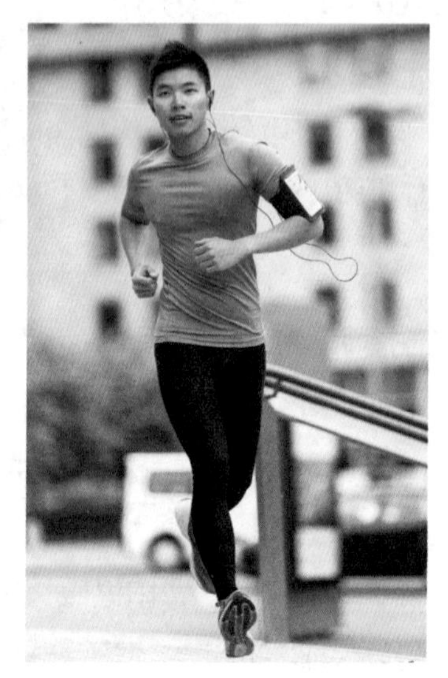

脾胃作为人体最重要的脏腑之一，它的工作量比起其他脏器更加繁重。也正是因为如此，对脾胃的保养才显得更加重要。饮食有度，冷暖有节，作息有序，这些都有助于脾胃健康，反之，则很容易发生消化功能减弱、腹胀、胃痛等问题。

脾胃也有工作时刻表

在古代，一天二十四小时被分为十二个时辰。《黄帝内经》中将十二时辰与五脏六腑相对应，并提出了顺时养生的理论。

辰时是胃的工作时间，最宜吃早餐	辰时即早上7~9点，是胃经经气最旺的时刻。经过了一夜的休息，胃的功能强劲，可以很好地消化食物，因此这时最适合吃早餐。
巳时脾经当令，是气血生成的时间	辰时之后是巳时，也就是9~11点，此时脾经当令，是脾的工作时间。这个时间刚好是早餐过后，人体摄入的早餐经胃消化后，会在此时被脾运化，生成气血。
巳时锻炼可健脾胃	很多人都知道清晨起来锻炼身体，可强身健体，但如果能在巳时进行运动，那么不仅可以强身，更能健脾。 按照正常的生活作息，一般是早上七八点钟吃早饭，然后，胃进行消化。到了九点钟，脾的运化功能旺盛。这时进行运动，不但能加强脾的运化功能，还可以使肌肉四肢的气血得到充分补充，运动之后身体感觉更为舒适。 需要注意的是，吃饭后要休息至少半小时再运动，否则，食物还未充分消化，运动会使气血由胃流向四肢，妨碍消化，严重的还可能造成胃下垂。

适当午睡也能养出好脾胃

"阳气尽则卧，阴气尽则寤。"

——《黄帝内经·灵枢·大惑论》

睡午觉是对人体机能的补充，能让身体得到良好的休养。《黄帝内经》中说："阳气尽则卧，阴气尽则寤。"意思是说，睡觉可以令人体阴阳平衡。所谓阴，指人体之血，而阳则代表人体之气；人通过睡觉来使体内气血平衡，就算是为时不长的一段午觉，对恢复体力也是非常有效的。

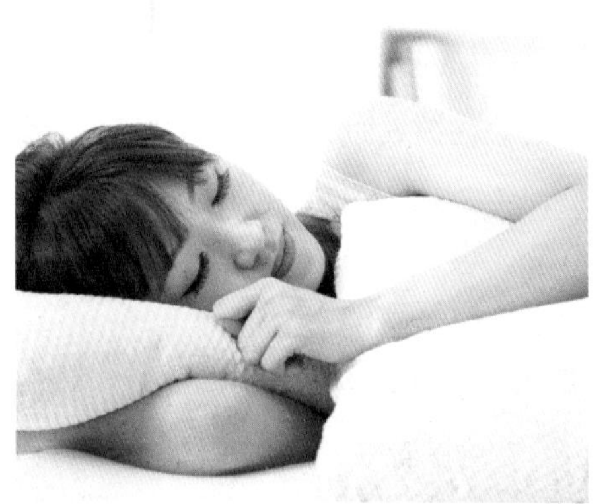

午觉要在午时睡

古时候，人们讲究睡子午觉，这是因为按照十二时辰计时法，中午时分正当午时，而深夜时分则为子时，这两个时间在古人来看都应该是睡眠的最佳时间。

一天当中，人体阳气最少的时间是子时，即深夜十二点钟。这是因为工作了一天，人体内的阳气已经不足，需要通过睡眠来补充。而中午十二点，又是一天之中阴气最少的时间，这时阳气充盛，人们应该通过中午的小睡来培养阳气。所以睡午觉的最佳时间应当是午时（中午 11 点至 1 点）。

睡好午觉，脾胃好气血足

午饭过后，胃内的食物急需脾胃的运化。午睡能减少人体气血的外在消耗，使更多的气血存于体内用于食物的消化吸收，脾胃自然就如同加满了油的机器，运转起来动力十足。

现代人熬夜比较多，所以适当的午睡其实也是改变身体素质的好方法。人卧则血归于肝，午睡有利于将血液中的毒素排出。脾胃生血，肝胆藏血，如果肝血得不到良好的净化，那脾胃也就没有办法运化升清了。所以午睡既能帮助肝胆排毒，同时也能让脾胃的工作得以轻松顺利地完成。

午时是人体代谢的旺盛时段，睡午觉不仅有利于脾胃、肝胆，也能令全身各个系统得到有效的休息，以更加健康的状态进行下午的工作。

思贵有度，不让坏情绪伤脾胃

“喜怒不节则伤脏，脏伤则病起于阴也。”

——《黄帝内经·灵枢·百病始生》

中医认为，人体的五脏六腑与情绪有着密切的关系，情志变化对脏腑影响各有不同，而过度思虑往往会造成对脾脏的伤害。这是因为“脾主思”，过度思虑必定会耗损气血，从而减弱脾脏的运化升清功能。因此，想要保持好的脾胃功能，还需提防坏情绪的干扰。

心情好，胃口才能好

在中医看来，好胃口来自好心情。临床也发现，情绪失常容易导致胃病。其中功能性消化不良就来主要自于情绪的影响，因为心情不好，所以食欲不佳，时间长了，人体消化系统紊乱，自然胃口也就越来越差了。

心情影响消化，中西医这样看

西医：在人的身体内，与消化系统相关的肠神经和中枢神经会随消化需要分泌“脑肠肽”等激素物质。当人心情不好时，其分泌受到抑制，消化功能减弱，食欲降低。当然，不良的情绪也会导致消化功能亢进，出现食欲大增的表现，这要因人而异。

中医：情绪不佳会影响气血的运行，导致机体气血滞阻，使脾胃的生化功能受到影响。从而引起消化不良，吸收不足。

保持好胃口的方法

好心情是好胃口的关键，但保持一份好心情并不容易，我们应当学会以平常心看待周围的事情，不要让不良情绪伤害了身体。

饮食有节制。应该注重吃得健康，吃得合理。油腻、肥厚的食物少吃。每顿饭以七分饱为宜。

不熬夜，睡前不吃东西，能让脾胃运化充分而自然。

久坐伤脾，脾运不畅，则胃口不佳，所以要适当运动；但也不要过度运动，否则会造成胃的消化障碍，从而导致消化不良。

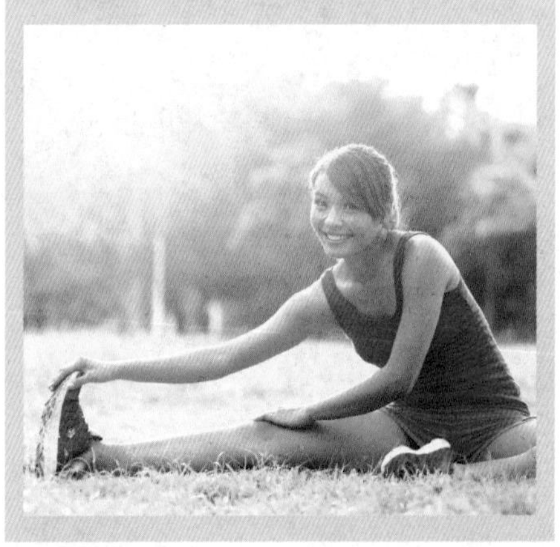

吃饭不生气，生气不吃饭

中医认为，怒伤肝，喜伤心，忧伤肺，思伤脾，恐伤肾。所谓百病皆生于气，我们身体所发生的多种病症都与气机失调有关。所以在中医的辨证中，有很多病起源于气滞。气滞会引起机能不畅，五脏六腑不安，血脉经络不通，各种疾病就会接踵而至。

吃饭时生气，会让脾胃失和

肝主藏血，其五行属木；而脾为血源，五行属土。五行理论认为木克土。所谓“怒伤肝”，当一个人大怒或长期情绪不畅的时候，会导致肝脏疏泄功能失调，从而间接影响到脾胃功能，使胃失和降，运化功能大打折扣，出现肝气横逆犯胃，脾胃失和的症状。

生气时需节食护脾

一个容易生气的人，多半脾胃都不和，而脾胃不和，营养输送也就得不到满足，气血就不足，气血不足，脾胃功能又会减弱，从而陷入恶性循环。

所以，如果你正为一件事生气，这时候就最好不要进食。待心平气和之后再进食，这样脾胃的工作状态所受影响就不会太大。

不要在吃饭时批评孩子

现在很多家长与孩子在一起的时间很少，可能仅有的时间就是在饭桌上了，然而很多家长却总是忍不住在这个时间批评孩子。孩子进食的时候，大脑会给胃发出信号，促使肠胃分泌消化液，如果此时批评孩子，会分散他的注意力，影响消化液的分泌。一两次可能不会有问题，次数多了，消化系统就会发生紊乱，进而出现消化不良、厌食等各种消化问题。所以，即便是孩子有错，也要在吃完饭之后再心平气和地进行教育，不要在不经意间伤害到孩子的脾胃。

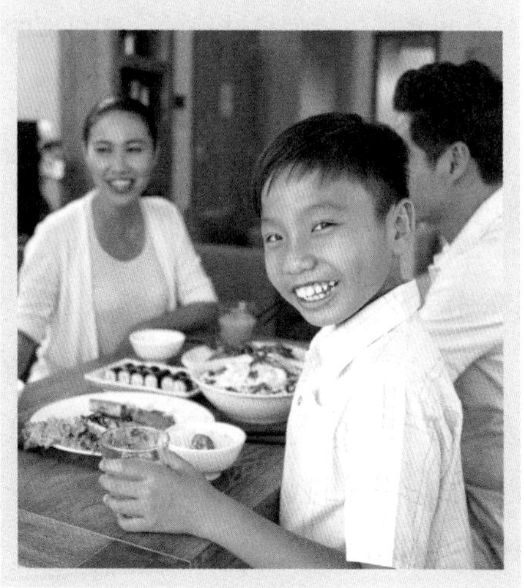

笑能令脾胃之气调畅

前面讲到，人体的健康与情绪有着直接的关系。很多时候，身体的问题通过调整心情就能得到解决。

笑让心情好，脾胃也好

我们心情不好的时候，总会觉得吃不下饭，即使吃下去，也觉得总往上顶，甚至恶心想吐。其实这都是胃气不降反升所致，中医称其为胃气上逆。

想要让上逆的胃气下行，有一个最简单易行的方法，那就是笑。当我们笑的时候，腹肌会自动进行收缩，这样就能很好地消除消化管道的紧张，从而改善食欲不振、消化不良、恶心想吐等问题。

经常心情不好要反思

生活中，每个人都免不了会生气，生气不仅会影响脾胃运化，也会伤肝，《黄帝内经》也说“怒伤肝”。经常爱生气、不开心的人，不妨多找找原因，看看到底是自己性格造成的，还是真的有非生气不可的事。每次生气之前想一下，或生完气之后反思一下，相信慢慢地生气的次数就会越来越少了。

适当宣泄，让坏情绪一扫而尽

当心情烦躁，压抑痛苦时，不妨大声地哭出来，大哭是一种很好的宣泄方式。一味地忍耐压抑，只会让身体气机不调。

遇到不公平的事，或者自己解决不了的问题，大声地说出来，哪怕没有人帮你解决，也可以释放一部分不好的情绪。

此外，适度转换情境。如果一件事正让你不开心，不妨适当地将它屏蔽掉，而去想其他好的事情或者是听音乐、看电影，让心情得到缓解。

按膻中穴能让胃气下降

按摩也是调节心情的一种有效方法。心情不好，胃气上逆时，可揉按一下膻中穴，或者用手握空拳轻轻敲打。膻中穴位于两乳头连线中点，每天揉按50下，能调理气逆，使心情愉悦。

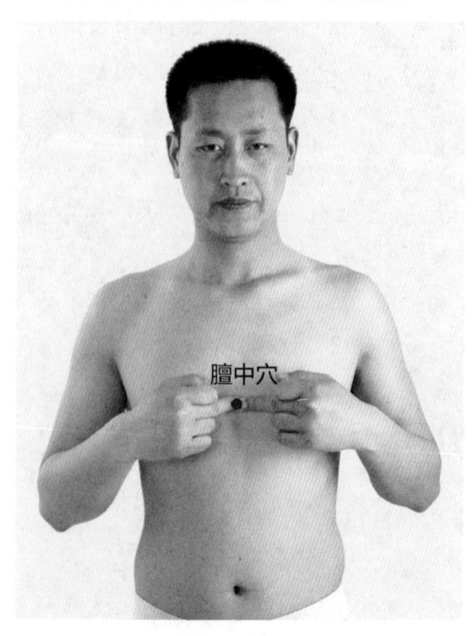

及时排解压力，远离精神肠胃疾病

通常，人们在遇到大的事件需要抉择，或者面临着激烈竞争的时候，就容易发生腹泻等肠胃问题，实际上这就是精神肠胃病。西医将其称为肠易激综合征，中医则认为与气机不和有关。对这类疾病，最好的方法莫过于尽快排解压力。

思则气结，结于心而伤于脾

中医认为：“七情，人之常性，动之则先自脏腑郁发，外形于肢体。”压力作为情绪的一种表现，首先会刺激脾胃，脾胃受损，气机失和，就会产生各种消化系统问题。中医常说“思则气结，结于心而伤于脾也。”过度思虑，会使心感到压力重重，继而使脾胃不和，身体受损。

当然，压力之伤并不是仅仅局限于脾胃，还会影响其他脏腑。但从其主症来说，情绪最容易引起心、肝、脾的病变。这是因为心主藏神，肝主藏血，脾主生血运化。当压力过大时，心、肝、脾的气血失调也就显而易见。只不过，脾胃的运化不调显得更直接可见。

排解压力是对脾胃最好的安抚

生活中，压力是不可避免的。当存在压力时，我们要主动想办法化解。首先要找到压力的来源，然后寻求合适的方法进行化解和消除。

有时，压力往往来自于我们内心的强求，所以排解它的最好方法就是平常心。虽然不是每个人都能做到无欲无求，但如果能将所求看作一种平常事，持成也如此、败也如此的态度，那内心自然就平衡多了。

舒缓压力，我们还可以对脾胃投其所好，比如一杯热茶、一杯牛奶。虽然简单，但脾胃却会因温热而得到抚慰与滋养。若是再来点清淡微甜的小点心，肠胃的紧张情绪一下就会消失殆尽，而变得活跃起来。

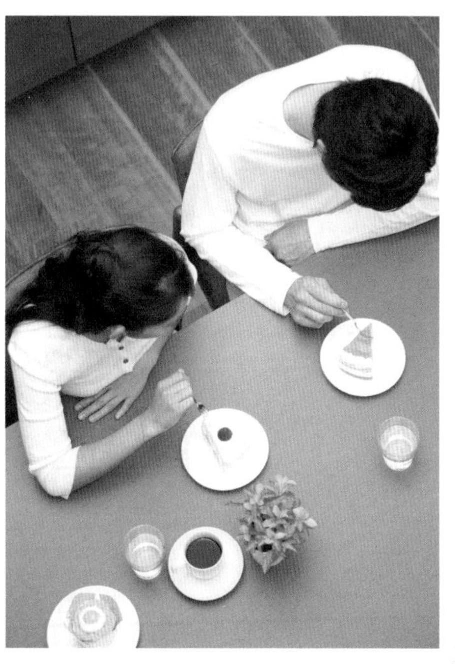

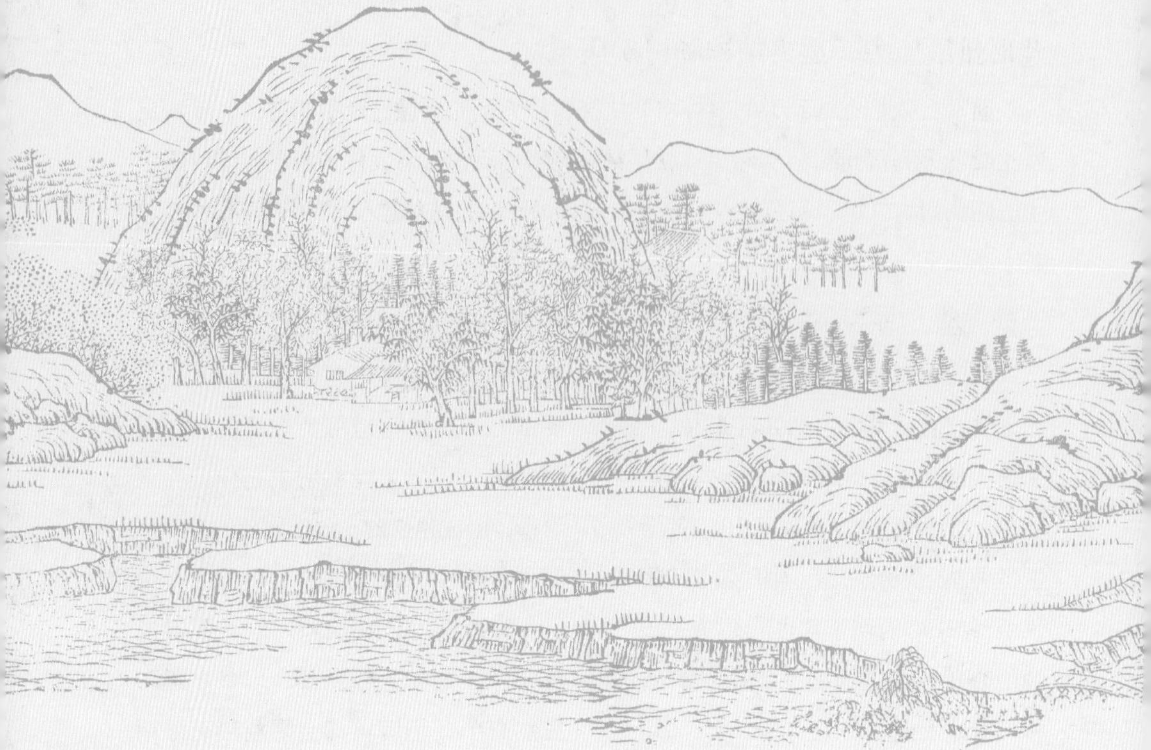

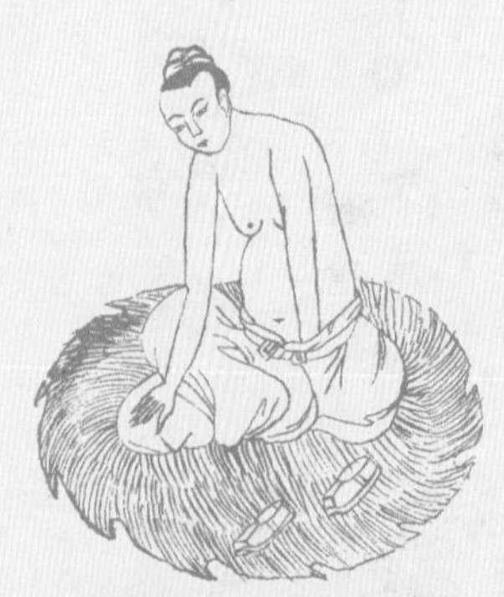

养脾胃，
最重要的是找到适合自己的方法。

因人施养，养脾胃要找到适合自己的方法

中医养生讲究因人施养，不同年龄、不同职业、不同地域的人，脾胃状况各不相同，养脾胃最重要的是要找到适合自己的方法。

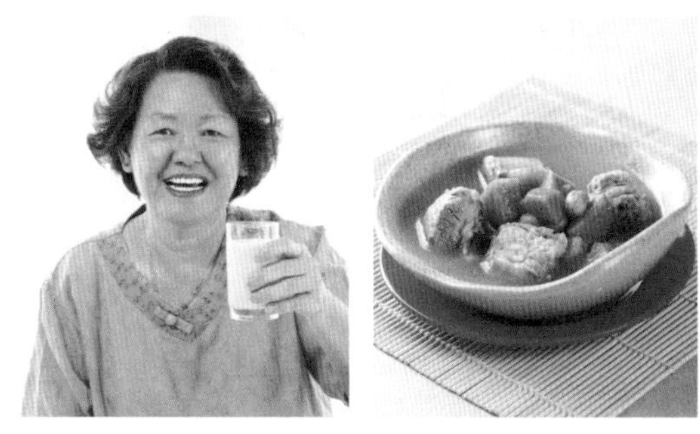

儿童 食物细软，消化好，不积食

儿童正处于生长发育阶段，身体各系统与器官的形态、功能尚未健全，脾胃功能也相对虚弱，在饮食上要格外注意，否则很容易埋下脾胃病根。

儿童脾胃弱最易积食

对于儿童来说，这一时期的脾胃虚弱主要缘于身体各方面的不足。因为消化器官发育不完善，胃内所分泌的消化酶也就相对要少一些。对于食物的需要量虽然多，但消化功能却跟不上。这是儿童容易积食的原因之一。

此外，儿童的胃黏膜和肠道都过于娇嫩，保护能力差，如果零食无度，常吃生硬食物，会造成肠胃损害。机体不足，加之脾胃受损，积食就会越发严重。

胃虚弱的症状

儿童脾胃虚弱主要表现为腹部胀满、嗳气、大便干燥、不爱吃饭、频繁感冒、拉肚子、瘦弱等。

如何调养脾胃

食物要细要软，多吃粥，吃的时候温热适宜，减少对肠胃的刺激。
饮食定时定量，每天不管肚子饿不饿，都应该按时吃饭，不过度饥饿，也不吃得过饱。
喝水要避开饭前饭后的时段，饭前 1 小时，饭后半小时饮水最好，以免冲淡胃液，造成消化减慢。
多吃蔬菜水果，蔬果富含维生素 C，对胃有一定的保护作用，还能促进消化与吸收，同时还可增强身体抵抗力。
注意防寒保暖，胃不耐冷，过凉会令消化功能受损，很容易发生腹泻等症状。

养脾胃宜吃的食物

山药、莲子、红枣、小米、生姜、小麦。

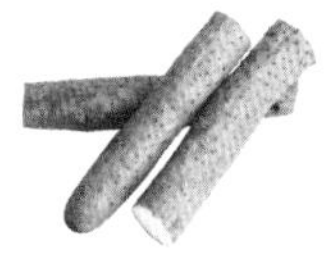 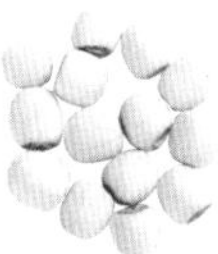 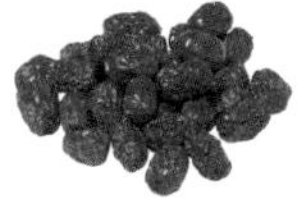 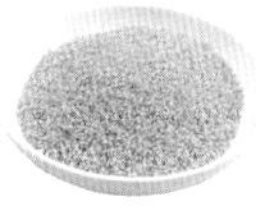 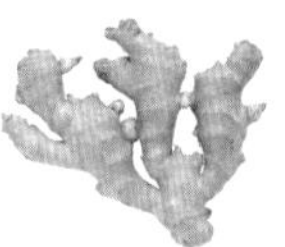 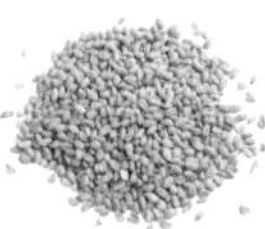

养脾胃食谱推荐

莲子山药粥

原料 山药 50 克，莲子 20 克，大米 50 克。

做法 1. 将莲子去皮、去心，用清水浸泡备用；山药去皮，切成小块。

2. 将淘洗好的大米与山药粒、莲子一起放进砂锅中，加适量清水大火熬煮，待水开后，改小火慢熬 1 小时左右，待米粒黏稠，山药、莲子绵软即可。

功效 这道粥最适合身体消瘦，食欲不佳的儿童食用，既可养脾开胃，又能清除体内燥热之气，常食还可改善脾胃功能。

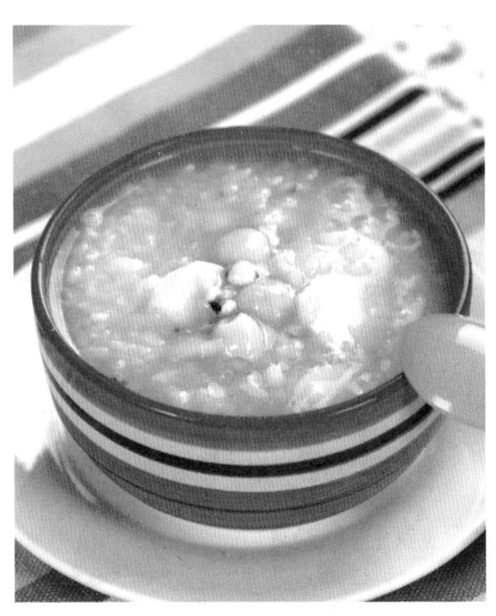

桂圆小米粥

原料 桂圆肉 10 粒，小米 30 克。

做法 1. 小米淘洗干净，晾干后放进干锅中，以小火慢慢炒至变成颜色略黄。

2. 将小米放进砂锅，与桂圆肉一起加水，用大火煮开，然后小火慢熬，直到粥黏稠，即可食用。

功效 小米健脾开胃，桂圆健脾安神。此粥对脾胃虚弱、消化不好、夜间睡眠不安的儿童最适合。

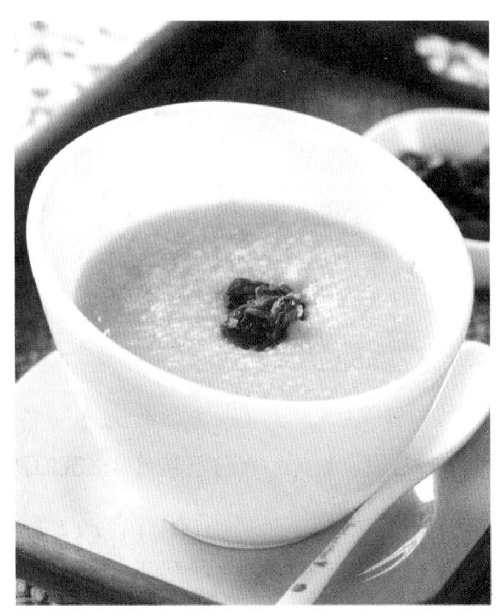

小贴士：锌缺乏会造成胃肠黏膜的萎缩，让消化液的分泌受阻，所以儿童厌食、消化不好时，要注意查一下是否缺锌。

青少年 不挑不拣，食欲好，身体壮

青少年阶段，人的五脏始定，血气已通，因此精力与体力都相对旺盛。但是，因为精力旺盛，也最容易三餐不按时，饮食不分寒凉，再加之不良的生活习惯，也很容易导致脾胃虚弱。如果不能很好地调养，身体发育和智力发展等都会受到影响。

脾胃虚弱的原因

1. 学习压力大，从而引发情绪上的波动，导致脾胃消化功能减弱。

2. 喜欢吃生冷食物，大量饮用碳酸饮料，使脾胃受到刺激，消化功能减弱。

3. 先天禀赋不足，后天又没有重视，营养失调，从而导致脾胃更加不足。

4. 经常熬夜，长期用脑过度，又得不到良好的休息，脾胃协调被打破，消化系统功能发生紊乱。

脾胃虚弱的症状

青少年脾胃虚弱主要表现为身体发育不良、贫血、少白头、虚胖、精神疲惫、心脑供血不足、青春痘、痤疮等。

如何调养脾胃

生活作息有规律，制定切实可行的一日三餐饮食表，尽量每天三餐定时。

减少零食、碳酸饮料的摄入；以正餐为主，可辅以少量零食，但一定要保证不过量；生冷饮食要少吃。

每天一杯牛奶，不仅能提供充足的营养，更能起到濡养肠胃的作用。

水果蔬菜有选择，多吃易消化的，少吃过于寒凉的水果，纤维过粗的蔬菜要煮透后再食用，减少对胃的刺激。

运动要适度，强度过大的体育运动会刺激肠胃，出汗过多也会耗损脾阳。

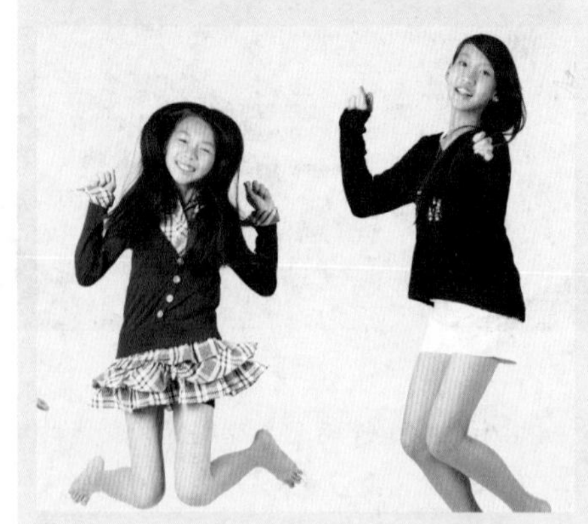

养脾胃宜吃的食物

土豆、红薯、香菇、山药、栗子、枸杞子、桂圆肉、红枣、鸡肉、猪肚。

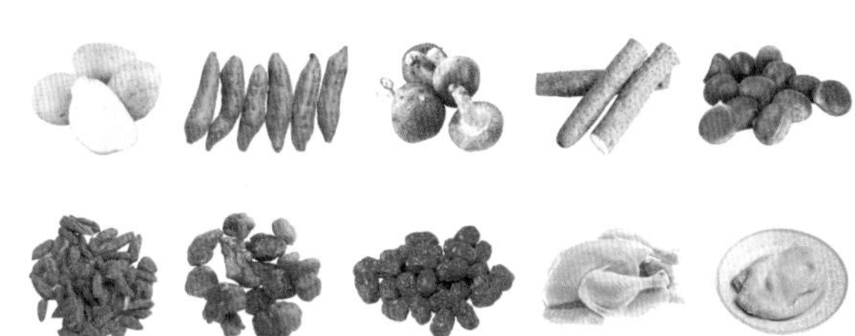

养脾胃食谱推荐

红枣开胃糕

原料 红枣 30 克，鸡内金、白术各 10 克，陈皮 5 克，炒山楂 5 克，面粉 500 克，酵母粉、红糖各适量。

做法 1. 将白术、鸡内金、陈皮、炒山楂加适量清水煎煮约 15 分钟，滤出药汁备用。

2. 红枣去核，泡半小时后切碎；面粉加酵母粉，加入药汁揉匀放置 15 分钟，待发起后可用。

3. 把红枣碎加入发面中，加红糖，揉成长条，切成小块，上锅蒸熟即可食用。

功效 消食健胃、去积除满、温胃暖脾；可提升食欲，适用于消化不良、营养不足者。

八宝糯米饭

原料 莲子、白扁豆各 30 克，核桃仁、桂圆肉、薏仁各 20 克，红枣 10 枚，糯米 100 克，白糖、猪油各适量。

做法 1. 将薏仁、糯米淘洗好，与白扁豆、莲子蒸熟，加白糖搅拌均匀备用。

2. 取大碗一个，用猪油涂抹在碗内，然后放入桂圆肉、核桃以及莲子，用糯米、薏仁盖实压紧。

3. 锅内加水烧开，然后放进装好食材的大碗，隔水蒸 30 分钟；出锅后，将碗扣在盘中即可。

功效 开胃养脾，提升食欲，祛湿补血，增强抵抗力。非常适合胃口不佳、气血不足的人食用。

小米莲子糊

原料 小米 30 克，莲子粉 30 克，白糖适量。

做法 1. 将小米放在锅中，用小火反复翻炒，待其变黄后取出。

2. 将小米放凉，放进研磨器中磨成细粉。

3. 将莲子粉与小米粉一起放在碗内，加适量白糖，用开水搅拌成糊状即可食用。

功效 富含营养，易消化吸收，特别适合腹泻、大便溏泄者。经常食用可养脾胃、强身体。

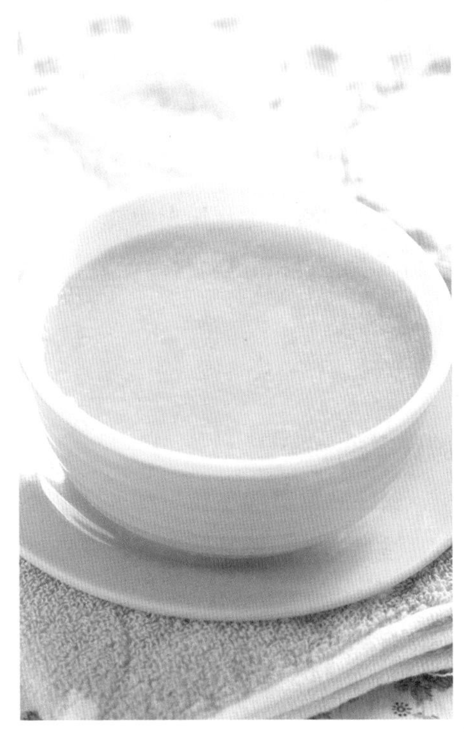

女性 避寒就暖，血色润，不衰老

女性一生以血为用，而气血皆来源于脾胃，因为脾胃是人体气血生化之源。脾胃健运，气血就充盈，就能保持面色红润，月经有序。由于生理原因，女性很容易气血亏虚，所以更要注重调理脾胃。

女性脾胃为何容易虚弱

1. 先天禀赋不足，身体羸弱，造成脾胃功能较弱。

2. 月经、怀孕、生产等生理过程，都会耗损气血，气血过量耗损，造成脾胃不足。

3. 节食减肥损伤脾胃。饮食过少甚至节食会导致营养不足，脾胃本身不得濡养，很容易变得虚弱。

4. 女性本就好静，运动不足，若是再加之生活、工作压力大，容易造成阳气不足，脾胃虚弱。

5. 思伤脾，女性天生多愁善感，多思多虑，也会让脾胃功能受损。

脾胃虚弱的表现

女性脾胃虚弱主要表现为四肢不温，皮肤萎黄、松弛、多油、失眠多梦，容易疲倦等。

如何调养脾胃

添衣进食增温暖。不管是脾还是胃，都不耐寒凉，所以平时要少喝凉性茶饮，水果忌生冷；天气变化要注意及时增减衣物，天气降温时可来杯生姜茶抵御寒冷，温暖身体。

三餐饮食有规律。不要刻意减少食物的摄入，身体需要才会有吃的欲望，过少过素的食物会使营养不全面，导致脾胃功能失调。

调好心情，不伤神，情绪好，脾胃才会不受影响，整个消化系统的运转才能正常有序。

适当运动，既能保持身材，避免肥胖，还可促进胃肠的蠕动和消化。

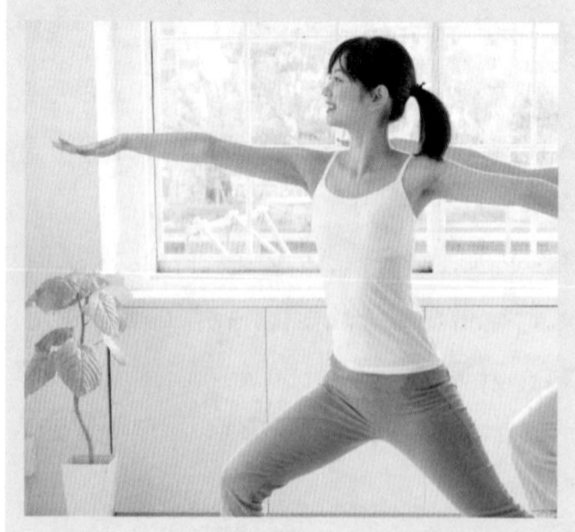

养脾胃宜吃的食物

薏仁、红枣、百合、黑米、黑芝麻、红豆、猪肝、生姜。

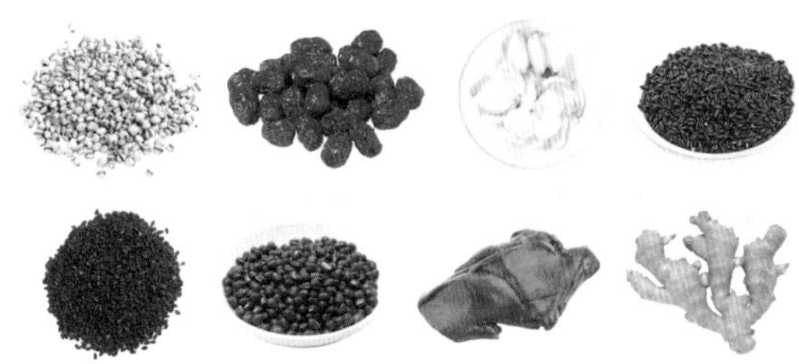

养脾胃食谱推荐

黑米红豆粥

原料 红豆100克，黑米50克，白糖适量。

做法 1. 红豆和黑米洗净，用清水浸泡5小时以上。

2. 将浸泡的水倒掉，将黑米及红豆和适量冷水放入锅里，大火煮沸，转至小火煮至粥熟，加糖即可。

功效 健脾祛湿，特别适合湿气过重的女性食用。

羊肝胡萝卜粥

原料 羊肝50克，胡萝卜100克，大米150克，生姜、葱、盐各适量。

做法 1. 将羊肝切薄片，胡萝卜去皮切成粒，大米洗净，生姜切成粒，葱切成葱花。

2. 砂锅中注入适量清水，用中火烧开，下入大米、姜粒，改用小火煲约35分钟。

3. 加入羊肝、胡萝卜粒，调入盐，煲10分钟，撒入葱花即可食用。

功效 健脾开胃，调节气血，滋养五脏，可预防胃炎，提高消化能力。适合皮肤干燥、食欲不佳、气血不足、视力下降的女性食用。

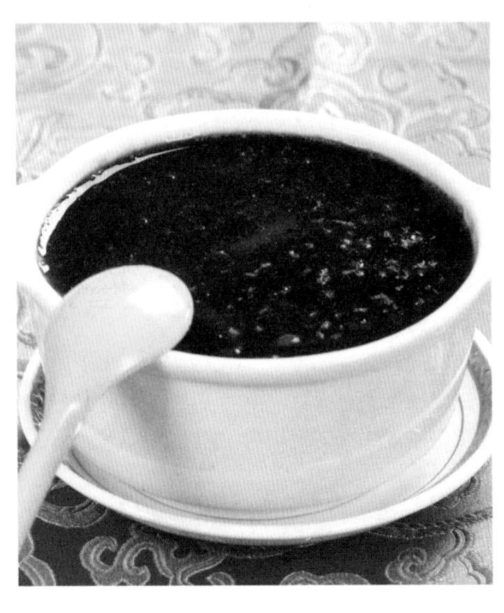

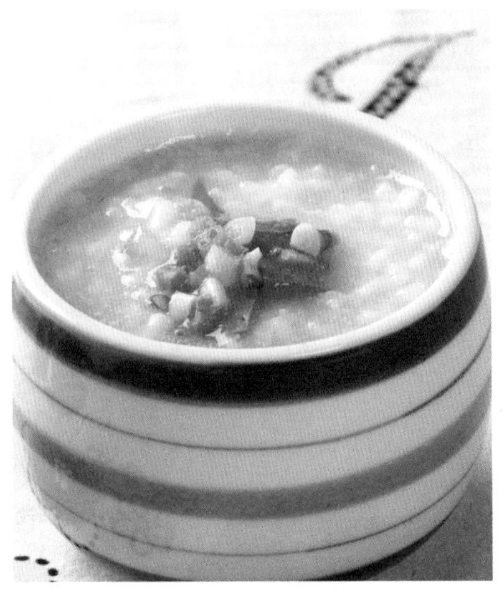

中医提示：很多女性喜爱冰淇淋等甜品，但食用也要有度。寒冷、甜腻食物易生湿生痰，同时也会刺激脾胃，导致脾胃不和。此外，生冷食物还容易引起痛经等问题。

中老年人 少食多餐，少生病，更长寿

“老者之气血衰，其肌肉枯，气道涩，五脏之气相博。”

——《黄帝内经·灵枢·营卫生会》

人到中年以后，身体气血衰虚，各方面机能开始逐渐衰退，脾胃功能也日益下降，消化吸收功能减弱，体内废物和毒素不能及时排除，就会导致各种疾病。

此外，脾胃运化功能减弱，气血生成就会相应减少，不能滋养整个机体，反过来也加速了人体的衰老。所以中老年人抗衰老防疾病最根本的就是要养好脾胃。

脾胃为什么易虚弱

1. 牙齿松动、脱落，味觉减退，导致饮食营养不足。

2. 胃肠道肌肉开始萎缩，弹性降低，蠕动变慢，残渣滞留，加重脾胃负担。

3. 消化液分泌减少，消化变慢。

4. 年轻时过于劳累，或饮食上未注意调理，日久损伤了脾胃，使脾胃变虚弱。

脾胃虚弱的表现

中老年人脾胃虚弱一般表现为厌食、饱闷、腹胀、腹痛、大便泄泻或秘结，免疫力变差，易患各种慢性病。

如何调养脾胃

少食多餐，如果消化不好，可以将 3 餐改为 4~6 餐，每餐少吃一点，患有糖尿病的中老人更应如此。

尽量饮食清淡，吃容易消化的食物，细嚼慢咽，减少肠胃负担；忌油腻、生冷食物。

饮食以温为主，不宜过热或过凉，以免烫伤黏膜或寒凉伤胃。

经常喝茶有助于消化，但中老年人应以红茶为主，绿茶寒凉，常喝会伤胃。

可每天坚持散步、慢跑或打太极拳，既能助消化、生气血，又有利于气血畅通，防病强身。

养脾胃宜吃的食物

山药、南瓜、玉米、芋头、木瓜、红豆、栗子、牛奶。

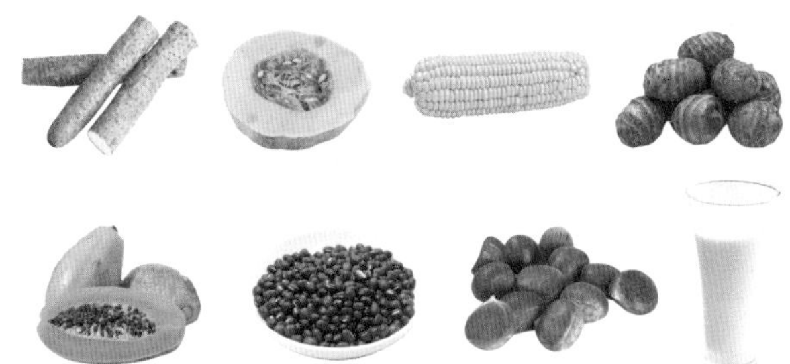

养脾胃食谱推荐

山药薏仁芡实粥

原料 山药 300 克，薏仁 50 克，芡实 40 克，大米 100 克。

做法 1. 薏仁和芡实洗净后，用清水浸泡 2 小时；山药去皮，切成 3 毫米厚的片。

2. 将浸泡好的薏仁、芡实放入锅中，倒入适量清水，大火煮开后，改小火煮 30 分钟。

3. 倒入大米继续用小火煮 20 分钟，放入山药，再煮 10 分钟即可。

功效 健脾和胃补肾，还能祛除身体湿气，缓解水肿。

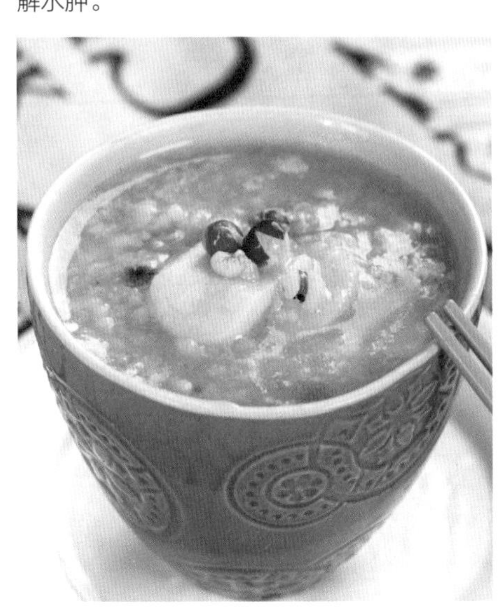

南瓜排骨汤

原料 猪排骨 500 克，南瓜 1000 克，红小豆 50 克，红枣 5 克，陈皮 5 克，盐适量。

做法 1. 猪排骨洗净后斩段，老南瓜洗净切块，红小豆、红枣洗净，陈皮浸软洗净。

2. 将老南瓜、红小豆、红枣、陈皮一同放入汤锅内，加入适量清水，大火烧开后改小火煮至排骨熟烂，加盐调味即可。

功效 具有益气养血、健脾开胃的作用。

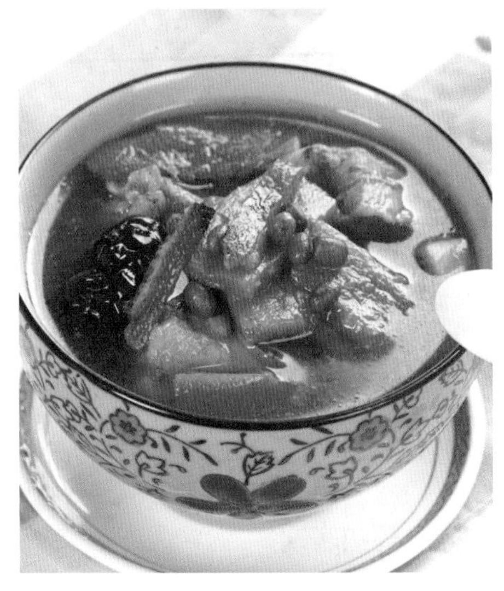

中医提示：情绪对食欲、消化、吸收都有很大影响。不良情绪可导致食欲下降、腹部胀满、嗳气、消化不良等，而良好的情绪则有益于胃肠系统的正常运行，中老年人更应保持良好的情绪。

上班族 三餐有规律，运化足，精神好

“清气在下，则生飧泄；浊气在上，则生䐜胀。”

——《黄帝内经·素问·阴阳应象大论篇》

对于很多上班族而言，每天一坐就是八小时，运动量太少，身体四肢僵硬，脾胃越来越虚弱，食欲也越来越差。中医认为“动则不衰”，这既是对身体所言，又是对脏腑所言，平时利用工作的小间隙多动动，就能让脾胃健运，不再食而无味。

上班族脾胃为什么易虚弱

1. 工作压力大。压力大会导致情绪不稳定，影响到脾胃的运化功能。

2. 运动量太少。每天坐着不动，出门坐车，回家又懒得运动，久而久之气机郁滞，脾胃功能受到影响。

3. 一日三餐太单调。很多上班族习惯吃外卖，营养不全而且选择少，热量又过高，时间一长，脾胃的运化功能就会减弱。

4. 睡眠不足。很多上班族都有熬夜的习惯，熬夜会导致胃肠功能紊乱，食欲减退，脾胃运化不能顺利进行。

脾胃虚弱的表现

脾胃虚弱主要表现为食少腹胀、少气懒言、肢体倦怠、面色无神、大便溏稀、腹部赘肉、虚胖等。

如何调养脾胃

一日三餐要规律。不管想不想吃，都要在吃饭的时间段进食，让脾胃养成到了时间就要吃东西的习惯。

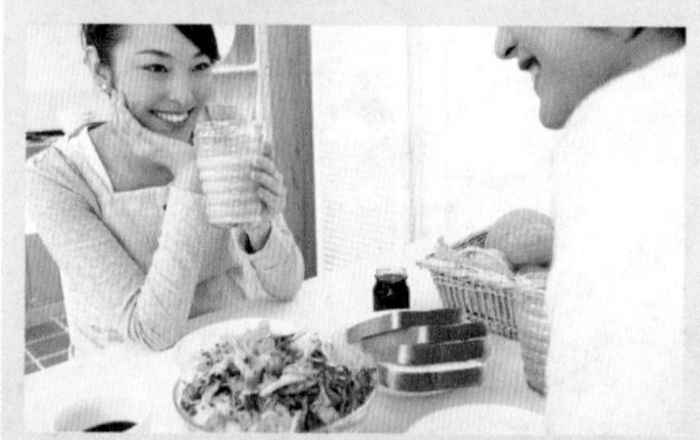

爬爬楼梯。不要一天到晚总是出门坐车，上楼坐电梯，适当爬楼梯，能增加活动量，给脾胃以刺激，从而打开食欲。

按摩腹部。每天饭前或者休息时，按摩一下腹部，可促进胃肠的消化功能。用手掌绕着腹部进行打圈抚摩即可。

少喝含有咖啡因的饮料。含咖啡因的饮料，会刺激脾胃，导致胃肠消化紊乱，还容易产生依赖感。当精神不足时，可站起来走动一下。

养脾胃宜吃的食物

小米、蚕豆、银耳、木耳、白菜、荠菜、猪肚、羊肚等。

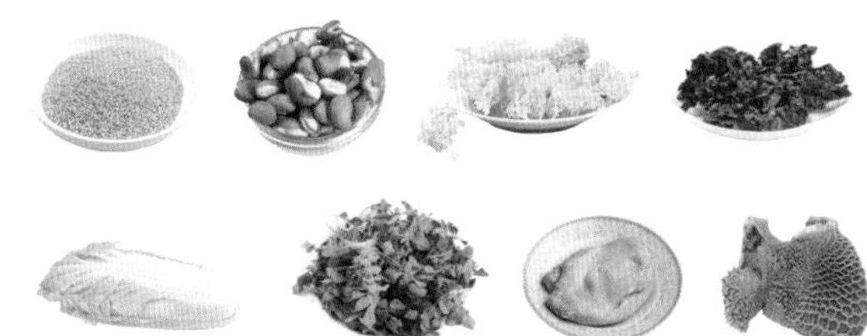

养脾胃食谱推荐

薏仁牛奶扒白菜

原料 薏仁30克，绿豆30克，牛奶200毫升，白菜300克，白糖、盐各适量。

做法 1. 将薏仁、绿豆放进锅内炒至薏仁微黄，然后加水煮熟备用。

2. 白菜清洗干净，用开水焯一下，用冷水过凉。

3. 锅中加适量植物油，下入白菜，翻炒出香味，接着倒入100毫升牛奶，继续翻炒。等白菜炒匀，加白糖、盐适量，大火煮3分钟即可出锅。

4. 锅内加入剩余牛奶煮开，之后将薏仁、绿豆倒入锅中，再加入白菜即可。

功效 健脾开胃，能有效祛除体湿，又可滋润皮肤，特别适合长期使用电脑的上班族。

橘红糕

原料 鲜橘皮30克，糯米粉500克，红糖200克。

做法 1. 将鲜橘皮洗净，切成碎粒，然后加红糖腌渍备用。

2. 用温水将糯米粉搅拌均匀，做成长条，用手按成片状。

3. 在米粉面片上放入橘皮糖馅，然后卷好，放在蒸笼上，大火蒸10分钟后出锅。

4. 在刀上涂一些熟面粉，将米糕切成小块，即可食用。

功效 下食消气，开胃助消化，非常适合食欲不振、消化不良、咳嗽有痰者。

八宝粥

原料 黑米、红豆、绿豆、薏仁各50克，莲子、桂圆肉各30克，百合50克，红糖、米酒各适量。

做法 1. 将红豆、绿豆、薏仁洗净后，加水浸泡一晚，一同煮至八成熟后，加入莲子，煮至熟烂；桂圆肉用米酒浸泡，百合剥开成片；黑米洗净后，加水煮成粥。

2. 将红豆、绿豆、薏仁粥和桂圆肉、百合一同倒入黑米粥中，加入红糖，煮开即可。

功效 健脾胃，养气血，促进胃肠消化。如果嫌原料过多，太麻烦，可以从中选几种来煮粥。

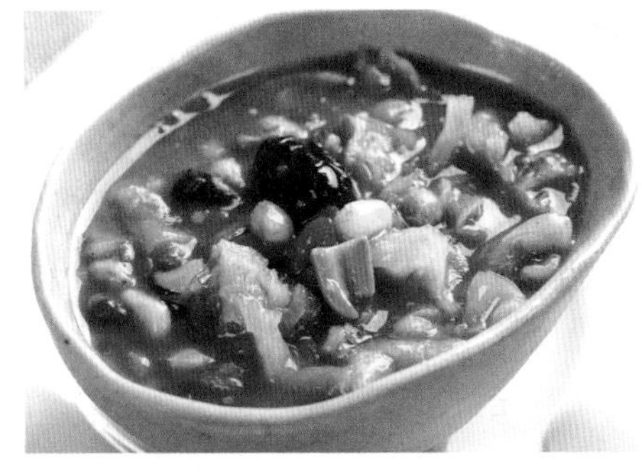

中医提示：上班族是慢性胃病高发人群，慢性胃病的产生是一个长期的过程，调养也不能急于求成。一方面要多食清淡之物，三餐规律，定时定量，细嚼慢咽，另一方面则要调节好心情，良好的情绪能避免肠胃疾病的发生，有助于肠胃疾病的康复。

作息不规律者

饮食清淡，定餐定量，少熬夜

“上古之人，其知道者，法于阴阳，知于术数，食饮有节，起居有常，不妄作劳，故能形与神俱，而尽终其天年，度百岁乃去。”

——《黄帝内经·素问·上古天真论》

脾胃健康来自于合理饮食、劳作有度。对于作息不规律的人来说，其身体的耗损势必要超过常人。现代社会，多数慢性胃病皆来自不规律的生活习惯。而且，生活不规律，身体气机被阻滞，不仅脾胃不调，也会导致经络不通，身体各方面都会出问题。

为什么会脾胃虚弱

1. 三餐不定时，没有固定的时间点，该饿的时候不饿，该饱的时候不饱，会导致脾胃秩序紊乱，功能减弱甚至受伤。

2. 不规律的作息容易造成饮食无度，使脾胃负担加重，导致脾胃受损，胃失和降。

3. 作息不规律会令内分泌变得不正常，身体各项机能发生改变，诱发胃肠疾病以及其他多种健康问题。

脾胃虚弱的表现

经常作息不规律者，一般会出现内分泌失调、口苦、没有食欲、虚胖、乏力、偶尔胃痛等脾胃问题。

如何调养脾胃

制定饮食时间表，比如早上八点吃早餐，中午十二点吃午餐，晚上六点吃晚餐。再忙也要按时进行。

饭前喝点汤，可使胃部感到舒适，胃只有充分受到濡养，才有吃的欲望。晚饭可适当以粥为主，减少胃肠负担。

晚上十点之后不进食，就算是饿了，也不要吃主食，可喝一杯温热的牛奶，既能补充营养，又能温胃，避免胃酸刺激胃黏膜。

抽出时间进行运动，作息不规律很容易降低身体免疫力，适当的运动有助于增强身体免疫力。

少吃油腻、刺激性食物，因为这类食物只会让你气机失和，脾胃负担加重。

养脾宜吃的食物

全谷类、动物肝和肚、瘦肉、豆类、新鲜水果及富含B族维生素的食物。

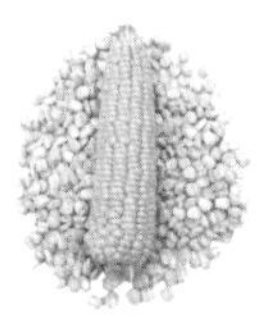 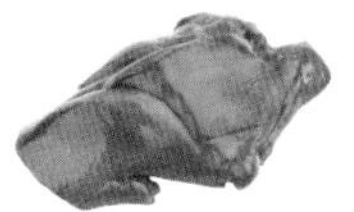 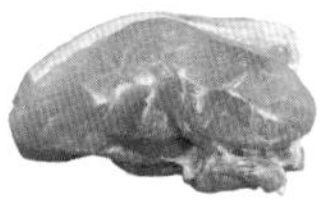 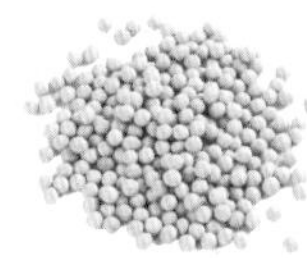 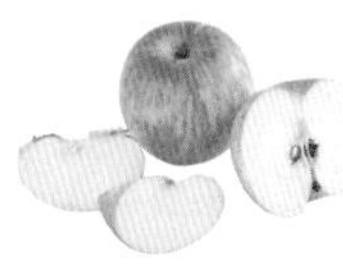

养脾胃食谱推荐

小米山药粥

原料 小米 100 克，山药 200 克，红枣 5 枚。

做法 1. 红枣洗净，用水浸泡 30 分钟；山药洗净，去皮，切成片；小米淘洗干净。

2. 把红枣、小米、山药放入电饭锅中，按下煮粥键即可。

功效 补虚健脾、助消化、促进食欲，对消化不良、四肢乏力等有很好的调理作用。

薏仁绿豆鲫鱼汤

原料 薏仁、绿豆各 30 克，鲫鱼 1 条，姜 3 片，盐适量。

做法 1. 鲫鱼处理干净，放入煲中，加姜和清水大火煮开。

2. 将薏仁、绿豆加入烧开的鱼汤中，继续用大火煮，待汤滚开之后，改小火煲 2 小时。

3. 加少许盐调味，出锅即可。

功效 通阴利水，和胃实肠，适合因作息不规律而食欲不佳、胃胀无力、脾湿胃痛者食用。

中医提示：作息不规律，脾胃动力不足的人，可对脾胃进行一定的锻炼，比如做腹部肌肉收缩，早晚各做1次，每次100下；结合腹部按摩，效果更好。

木瓜花生排骨汤

原料 熟木瓜 1 个，花生仁（生）100 克，猪排骨 250 克，盐、料酒各适量。

做法 1. 将木瓜洗净去皮除子，切成块；花生仁洗净。

2. 猪排骨用清水泡去血污，洗净，斩成段，加少许盐拌匀。

3. 将上述原料一同放进汤煲内，加适量清水、料酒，先用大火煮开，再改用小火煲煮，煮至排骨熟透，加盐调味即可。

功效 养脾胃，增食欲，促消化，适用于胃口不佳、消化能力弱者。

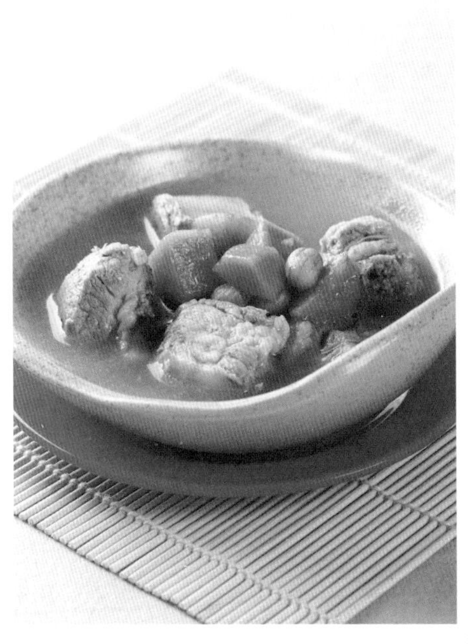

有慢性脾胃病者

重在调养，食细食精慎用药

慢性脾胃病早期大多无明显症状，所以很容易被忽视，久而久之，脾胃受到进一步损伤，会出现各种肠胃不适。

引起慢性胃病的因素有很多，如因长期服药、烟酒无度、饮食辛辣油腻、饮食作息不规律等。

应对慢性脾胃病，主要还在于养。在调养胃病的过程中，饮食是第一位的，如果症状明显，还需要配合使用一些药物来治疗或调理。

慢性脾胃病的类型

慢性脾胃病，中医一般归为脾气虚、胃寒等，常见的主要有慢性胃炎、胃溃疡、十二指肠溃疡、胃下垂等。

慢性脾胃病的症状

不同的慢性脾胃病，有不同的症状表现，但大多都会有食欲不振、腹泻、泛酸、嗳气、腹脘隐痛等，严重的则可能出现烧灼痛、黑便等。

慢性脾胃病如何调养

注意饮食规律，少食多餐，以软食为主，进食要细嚼慢咽。

早餐以热牛奶、热稀粥为宜，注意营养搭配得当，做到豆制品、水果、蔬菜、肉类均衡，不要食用过于粗糙的食物。

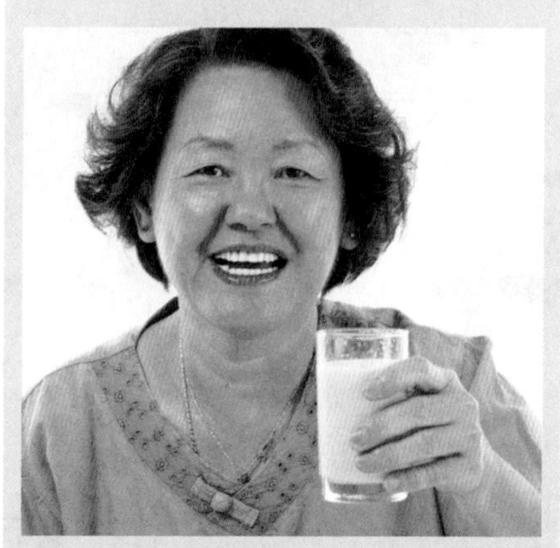

饭前不喝水，少喝汤；要避免米饭泡汤一起食用，这样不容易消化；多喝粥可养胃。

餐后不要立即运动，但也不能躺着，慢性脾胃病者饭后应适当小坐片刻，然后慢慢走动，以促进消化。

症状明显或严重的，可采取少食多餐，晚上可在上床前半小时吃一点儿易于消化的食物，但不要食用过硬以及纯流质的食物。

慢性脾胃病宜吃的食物

胡萝卜、燕麦片、木耳、牛奶、瘦肉、鱼、豆腐以及其他高蛋白、低脂肪的温性食物。

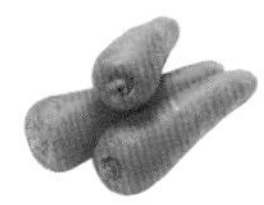 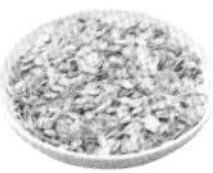 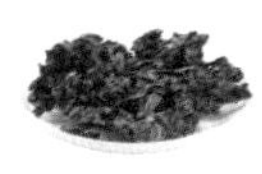 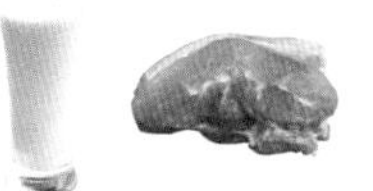 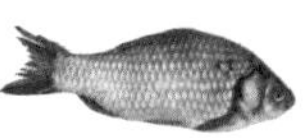 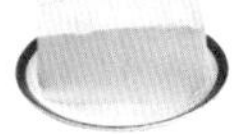

养脾胃食谱推荐

陈皮瘦肉丝

原料 陈皮10克，猪瘦肉50克，葱段、姜片、酱油、料酒、淀粉、盐各适量。

做法 1. 陈皮洗净，切丝；猪瘦肉洗净，切丝，用酱油、料酒、淀粉抓拌均匀。

2. 锅中放适量油，烧热后下葱段、姜片爆香，下肉丝爆炒，再下陈皮丝翻炒，待熟时调入盐炒匀即成。

功效 宽胸理气、和胃止痛、调理脾胃，适合胃炎患者食用。

肉桂陈皮油淋鸡

原料 公鸡1只，肉桂6克，陈皮10克，葱、姜、花椒、冰糖、盐各适量。

做法 1. 将鸡处理干净，放进锅中，加适量清水、肉桂、葱、姜、花椒一起煮，待鸡肉熟时，捞出备用。

2. 锅内鸡汤继续加热，待鸡汤变浓稠时，放少量冰糖，煮至汤汁浓稠，然后充分涂于鸡身表面。

3. 另起锅，加少量植物油，放入陈皮，炸酥之后连油一起浇在鸡身上，可分多次浇盖，使鸡肉变得红亮，切成小块即可食用。

功效 暖脾开胃、提升食欲、滋补虚损，慢性胃病患者食用易消化，又能补精神，暖身益气。

人参黄芪粥

原料 人参5克，黄芪10克，白术10克，大米80克，白糖适量。

做法 1. 将人参、黄芪、白术切成薄片，用清水浸泡40分钟，放砂锅中加适量水煮开，再用小火煮成浓汁。取出药汁，锅中再加水煮开后取汁，合并两次药汁。

2. 早晚分别用药汁煮大米粥，加白糖，趁热食用。

功效 健脾补气，益养脾胃，可生暖祛寒，对胃痛、胃溃疡、慢性胃炎患者非常有益。

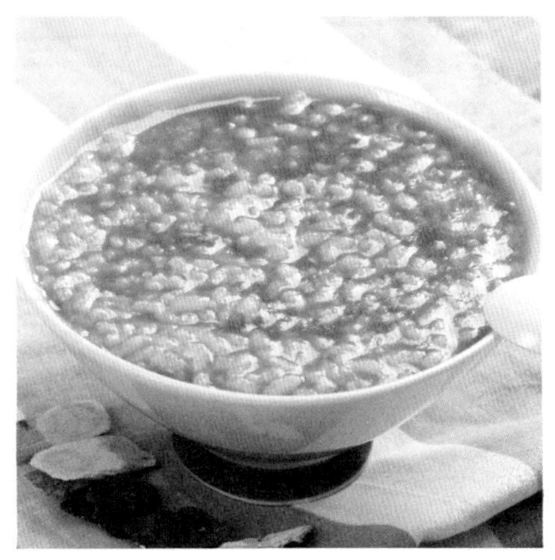

中医提示：除了饮食调养外，慢性脾胃病患者还要注意尽量保持心情舒畅，因为紧张、抑郁等情绪会降低肠胃功能和身体抵抗力。也注意不要过于劳累。

经常餐饮应酬者

饮酒不忘多吃菜

现代人应酬较多，由于大量进食肥甘厚味，饮酒，肠胃负担加重，极易受损伤。《黄帝内经》中就说：“饮食自倍，肠胃乃伤。”意思是说，饮食的量超过了自己身体所能消耗的，就会伤害肠胃。如果不加以调理，脾胃之伤就会变得越来越严重。

应酬太多脾胃为什么易虚弱

1. 饮食无节制。餐饮应酬常常是违反脾胃进食的意愿，饿与不饿，都要吃喝，长此以往，脾胃不堪重负，自然功能减弱。

2. 饮酒、抽烟过度。餐饮应酬免不了递烟让酒，脾胃在烟酒频繁的刺激下会逐日衰弱。

3. 过食肥甘。大量的肥甘入脾胃，令机体不受，气机升降失和，脾胃无力运作，导致功能失调。

4. 冷热错杂。吃喝常冷热寒凉错杂，会使肠胃反复受到刺激，从而使消化吸收功能减退。

脾胃虚弱的表现

经常餐饮应酬者，易出现食滞胃脘之症，表现为消化不良、胃痛、饱胀感、呃逆、没有食欲等，久而久之，肠胃功能进一步减弱，各种肠胃疾病会接踵而至。

如何调养脾胃

尽量减少应酬性饭局，以使肠胃得到休养，改善消化吸收不良状态。

餐饮应酬也要尽可能避免烟、酒和生冷、油腻的食物，给脾胃一个健康的环境。

应酬之前可先喝杯热牛奶，保护胃黏膜及肠道；饭后宜食用酸奶，补充益生菌，促进消化，减轻脾胃的负担。

勿将酒与碳酸饮料如可乐、汽水等混在一起喝，因为饮料中的成分能加快身体吸收酒精；也不能各种酒混喝，以免发生化学反应，损伤肠胃，还容易使人饮后醉酒、头痛。

饮酒的同时不忘多吃菜，特别是绿叶蔬菜，可减少酒精对胃和肝脏的损害。

养脾胃宜吃的食物

红小豆、绿豆、洋葱、萝卜、小米、香菇、白菜、芹菜、苹果等。

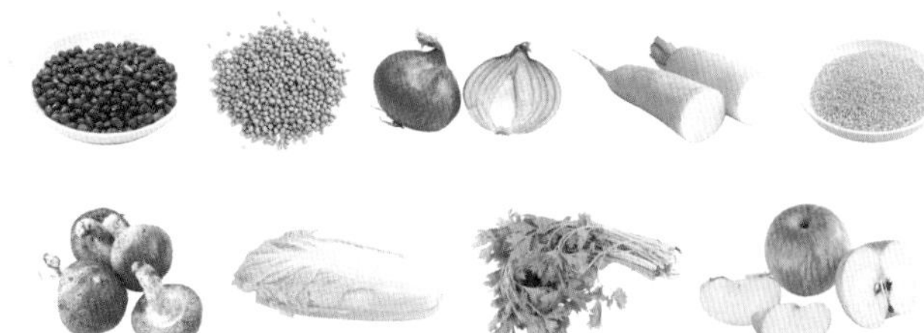

养脾胃食谱推荐

芹菜香菇汤

原料 芹菜150克，鲜香菇100克，植物油、盐、葱各适量。

做法 1. 芹菜洗净切小段，入搅拌机中，加水，搅拌成汁。过滤出渣，汁液入大碗中。

2. 鲜香菇洗净、切片；葱切碎。

3. 锅内放油烧热，爆香葱花，加鲜香菇片翻炒，再加入芹菜汁和适量水，煮开，加盐调味即可。

功效 健脾养胃、护肝，还可增强人体抵抗力，又易于消化吸收，对脾胃有很好的调理作用。

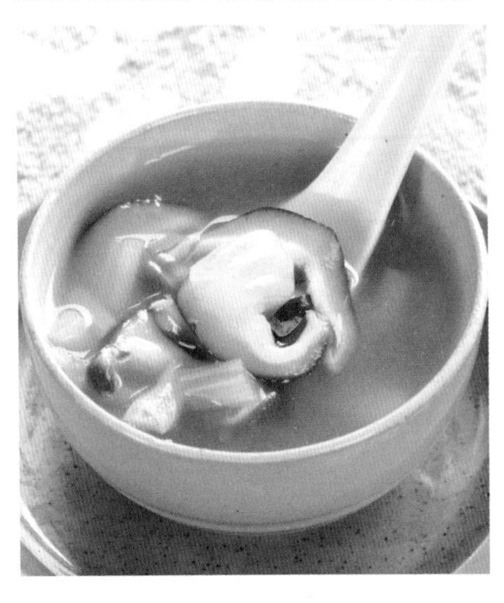

白萝卜泡菜

原料 白萝卜100克，小黄瓜10克，生姜20克，白糖、盐、水果醋各适量。

做法 1. 白萝卜去皮刨丝，生姜刨丝或切片，小黄瓜洗净切薄片。

2. 用适量白糖、盐、水果醋将萝卜丝、姜丝、黄瓜片拌匀即可。

功效 开胃益气，有助消化，还能清理肠胃积滞。

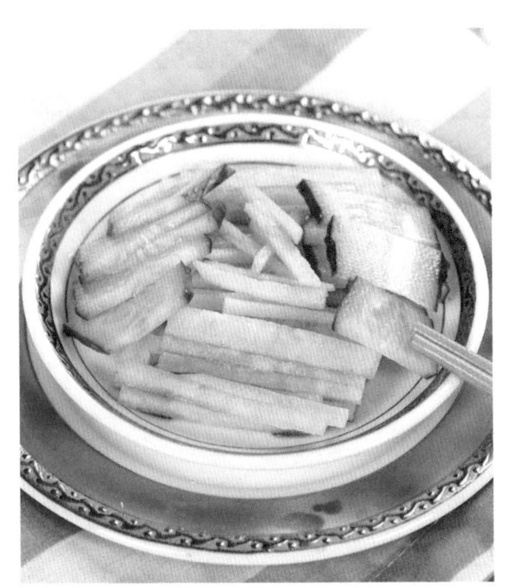

中医提示： 饮酒之后，尽量饮用热汤，如用姜丝炖的鱼汤，解酒效果较佳。酒后切勿以浓茶醒酒，因为浓茶中的茶碱可使血管收缩，血压上升，反而会加剧头疼。可以吃水果或者喝果汁，因为水果和果汁中的酸性成分可以中和酒精，也可以多喝白开水，促进酒精排出体外。

劳逸失调者

劳逸结合，调机体，重食补

“是以志闲而少欲，心安而不惧，形劳而不倦。气从以顺，各从其欲，皆得所愿。”

——《黄帝内经·素问·上古天真论篇》

劳逸失调的人，通常是气血、脾胃皆有亏损。《黄帝内经》中说：“久视伤血，久卧伤气，久坐伤肉，久立伤骨，久行伤筋。”脾胃的运化带来气血的充盈，而运化功能本身也有赖于气血的通调，所以只有做到劳逸结合，气机条畅，才能使身体“形劳而不倦”，气血旺盛。

劳逸失调会造成脾胃虚弱

1. 过度劳倦损失元气，人体元气不足就会引起脾胃的运化无力，因此脾胃越来越虚弱。

2. 人体一直处于劳累状态，内分泌、血液等系统得不到休息，脾胃也就得不到濡养，失于调和。

3. 过于安逸，多坐少动，脾胃也会消极怠工，时间长了吸收与消化功能就会减弱。

4. 过度忙碌与过度安逸都会引起食欲不振，若是一日三餐再不规律，脾胃功能很容易受损。

脾胃虚弱的表现

身热汗多、中气不足、少言懒语、食欲不振、乏力倦怠、精神不振、反应迟钝等。

如何调养脾胃

安排好工作与休息的时间，让身体能到充分的休息，脾胃工作才有动力。

劳逸结合，不要让身体一直处于紧张状态，脾胃才会分清工作与休息的时间。

每天保持好情绪，无聊和过度忙碌都会让人心情压抑，进而损伤脾胃。

饮食适量、适时，不管多忙，多没胃口，都要按时吃饭，做到不撑、不饥，让脾胃正常工作。

养脾胃宜吃的食物

桑葚、花生、动物血、鱼类、虾、豆制品、萝卜、莲子、银耳等。

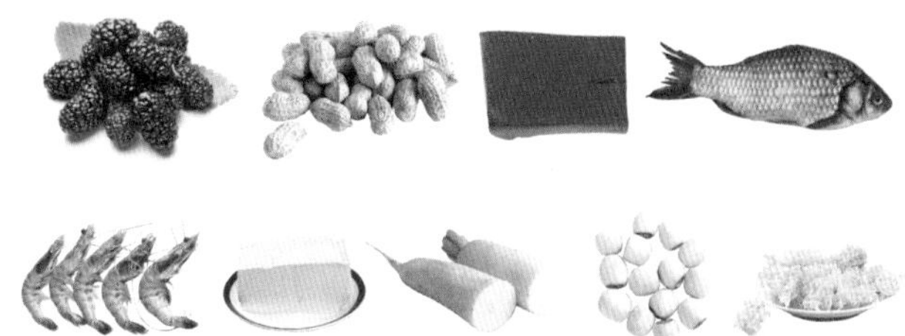

养脾胃食谱推荐

银耳莲子汤

原料 银耳5克，干莲子30克，姜1片，冰糖适量。

做法 1. 银耳泡发，去蒂，洗净切碎；莲子洗净，剥开。

2. 把银耳、姜片和干莲子一同放入砂锅内，加水，用大火烧开后改小火，加入冰糖，炖至银耳、莲子软糯即可。

功效 补脾安神、滋阴润肺。能有效消除疲劳，促进食欲，提升抵抗力。心烦、睡眠不好、无食欲者可每天食用1次。

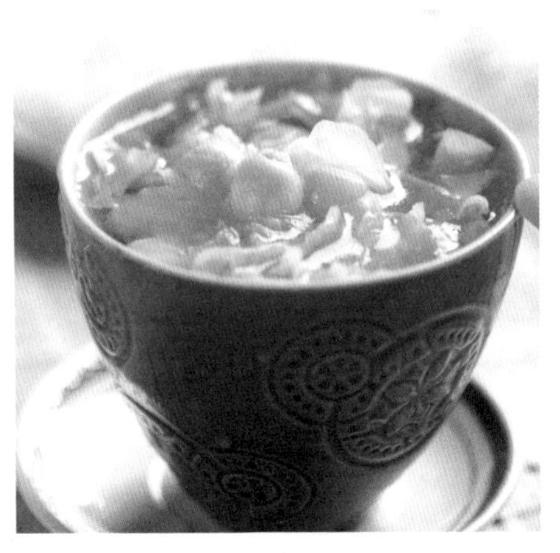

凉拌时蔬

原料 嫩油菜50克，芹菜50克，胡萝卜、青椒各50克，花生粒（煮熟）适量、香油、盐各适量。

做法 1. 将芹菜梗、叶分开后洗净，切成3厘米长的段，油菜洗净，沥干水，分别放入沸水中煮熟，捞出，沥水装盘。

2. 胡萝卜、青椒分别洗净切小丁，煮熟后捞出。

3. 在芹菜、油菜、胡萝卜、青椒、花生米中加盐、香油，拌匀即可。

功效 养阴益胃，健脾补虚，行气消食。适合胃内燥热、烦渴无食欲者。

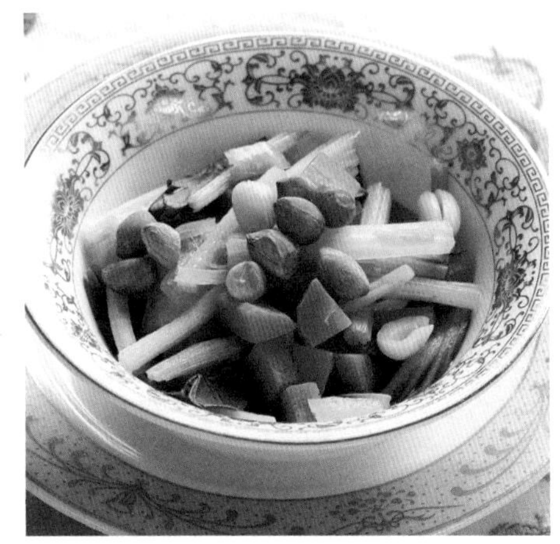

中医提示：治病求本，劳逸失调造成的脾胃虚弱，还需要以静心调养为宜，宁心养神、休憩适时，平时可以多静坐，闭目调息，这些都能改善过劳或过逸带来的心理烦躁，从而让身心达到平衡。

个性多思者

乐观向上，少思虑，多微笑

"脾主口，其在天为湿……在志为思。思伤脾。"

——《黄帝内经·素问·阴阳应象大论篇》

情志是影响脾胃健康的一大因素，《黄帝内经》中说："思伤脾"。"思"就是思虑、思考的意思。每个人都会有心事，考虑考虑没什么大不了，也不会对身体造成损害，但是过度思虑则会使脾脏的升降功能失常，进而发生胃脘痞闷、消化不良、腹胀、便溏等不适。

个性多思为何脾胃虚弱

1. 思虑过度会使身体气机失常，脾脏升清不利，影响肠胃消化。

2. 思虑过度会引起神经系统失调和气血紊乱，导致食欲不振。

3. 思虑过度者肝气过旺，心血暗耗，从而气血亏虚，导致脾虚胃弱。

脾胃虚弱的表现

思虑过度者伤脾者，多表现为气短、郁闷不舒、食欲不振、神疲意乱、面容憔悴等。

如何调养脾胃

多思伤脾者多有胃脘痞闷、消化不良的问题，可以进行轻柔的腹部按摩，从而排解不良心情，增强肠道蠕动。

培养兴趣，转移情绪，避免陷入思虑的泥潭。兴趣能使内心欢悦度得到提高，进而增进食欲。

平时可多进行慢跑、散步等运动，以畅通身体气机，促进肠胃消化吸收。

静坐，通过内心自我暗示来排解思虑。深呼吸可以有效调整压抑的内心情绪，从而缓解机体的紧张感，令脾胃得到放松。

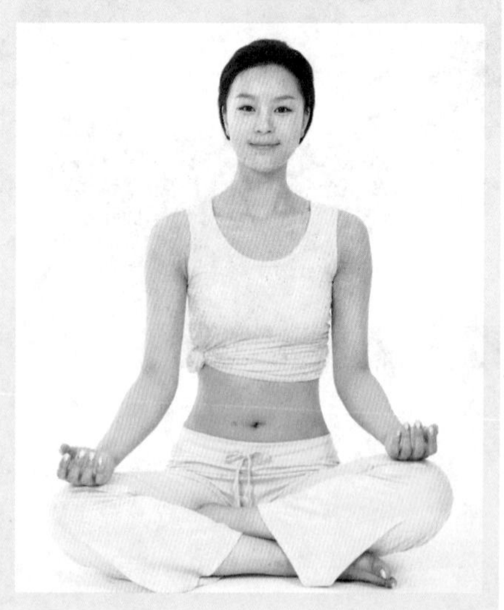

养脾胃宜吃的食物

香蕉、猕猴桃、玫瑰花、红枣、瘦肉、桂圆肉、蜂蜜、山楂、松子仁等。

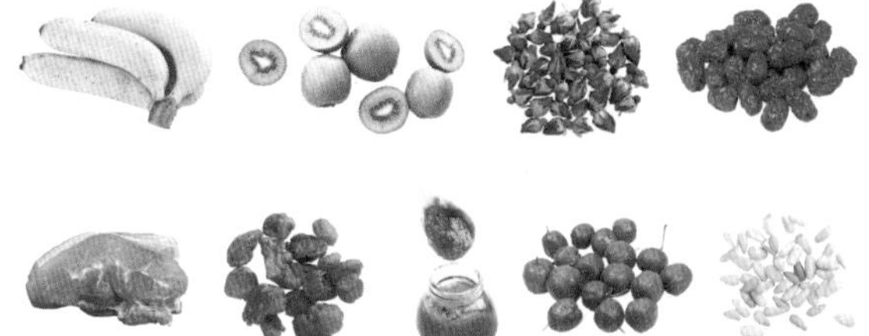

养脾胃食谱推荐

山楂萝卜排骨汤

原料 排骨 250 克，白萝卜 100 克，山楂 5 颗，陈皮 10 克，盐、料酒各适量。

做法 1. 白萝卜洗净去皮，切厚片；山楂去子切开，陈皮切丝。

2. 排骨放进清水中泡出血水后焯水，可加入适量料酒去腥，捞出备用。

3. 将排骨、山楂、陈皮一起放进煲中，大火煮开，加入白萝卜，煲 1 小时，待排骨熟烂，加盐调味即可。

功效 排解抑郁、开胃健脾，最适宜腹胀无食欲、心神不安者。

松仁玉米

原料 嫩玉米棒两根，剥壳松仁 100 克，青椒丁、葱段、盐、白糖各适量。

做法 1. 将玉米棒剥粒，煮至八成熟，捞出沥干水分。

2. 把松仁入炒锅，炒至略变金黄出香味后盛出放凉。

3. 中火加热炒锅中的油，先把葱段煸出香味，再放入玉米粒、青椒丁和松仁，煸炒 2 分钟，调入盐和白糖炒匀即可。

功效 有助于养心安神，缓解不良情绪，还有促消化、润肠通便的食疗功效。

玫瑰百合蜂蜜汤

原料 鲜百合 100 克，去心干莲子 20 粒，枸杞子 30 粒，蜂蜜 30 毫升，玫瑰酱 1 勺。

做法 1. 鲜百合掰开洗净后控干，莲子洗净用温水泡软，枸杞子洗净用清水浸泡备用。

2. 砂锅内加清水，下入莲子，大火煮沸后转小火煮 15 分钟。

3. 莲子煮软后下入鲜百合和泡好的枸杞子，盖上锅盖，再煮 5 分钟关火。

4. 将百合、莲子连同汤汁一起盛出，晾至温热后加入蜂蜜和一大勺玫瑰酱，搅拌均匀即可。

功效 疏肝解郁，通络开胃，适用于食少无食欲、心胸胀满者，常饮可有效调整情绪。

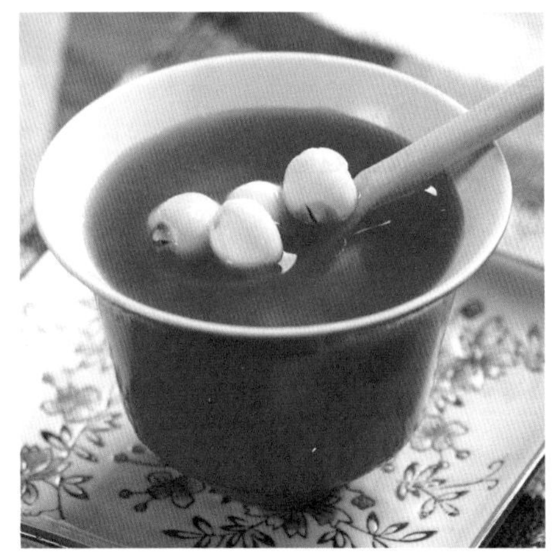

中医提示： 对于经常情绪压抑者来说，想要有好的脾胃，首先必须保持一份平静的心情。通过饮食、运动、情绪调节等多种方法，减少思虑，保持情绪平和，对保护脾胃功能是非常有益的。

经常熬夜者

保证睡眠，补营养，重调理

经常熬夜的人不仅会精神不振，食欲也会不振，长期下去还会埋下胃病的病根。临床发现，很多老胃病患者，都有熬夜的习惯。从最初的脾胃不适，到出现疼痛、出血甚至是胃癌，是一个长期的过程，然而正是由于病程进展缓慢，往往被忽视，最终难以控制。

熬夜为什么会造成脾胃虚弱

1. 长期熬夜，耗损体阴，导致胃阴虚、脾气虚，脾胃阴阳不调。

2. 熬夜降低人体免疫力，引发胃肠神经性失调，消化不良，吸收不进，脾胃不足。

3. 熬夜免不了吃夜宵，夜宵会使脾胃得不到休息，还会造成肠胃黏膜受损，引发病变。

4. 熬夜会使心脏压力增大，气血运行紊乱，会造成脾气失调，脾胃功能自然减弱。

5. 为提神而喝浓茶、咖啡，会使人体交感神经紊乱，消化系统规律也会被打乱。

脾胃虚弱的表现

长期熬夜导致的脾胃虚弱，主要变现为口臭、烦躁、胃胀、没有食欲、头晕乏力、上腹灼痛等。

如何调养脾胃

避免熬夜是对身体最好的养护，即使必须熬夜，过后也应及时补充睡眠。

不要经常吃方便面之类的速食，少食海鲜，以免肠胃过敏不适。也不要总喝浓茶、咖啡来提神，实在困了可以起来走动走动，做做运动。

忌烟酒，少食油腻，清淡才是对脾胃最好的安抚。

经常按摩足底，可以在睡前进行，刺激脾、胃、肠反射区，能使相关脏腑功能得到改善。

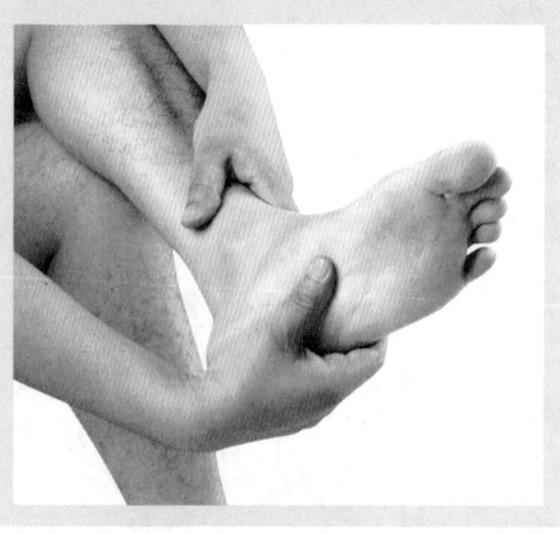

养脾胃宜吃的食物

黄鱼、莲子、蜂蜜、百合、鸭肉、鸡蛋、牛奶、山药、石斛、甲鱼等。

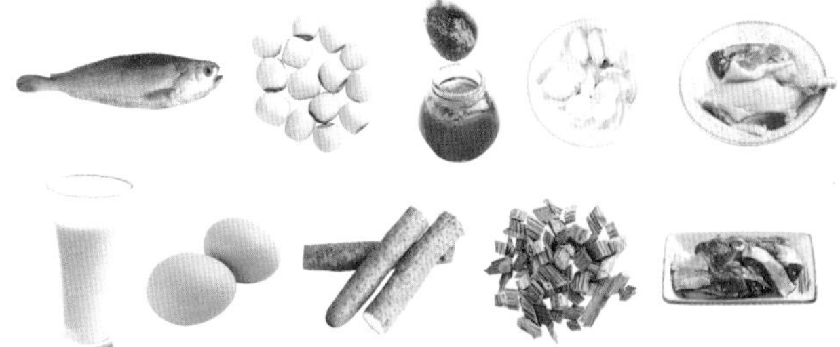

养脾胃食谱推荐

莲子百合煲瘦肉

原料 莲子、百合（干）各 20 克，猪瘦肉 200 克，盐适量。

做法 1. 莲子洗净，去心；百合剥开，洗净，与莲子一起泡在清水中；猪瘦肉洗净切小块，焯水。

2. 将泡发的莲子与百合放进煲中，加清水适量，大火煮开，放进焯过的瘦肉块，大火煮开后改小火煲 20 分钟。

3. 加入盐调味，小火再焖 3 分钟即可。

功效 补脾胃、养神益气、滋阴润燥，熬夜者食用，能安神养阴清热，提升食欲。

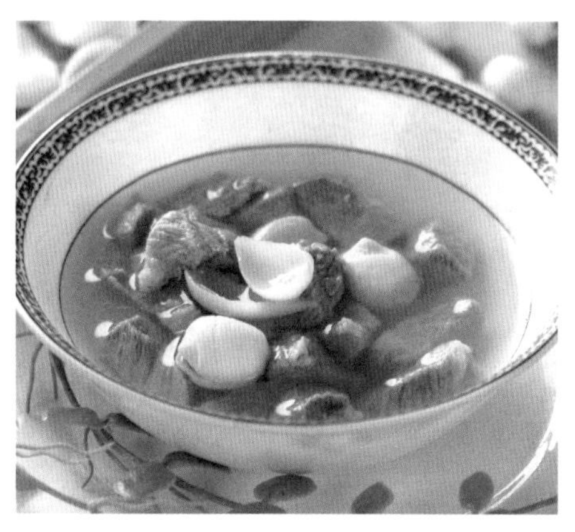

石斛竹荪老鸭汤

原料 老鸭半只，石斛 10 克，竹荪 5 克，老姜 1 块，葱段、料酒、盐各适量。

做法 1. 老鸭洗净后切成块；石斛浸泡 10 分钟后装入煲汤袋；老姜拍扁；竹荪去头，反复浸泡几遍以洗净泥沙。

2. 将鸭块和姜、葱一起放入锅内，倒入清水没过鸭肉，大火煮出血沫后捞出鸭肉，用水冲净。

3. 将鸭肉放入汤煲内，倒入适量清水，放入石斛、料酒，盖上锅盖大火煮开后转小火炖 1 小时。

4. 倒入竹荪，调入盐，盖上锅盖继续炖 20 分钟即可。

功效 滋阴养血，适用于阴虚有热、虚劳咳嗽者。

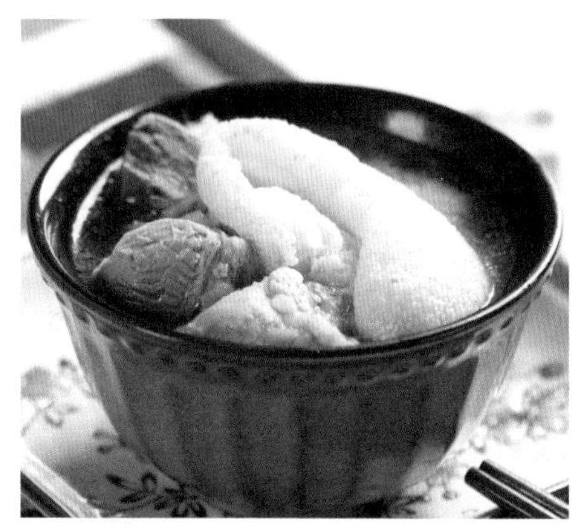

中医提示：经常熬夜会造成阴虚火旺，因此在调养脾胃时，要适当多食用滋阴食物如鸭肉、百合等，忌食羊肉等温热之物，以免助火伤阴。

扫码收听
本章附赠音频课

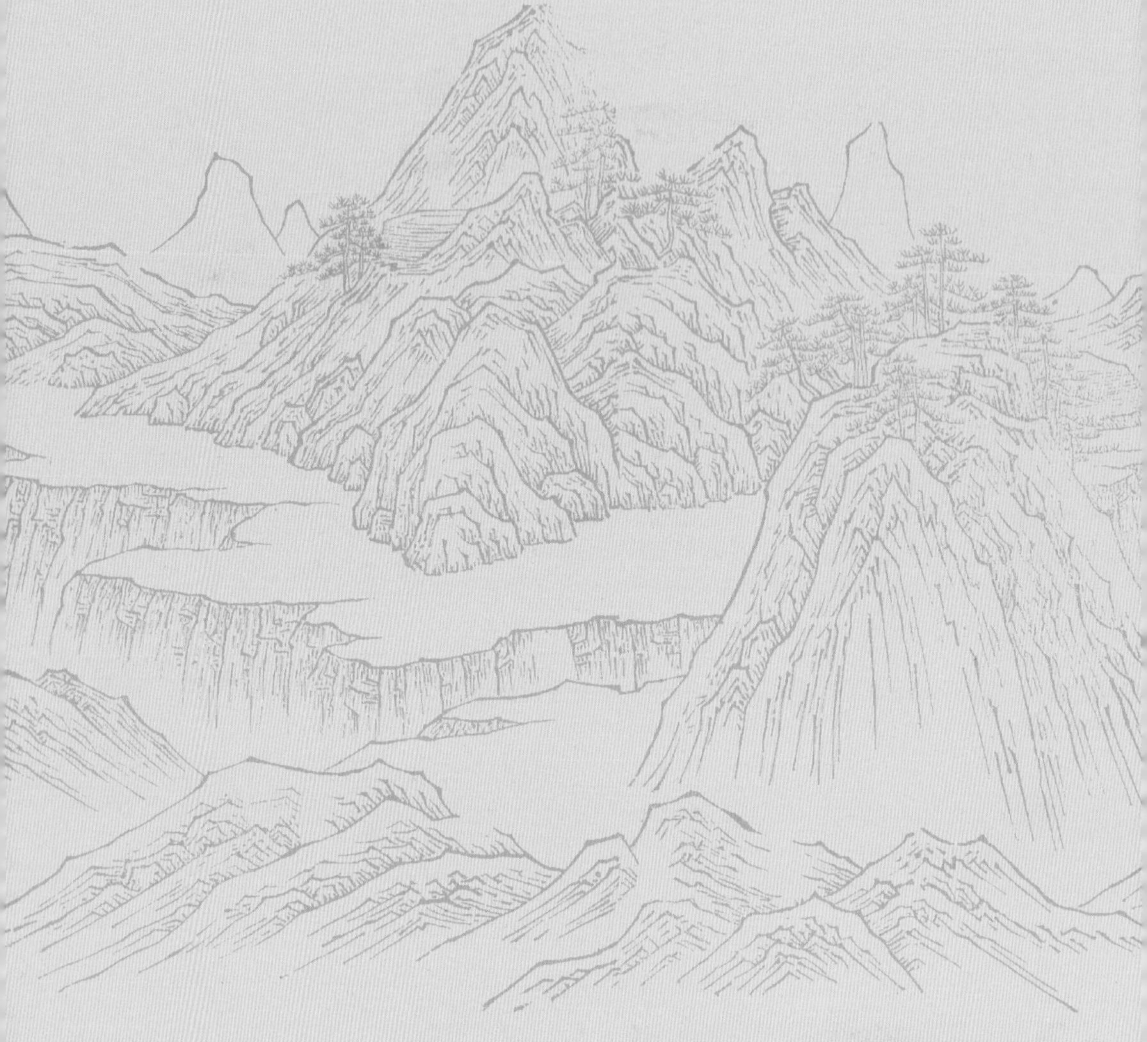

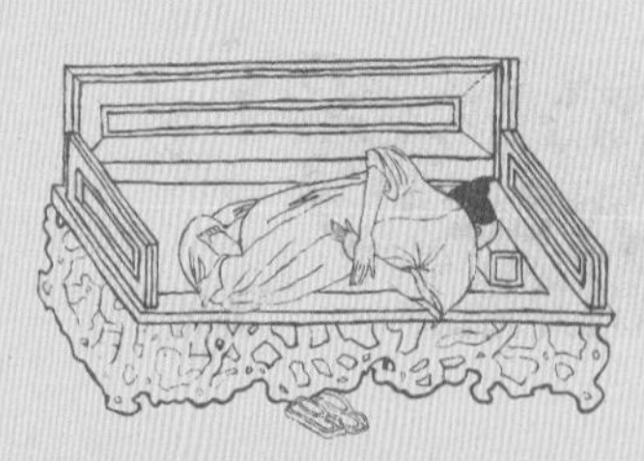

"饮食者皆入于胃。"
脾胃好，才能气血充盈、身体强健。

合理膳食，《黄帝内经》教你吃出好脾胃

《黄帝内经》中说：“饮食者，皆入于胃。”脾胃消化饮食，生成气血，并运送至全身。脾胃功能好，气血才能充足。要想脾胃好，首先就要吃对吃好。

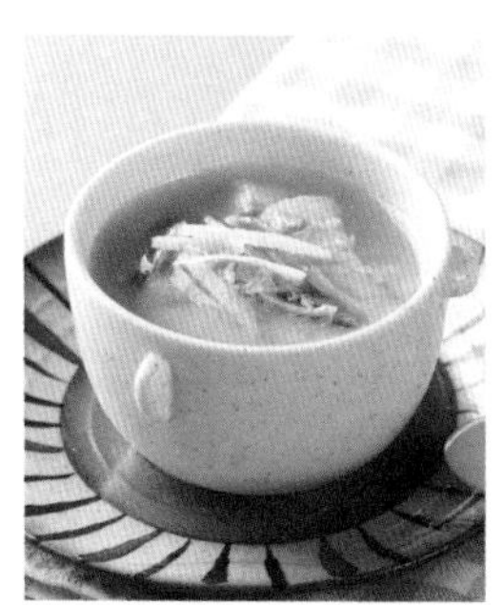
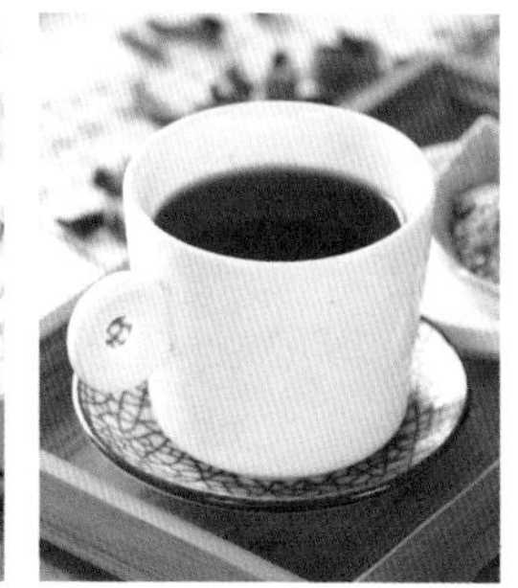

好的饮食习惯为脾胃保驾护航

"食饮有节，起居有常，不妄作劳，故能形与神俱，
而尽终其天年，度百岁乃去。"

——《黄帝内经·素问·上古天真论篇》

脾胃健康，人才会健康，所以，健康的前提是有一个好的脾胃，而好脾胃则源于良好的饮食习惯。《黄帝内经》中说"食饮有节"，中医又讲"药疗不如食疗"，不管养生还是调理脾胃，好的饮食及习惯都应该贯穿始终。

良好吃饭习惯的标准

三餐有定时

好的饮食习惯，首先要有一定的规律性。早、中、晚进餐时间和进食量都应尽量做到按时按量，多吃一些易消化的食物，让脾胃去适应、去习惯，才能让它们保持充盛的运化动力。

搭配合理营养全

不挑食、不偏食才能全面摄入营养。每顿饭应该做到荤素搭配，软硬结合，肉、菜、蛋、豆、主食搭配合理。

姿态要正确

吃饭的时候，不能站着或蹲着，而是要保持坐姿，让胃、肠用最轻松自然的状态来接受我们吃下去的食物。

吃饭不说话

古人说："食莫语。"意思是说，吃饭时不要说话，因为边吃边说影响消化，而且很容易呛到。

细嚼慢咽助消化

进食时不急不躁，细嚼慢咽。快速吞咽食物会伤胃气，久而久之，脾胃功能就会衰退。通常吃一顿饭的时间在半小时左右为宜。

保持好情绪

吃饭时要保持心情舒畅，如果在吃饭时情绪压抑、郁闷，会影响食欲，影响血液的正常循环，减弱整个消化系统的功能。

饮食六宜

宜早

人体经过一夜睡眠，肠胃空虚，清晨进些饮食，精神才能振作，故早餐宜早。

宜缓

吃饭细嚼慢咽有利于消化，狼吞虎咽则会增加胃的负担。

宜少

人体需要的营养虽然来自饮食，但饮食过量也会损伤肠胃等消化器官。

宜暖

胃喜暖而恶寒，饮食宜温而避生冷，有利于胃对食物的消化与吸收。

宜淡

饮食五味不可偏亢，清淡饮食于健康大有好处。

宜软

坚硬之物最难消化，而半熟之肉尤其伤胃，特别是年高胃弱之人，极易因此患病。所以煮饭烹食须熟烂再食。

正确饮水，让肠胃更健康

肠胃所受纳的食物有两大类，一是饭菜，二是水。正确饮水对肠胃健康来说也是十分重要的。正确饮水要做到以下几点。

1.**早起一杯清水。**每天早上醒来的第一件事，就是用一杯清水来滋润一夜未进食的肠胃。这杯水应该是刚好适合下肚的温水，水量约在200~300毫升。

2.**每天喝够8杯水。**人体每日所需的水分大概是2000毫升左右，而一杯水大概250毫升，所以8杯水则刚好能满足人体所需。当然，8杯只是一个大致的标准，还要根据一天的活动量来调整。

3.**饭前饭后不能立即饮水。**饭前饭后肠胃会分泌消化液，准备消化食物，保护胃黏膜不受伤害。饭前大量饮水会冲淡胃液，待进食时食物会刺激胃黏膜。而饭后立刻喝水会让胃酸分泌减少，不利于消化。

4.**不要等到口渴再饮水。**人在休息状态下1个小时，体表蒸发的水将近100毫升，所以即使没有运动，也要饮水。如果感觉口渴，已经表明身体缺水了，需要马上喝水，否则会很快进入脱水状态。

黄色食物养脾胃

“中央黄色，入通于脾，开窍于口，藏精于脾，故病在脊。”

——《黄帝内经·素问·金匮真言论篇》

黄色入脾养脾胃

《黄帝内经》认为，黄色通脾，养脾宜食黄色。黄色食物多为甘味，而脾多食甘则健。多吃黄色食物能让脾胃更好地消化吸收营养。

黄色食物如玉米和香蕉等还是很好的垃圾清理剂，因为玉米与香蕉可以强化消化系统和肝脏的功能，同时还能清除血液中的毒素，滋养脾胃，保护健康，维持脾主运化，主升降及统血的功能。

现代科学研究也表明，黄色食物中维生素A、维生素D的含量均比较丰富。维生素A能保护肠道、呼吸道黏膜，减少胃炎等疾病发生。维生素D有促进钙、磷等元素吸收的作用，能壮骨强筋。

此外，黄色食物能让人精神集中，还可以减少面部皮肤色斑，延缓皮肤衰老，对肝、胰也有益处。

黄色食物有哪些

常见的黄色食物有南瓜、黄豆、莲子、红薯、土豆、玉米、生姜、胡萝卜、香蕉、柳橙、柿子、甜杏、哈密瓜、菠萝等。

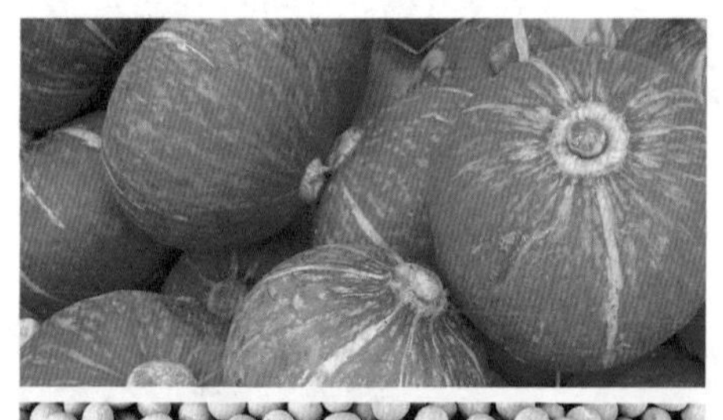

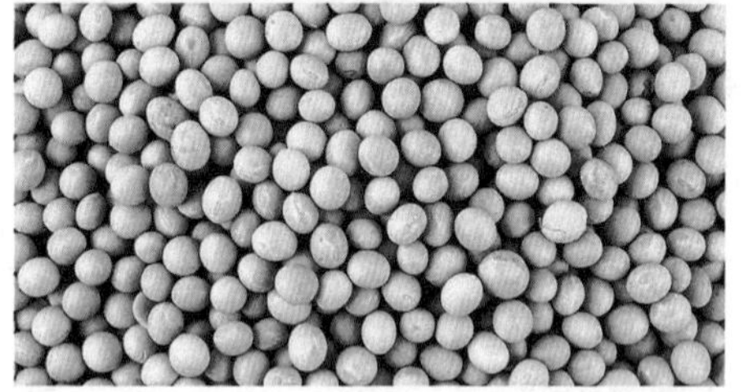

小贴士：食用黄色食物也应当注意保持合适的量。黄色食物如胡萝卜、南瓜等含有大量胡萝卜素，如果一次吃得过量，或者短期内摄入太多，可能导致肝脏无法完全分解，使血液中胡萝卜素浓度过高，沉积在皮肤角质层和黏膜部位，使皮肤发黄。不过只要减少食用量，通常一两周皮肤就可恢复正常。

适当吃甘味可以补脾胃

《黄帝内经》中说："甘入脾。"中医认为，甘味食物有补气血、解除肌肉紧张以及解毒的作用。生活中，适当多吃甘味食物，能促进脾胃运化、升降自如。

健脾运化在于甘

中医认为，甘味属土，与脾相应。脾的作用主要是运化水谷精微。即人体在摄入五谷饮食之后，通过胃的腐熟，将其变化成为水谷精微，再由脾将水谷精微输布到全身。

在水谷精微之中，脾最喜欢甘味。因为甘味食物具有滋养、补脾、缓急、润燥等作用，有助于脾的运化。如红枣糯米粥可以健脾胃，补气血，利水湿；山药粥则可以润肺补脾，益肾固肠。

甘味食物有哪些

常见的甘味食物有糯米、黑米、高粱、燕麦、红枣、山药、南瓜、扁豆、栗子、土豆、红薯、芋头、刀豆、核桃、胡萝卜、甘蔗、香蕉等。

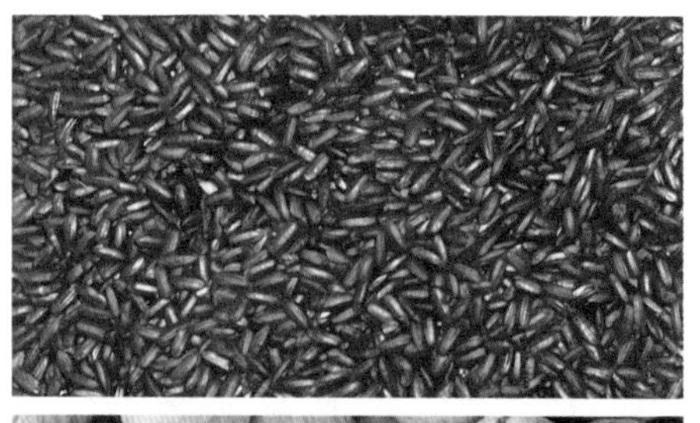

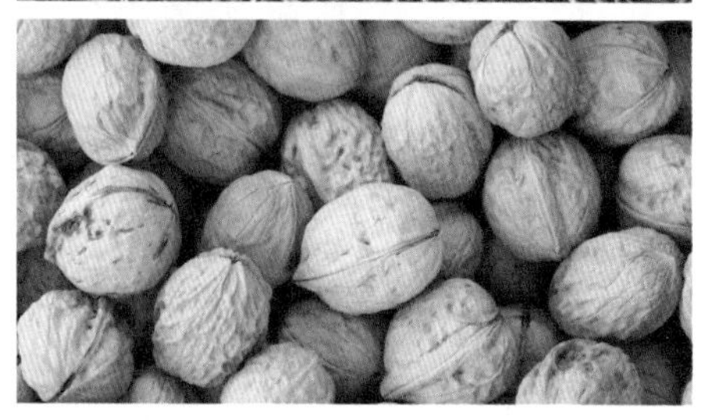

小贴士：甘味并不是我们日常中所说的甜味，而应该是口感有甜，可补益脾胃的食物，如刀豆、高粱等，虽然不是甜的，但其性质温平，补脾养胃，也被归于甘味之列。

春季补甘正当时

《黄帝内经·素问》中提到肝者，通于春气。春天的时候肝气宣发，其气高亢。而脾脏属土，肝脏属木，肝克于脾。所以春天的时候，人们往往会感觉消化不好，食欲不强。就是肝气太旺，脾胃不兴，这时如果适当吃些甘味，则可以有效补益脾胃之气。唐代医家孙思邈在《千金方》中就说："春七十二日，省酸增甘，以养脾气。"

冬季吃甘能御寒

冬天的时候，适当吃甘味也有助于脾胃的健运。因为冬天气候寒冷，脾胃容易受寒，而且很多病在这个时候会发作。如果能对脾胃进行调补，增加其消化吸收的能力，人体的免疫功能就会得到加强，这样不但抵抗了寒冷，还强壮了身体，抵御了疾病。

吃点甘味能让心情好

当心情不好时，也可适当吃些甘味。因为脾主思虑，过度思虑会令气血郁滞，脾气不行。吃点儿甘味食物，则可以很好地活跃脾胃之气，从而令气血充盈，运化有力。

过食甘味会生痰

凡事过犹不及，《黄帝内经》认为，甘走肉，多食甘则生痰，所以吃甘味食物一次也不能太多，还要与其他味调和、均衡才好。

味过于甘，一则滞缓上焦，出现心气喘满；另一方面，甘从土化，土盛则水病，所以会使颜面发黑，肾气失去平衡，同时会使骨骼疼痛，头发脱落。

此外，在食用甘味食物时，还应该对食物的性质与自我体质有一个了解。如香蕉虽为是甘味，但其性质偏寒凉，脾阳不足的人，就不能多吃，而应该选择南瓜、芋头之类甘温性质的。

小贴士：甜与甘不是完全相同的概念，甘味未必都多糖，比如山药、菠菜、薏仁、牛肉、玉米等，都属甘味，因此在选择时不要想当然。

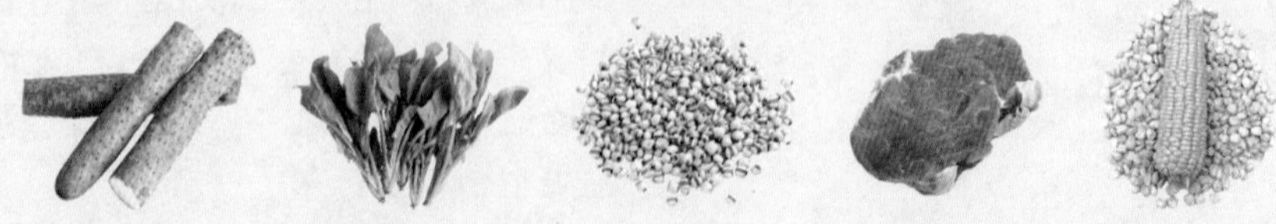

粥是最好的养胃补品

脾胃最喜欢软细的食物，对于想要调养脾胃的人来说，最好的补品当数粥类。在粥中加入不同材料，也会有着不同的滋补功效。

粥为何能养胃

粥作为流质食物，它的好处在于软而细碎。这样的食物不需要我们过度的咀嚼，也不用胃多加蠕动，就能很好地消化。粥对于胃肠来说，没有刺激，而且粥所含的淀粉酶又很充分，

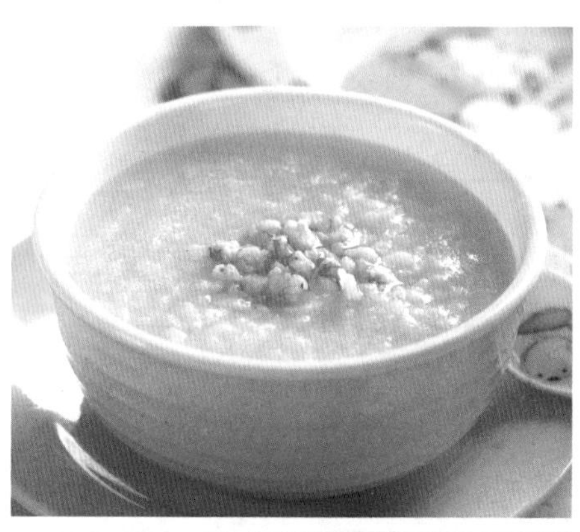

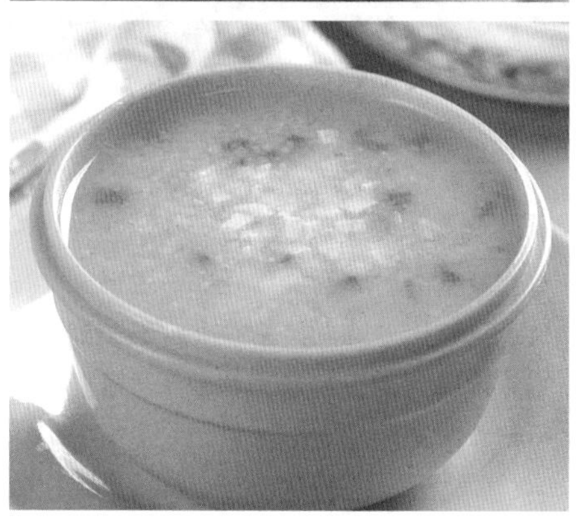

消化几乎没有难度。另外，当粥进入小肠时，其葡萄糖的分解更利于小肠的吸收，减少了小肠的负担。

此外，粥可以促进胃酸的分泌，加强对胃及胃黏膜的保护。

怎样喝粥更养胃

粥虽然好消化吸收，但其营养方面多少存在着不足，因此，健康的喝粥法是适量添加煮粥材料。

对于胃热内燥的人，可放百合、绿豆等；而对于胃寒的人来说，可以适当添加红枣、桂圆肉等温性食材。不同的米性质不同，煮出来的粥补养效果也不同。通常情况下，小米粥在冬天食用，温胃效果最好，而大米粥更适合夏天。所以分清食性、体质与时节喝粥，才能更好地收到养胃之功。

有人认为，米饭加开水就相当于粥，这是非常错误的。这种白米饭加水或者加汤的做法只能称其为泡饭，泡饭不仅不能养胃，还会导致肠胃问题。因为浸泡的米饭并没有被充分煮透，而且往往不经咀嚼就被吞下，反而增加了肠胃的消化负担。长期吃泡饭很容易引发胃病。

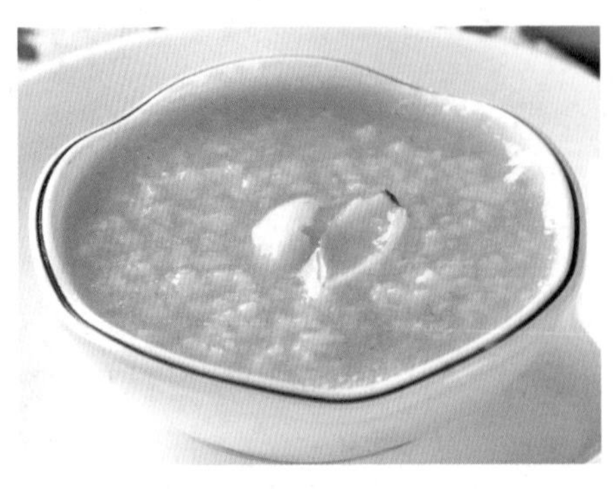

早晚喝粥最合适

从中医的角度讲，早上是胃经当令，喝粥能养胃，中老年人不妨经常喝点山药粥养胃，或杂粮粥提神养气。此外，对于早上常会感到胃口不好、食欲不佳的人，喝碗热粥，还能生津利肠，促进食欲，利于消化。

晚上喝粥有利于睡眠，黑豆粥、百合粥等都很适宜。需要注意的是，由于粥中含有大量的水，喝粥饱得快饿得也快。正在长身体的小孩、活动量大的人，只喝粥很容易一会儿就饿了，需要配点馒头、饼等其他主食。

喝粥不忘肉蛋菜

粥虽然有营养，但不够全面，在喝粥的同时，不要忘了配上鸡蛋、瘦肉和蔬菜等食物。因为从膳食平衡的角度来讲，只喝粥会让身体缺少优质蛋白质，维生素C、维生素D等营养素，而鸡蛋、瘦肉等食物恰好能弥补这部分不足。同时，干稀搭配也更能满足养生的需要。

两类人喝粥有禁忌

粥虽然易于消化，但并不是人人都适合喝的。特别是以下两类人喝粥要特别注意。

1. 经常泛酸者。容易烧心、泛酸，是胃酸过多的表现，这类人喝粥容易导致反流，产生严重的泛酸感。所以要减少喝粥的频率，以免刺激胃分泌过多胃酸。

2. 糖尿病患者。粥容易吸收，所以会很快引起餐后血糖波动。因此，糖尿病患者喝粥要有所讲究。一般情况下，不要喝白粥或者是加了其他甜味的粥。可以在大米中加点红小豆、绿豆或者是白扁豆之类豆类更为合适。也可以加入些燕麦、大麦、糙米之类的食材，都可以让血糖反应不那么灵敏。同时又保证了膳食纤维及营养，而且粗粮饱腹感极强，可起到很好的控制饮食的作用。

小贴士：适当喝粥确实有益，但不可顿顿喝。粥属于流食，在营养上与同体积的米饭比要差。且粥“不顶饱”，吃时觉得饱了，但很快又饿了。长此以往，容易造成能量和营养摄入不足。

此外，很多人夏天喜欢喝冰粥，虽然喝着很爽，但对身体是有伤害的，不仅会使人体的毛孔闭塞，导致代谢废物不易排泄，还会刺激、收缩肠胃道，影响肠胃功能。

6 种食物易使脾胃受伤

人每天都要饮食，饮食必入脾胃，所以脾胃是最任劳任怨的，不管酸甜苦辣，它们都要无条件包容。很多时候，在我们并不自知的情况下，某些食物就对它造成了伤害。下面几类食物，脾胃不好的人就要特别注意避免。

辣椒

辣椒素会刺激胃黏膜以及肠黏膜，使胃肠黏膜极度充血，蠕动也加快。很容易引起胃痛，甚至是腹泻，也会加重原有的胃病。长期过量吃辣椒还会引发肠胃炎。

豆类食品

豆类营养丰富，但也不能过食，因为豆中含有棉子糖以及水苏糖物质。这种物质会在肠道中发酵，引起胀气、肠鸣、腹痛。而且有胃炎的人吃了，还会刺激胃酸分泌，产生烧心症状。平时煮粥若想加豆类，应将其充分煮烂。

油炸食品

油脂在高温下产生的丙烯酸物质很难被肠胃消化，因此，常吃油炸食品会产生反胃、恶心等腹部不适症状。脾胃为了将这些食物进行分解，不得不超负荷运转，久而久之，功能必定受到损伤。

巧克力

巧克力虽然美味，但其热量非常高，会让胃脏不堪重负。特别是有胃食管反流或者胃酸过多的人，吃巧克力会加重症状。《黄帝内经》中就说过，过食甘味，必定结痰生湿。体湿痰结，则会引起脾胃消化不良，吸收不利。

冷饮

冷饮会使脾胃升清不利，胃气降不下去，脾气升不起来，脾胃的运化便虚弱无力了。冰淇淋等冷饮脂肪含量高，对于肠胃来说，是极难消化的，加之性质生冷，会刺激胃，导致消化不利、食欲下降、腹泻。长期过食冷饮还容易导致肠胃虚寒。

酸性饮料

过强的酸味对胃肠有刺激作用，其刺激会直接损伤胃黏膜；特别是胃内空虚的情况下，饮用酸性饮料会让胃肠很快反酸。如果喝得过多，还会引起腹泻。像碳酸饮料（可乐等）、柠檬汁等果酸饮料，都不能过量饮用，特别是要避免空腹饮用。

小米

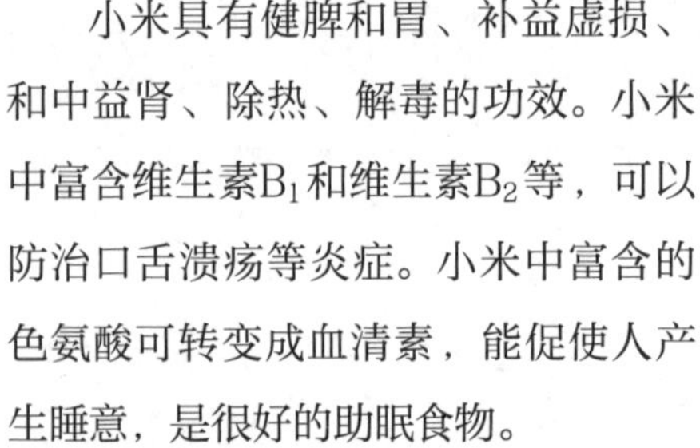

健脾和中益胃

小米具有健脾和胃、补益虚损、和中益肾、除热、解毒的功效。小米中富含维生素B_1和维生素B_2等，可以防治口舌溃疡等炎症。小米中富含的色氨酸可转变成血清素，能促使人产生睡意，是很好的助眠食物。

小米易消化，病后调养者、体虚者、脾胃不好者煮粥食用最为适宜。

女性经常食用小米，可润泽肌肤、改善面色。

产妇食用小米，搭配红糖，可滋阴养血，使产妇虚寒的体质得到调养，帮助恢复体力。

儿童食用小米，可暖脾胃，长肌肉，促生长。

老年人食用小米，可开胃补脾，疗虚。

食疗方

失眠： 小米50克煮粥，再打入1个鸡蛋，稍煮后食用，晚餐食用可镇静安眠。

腹胀： 小米50克，鸡内金5克，一起煮粥服用。对饮食油腻、食多不化所致腹胀有效。大人儿童均可食用。

高血压： 小米50克，莲子10克，煮粥食用。适合心火旺、高血压的人。

慢性胃痛（寒性）： 小米50克，生姜6片，煮成粥后趁热食用，每周食用三四次，可改善慢性胃病胃痛。

贫血： 小米、玉米糙、红枣各适量，加适量水煮粥，加入适量红糖，不停搅动，至粥呈黏稠状后食用。

产后恶露、体虚： 小米100克，桂圆肉30克，加适量清水煮至粥成，调入红糖后食用。可作为产后主食，每天食用1次。恶露干净即停用。

烹调小贴士

熬粥时不要加碱，以免破坏其中的B族维生素。

用手搓米，手掌发黄的可能是添加了色素，不宜购买和食用。

淘洗小米时，不要用热水，不能用力揉搓，尽量减少清洗次数，以减少维生素的流失。

食用禁忌

❗ 每日食用小米30~50克为宜，不宜过多。

❗ 小米缺乏赖氨酸，所以不能完全以小米为主食，应注意饮食搭配，补充全面的营养。

养脾胃厨房

花生红枣小米粥

原料 小米100克，花生50克，红枣8枚。

做法 1. 将小米、花生用清水洗净，浸泡30分钟备用。

2. 红枣洗净，去核。

3. 小米、花生、红枣放入锅中，加清水大火煮沸，转小火煮至粥黏稠即可。

功效 滋阴养血，活血养颜。适合气血不足、贫血者食用。

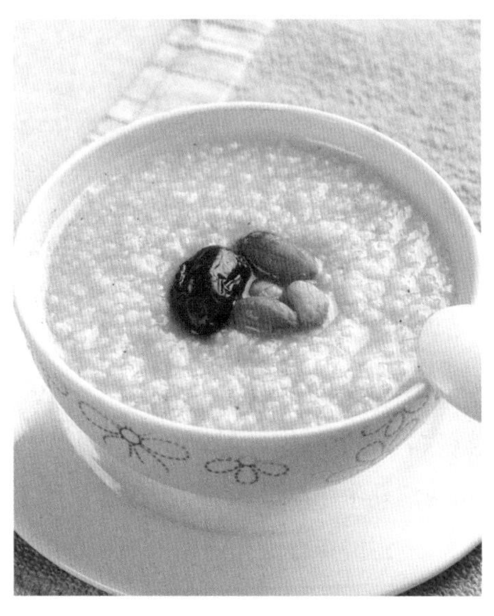

鸡丝小米粥

原料 嫩鸡1只，小米80克，生姜10克，盐少许。

做法 1. 锅中放入适量清水，放入处理干净的嫩鸡（整只），先用大火煮沸，再改用小火煨至鸡肉熟烂，把鸡捞出，放凉后撕成细条。

2. 小米洗净，入锅煮粥，粥将成时放入鸡丝，煮至粥成。

3. 煮熟后加盐调味即可。

功效 温脾胃，适合脾胃虚寒者食用。

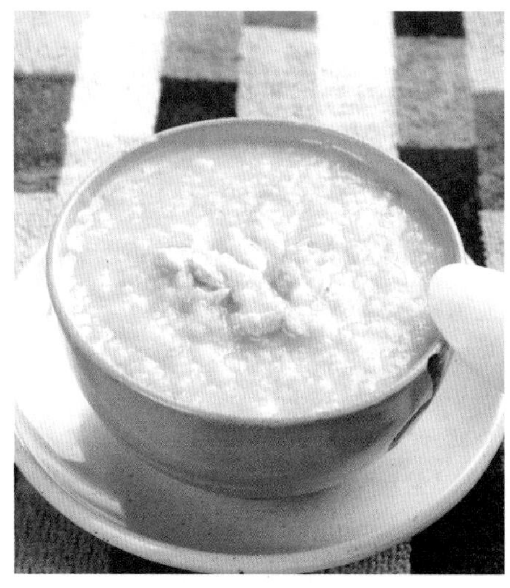

糯米

温补脾胃，益气补中

糯米味甘性温，是很好的温补强壮食物，能健脾养胃、补中益气、调和五脏、镇静安神、促进消化吸收。脾虚者食用，最能补中益气，暖脾胃。

胃虚寒者、肌肉无力者、体虚神疲者，以及有腹部胀坠感的妊娠期女性，都可以食用糯米来改善不适，增强体质。

气血不足、出汗多者、气短无力、食欲不振、腹泻者食用糯米，均有良好的补益作用。

糯米中保留了大量膳食纤维，可促进肠道蠕动，预防便秘和肠癌；还能和胆固醇结合，促进其排出，降低血脂，适合高脂血症患者食用。

糯米中丰富的维生素和微量元素，可以提高人体免疫力，有利于预防心血管疾病和贫血。

食疗方

胃寒、胃痛： 糯米加红枣煮粥食用，每日一二次，需经常服用。

脾虚多汗： 糯米、小麦各50克，一起煮成粥，加少许白糖食用。

贫血： 糯米50克，桂圆肉15克，红枣5枚，一起入锅煮成粥，加少许红糖食用。

产后体虚： 鸡肉200克，加糯米酒适量，一起入锅蒸熟食用。

胎动不安： 糯米100克，煮成粥，放入捣碎的阿胶15克，小火熬煮后温食。

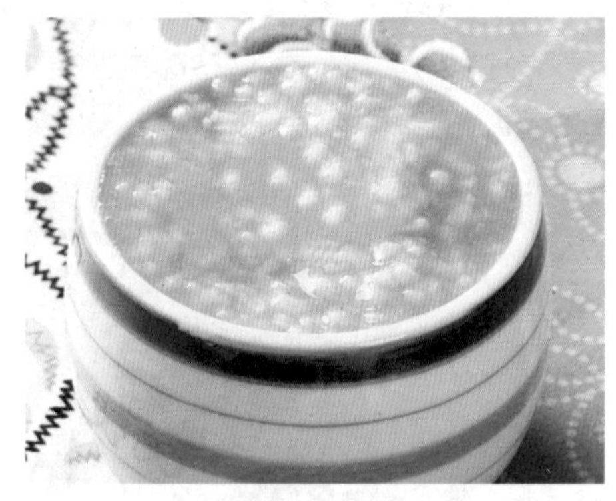

烹调小贴士

糯米里的淀粉是支链淀粉，黏性较大，较难消化，最好在烹调前先用水浸泡几个小时。

发霉或存放太久的糯米不宜食用。

食用禁忌

❗ 老年人需少食，儿童也不宜过多食用，以免消化不良。

❗ 糯米富含碳水化合物（糖类），糖尿病、肾脏病、肥胖者不宜过多食用，应遵医嘱食用。

❗ 咳嗽、发热、有浓黄痰的人，不宜多食糯米。

❗ 黄疸病人、泌尿系统感染以及胸闷者，要少食或不食糯米。

养脾胃厨房

荷香糯米蒸排骨

原料 干荷叶 5 张，糯米 100 克，香菇（干）3 朵，姜片、老抽、生抽、料酒、盐、白糖各适量。

做法 1. 糯米和荷叶提前浸泡，香菇用 40℃温水泡发洗净后切丝；排骨洗净后剁成小段，加姜片、老抽、生抽、料酒、盐、白糖，腌制 2 小时。

2. 将腌制好的排骨与糯米、香菇丝混合均匀。

3. 将荷叶用清水冲净，摊开，放入混合好的排骨和糯米包裹起来，放入蒸锅或蒸笼。

4. 蒸锅中倒入清水，放入包裹好的荷叶包，大火蒸 1 个小时即可。

功效 健脾养胃、清热生津。适用于脾胃虚弱，胃阴不足，特别是有胃热者。

补血糯米饭

原料 糯米 80 克，桂圆肉 10 克，红枣 10 枚，红豆 30 克。

做法 1. 先将糯米浸泡两小时，然后淘洗干净，沥干水分；红枣去核，清洗备用。

2. 锅内加清水，先放入糯米及红豆，大火煮沸，转中火煮 15 分钟，然后加入红枣和桂圆肉，小火慢煮。

3. 待到红枣已经完全煮透变大，红豆煮烂米粥有了香味，即可关火食用。

功效 益气血，养肌肉，生津固涩。最合适脾胃不好、精神不足、身体比较虚弱的人。

大蒜糯米粥

原料 糯米 100 克，大蒜 30 克。

做法 1. 将大蒜去皮，入沸水锅中煮 2 分钟后捞出；糯米淘洗干净。

2. 锅中加入适量清水，下入糯米，大火煮至米开花，再将大蒜重新入锅，煮成粥。

功效 暖脾胃，杀菌止痢，适用于脾胃虚寒、脾虚久痢等。

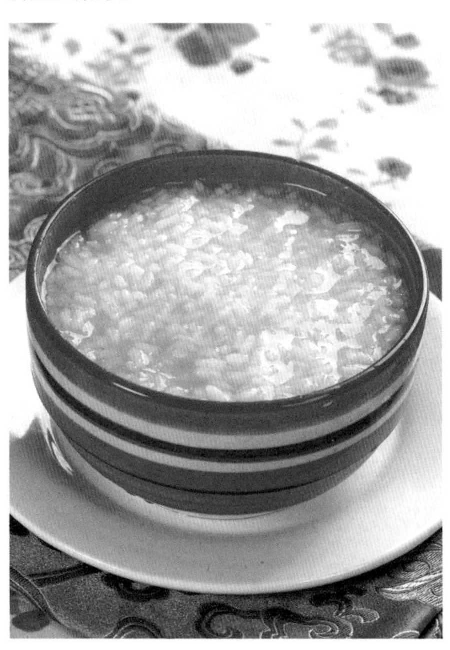

黄豆

醒脾利湿，清热解毒

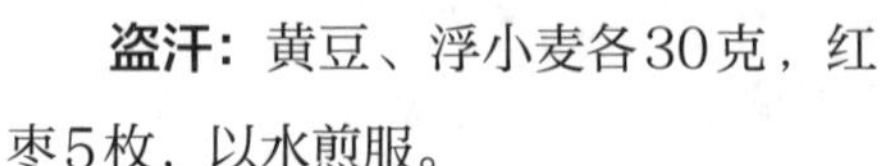

黄豆被称“豆中之王”，其维生素及矿物质的含量都非常高。而且，黄豆中含有丰富的大豆异黄酮，它与人体雌激素非常相似，可以减轻女性更年期综合征症状，还能延迟人体细胞衰老，令皮肤保持弹性。

黄豆中的卵磷脂能防止血管硬化，预防心血管疾病，更能清除人体内多余脂肪，可预防脂肪肝。

黄豆中含有抑制胰酶的物质，适合糖尿病患者；其皂苷成分还可有效降低血脂。

黄豆还含有丰富的铁，儿童食用可防治缺铁性贫血。

经常食用黄豆还能增强机体免疫功能。

食疗方

高血压：黄豆30克，海藻、海带各15克，一起煮汤，每日服用。

烫伤：在治疗烫伤的过程中，每日以黄豆煮水饮用，可提升药物疗效，减轻疤痕。

盗汗：黄豆、浮小麦各30克，红枣5枚，以水煎服。

便秘：黄豆皮120克，以水煎煮，分三次服下即可。

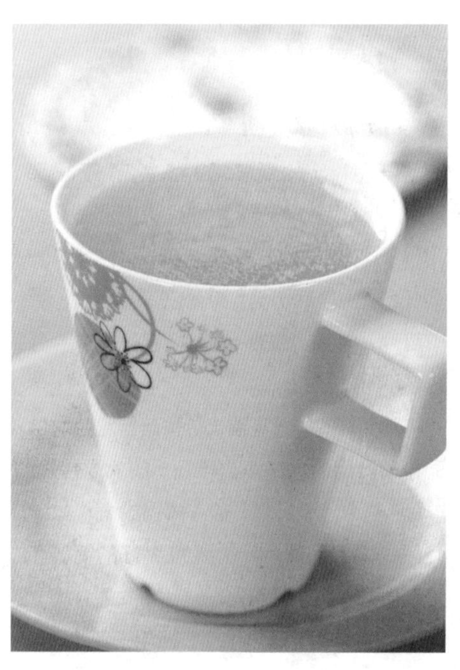

烹调小贴士

黄豆的营养价值极高，但很多人却习惯食用加工后的豆制品，从营养角度来说，黄豆中富含的水溶性维生素会在加工过程中损失，将黄豆泡后煮在米饭或粥中，或泡后炒食更营养。

食用禁忌

❗ 体质寒凉者不能多食黄豆。

❗ 有痛风患者不宜食用黄豆及豆制品，肾病患者、乳腺增生患者也要忌食。

❗ 苯内酮酸尿症、胃炎、消化性溃疡患者不宜食用黄豆及豆制品（包括豆浆、豆腐等）。

❗ 没有煮熟的豆浆不可饮用，否则易引起腹胀甚至中毒。

❗ 豆浆一天饮用的量不宜超过1500毫升，不宜空腹喝；喝豆浆也不宜加红糖。

养脾胃厨房

猪蹄黄豆汤

原料 黄豆50克，猪蹄2个，姜、葱段、蒜、大料、盐、料酒、白糖、酱油各适量。

做法 1. 黄豆洗净，用水浸泡2小时；猪蹄焯水后洗净。

2. 锅内盛入适量水，大火烧开，放入猪蹄，加姜、葱、蒜、大料，再次烧开后，加料酒、盐、白糖、酱油，调至小火，煲1小时。

3. 放入黄豆，继续煲1小时即可。

功效 补中益气，清利大小便，美容。适用于肠胃消化不利的女性及中老年人食用。

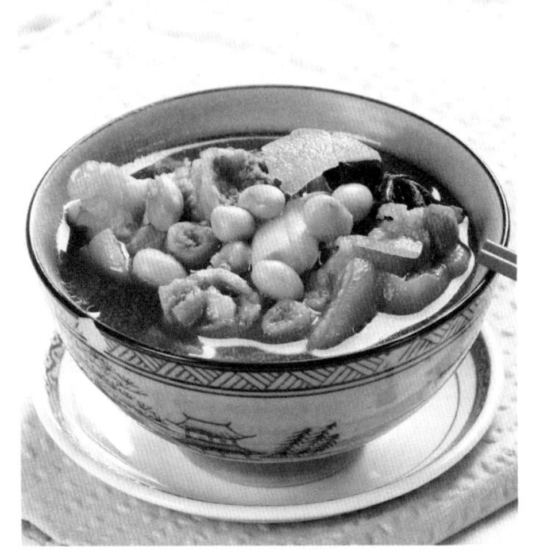

猴头菇黄豆炖鸡汤

原料 鸡肉250克，黄豆50克，猴头菇2朵，茯苓15克，红枣8枚，盐适量。

做法 1. 将鸡肉洗净后切块；黄豆先用清水浸泡，洗净；猴头菇用温水泡软后切成薄片；茯苓、红枣分别洗净，红枣去核。

2. 将上述材料一起放进砂锅内，加清水适量，大火煮沸后改小火煮2小时，出锅前加适量盐即可。

功效 开胃，提升食欲，助消化，补虚强身，提升免疫力。老人、儿童、女性都适合食用。

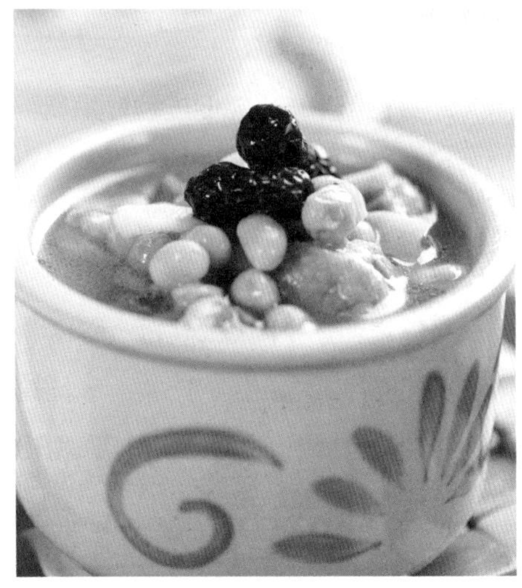

牛肉

滋养脾胃，补中益气

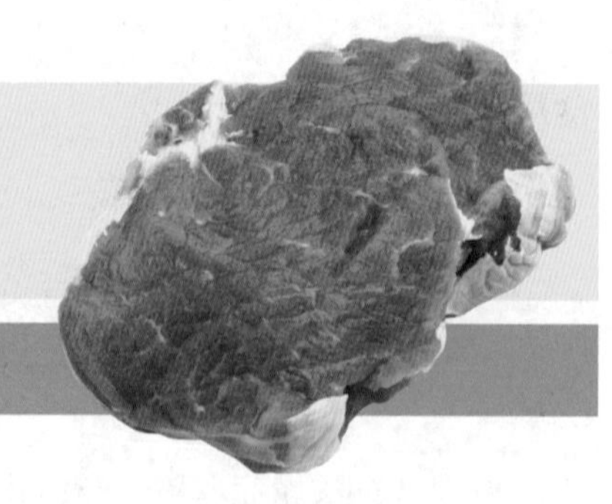

牛肉可益气血、补脾胃，中医认为："牛肉味甘，专补脾土，脾胃者，后天气血之本，补此则无不补矣。"因此，脾胃虚弱者，最宜食用牛肉。

牛肉中的铁含量很高，有补血作用；锌元素可有效防止人体衰老和癌变；镁则是促进胰岛素合成的关键，糖尿病患者食用牛肉非常有益。

老年人食用牛肉，可提中气，补不足。

女性食用牛肉可养肤色，防治贫血，改善面黄目眩。

年轻人食用牛肉，可长精神、强体力，令肌肉健硕。

儿童食用牛肉，能促进发育生长，增强抵抗力。

食疗方

身体虚弱：牛肉1000克，砂仁、陈皮、桂皮各3克，生姜15克，一同炖熟后加盐调味食用，每次食用100~150克。久食能改善身体虚弱。

水肿：牛肉150克切成片，蚕豆50克，加水同煮，每日食用。

高血压：番茄250克，牛肉100克，切成片，炒食，每日佐餐食用即可。

体虚脱肛：牛肉60克，绞成肉糜，加水和调料，炖成牛肉汁食用，可常食。

烹调小贴士

牛肉不易熟烂，烹饪时放一个山楂或一块橘皮，或适量茶叶，可使其易烂。

食用禁忌

❗ 疮疥、湿疹、皮肤瘙痒的患者慎食牛肉。

❗ 有感染性疾病、肝脏疾病、肾病者，食用牛肉会加重肝肾负担。

❗ 牛肉表面看几乎都是瘦肉，实际上其脂肪都分布在肌肉纤维中间，含量并不低，所以也不宜大量食用。

萝卜炖牛肉

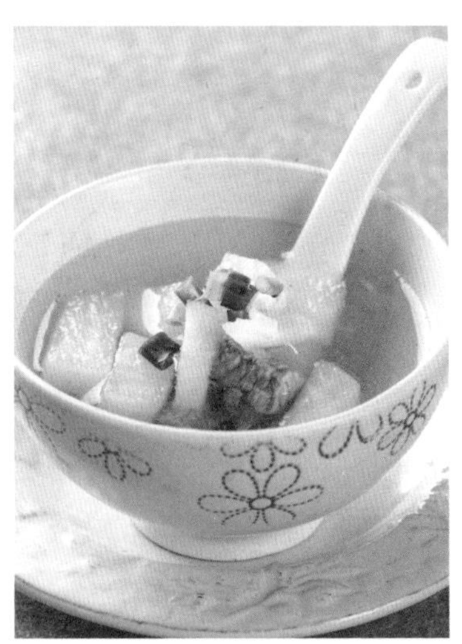

原料 牛肉 250 克，白萝卜 400 克，植物油、料酒、酱油、葱花、盐各适量。

做法 1. 白萝卜洗净，去皮切块；牛肉切成小块，然后加入盐、料酒、酱油腌渍，备用。

2. 锅内加油，烧热之后将切好的牛肉块放进去，大火翻炒至七成熟时，将萝卜块加入，一起翻炒；接着放适量清水，大火烧煮约 10 分钟，调小火再煮 60 分钟左右，待牛肉及萝卜块煮烂，加入少许葱花即可出锅。

功效 健脾开胃，下气消食。很适合胃脾虚弱、食欲不佳、脘腹胀满者食用。

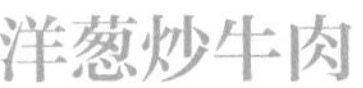

洋葱炒牛肉

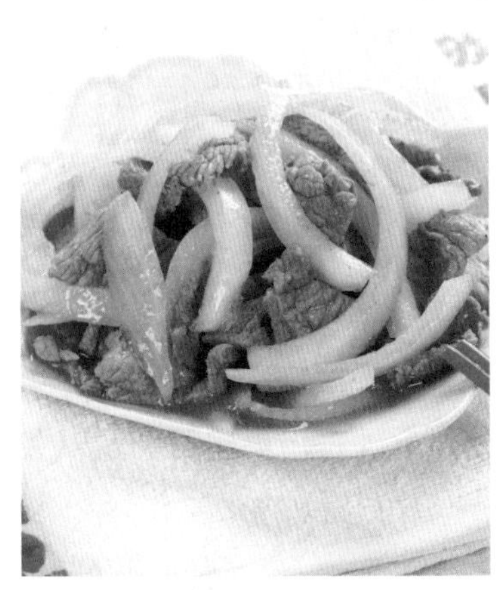

原料 牛肉 200 克，洋葱 1 个，盐、酱油、淀粉、料酒、食用油各适量。

做法 1. 牛肉洗净，逆着横纹切成片，盛入碗中，用盐、料酒、淀粉、酱油腌制 10 分钟；洋葱剥去老皮，切成片。

2. 炒锅烧热放油，油七成热时倒入腌好的牛肉炒散。

3. 放入洋葱片，加盐，大火炒熟即可。

功效 开胃健脾，提升食欲。适用于食欲减退者。

黄精炖牛肉

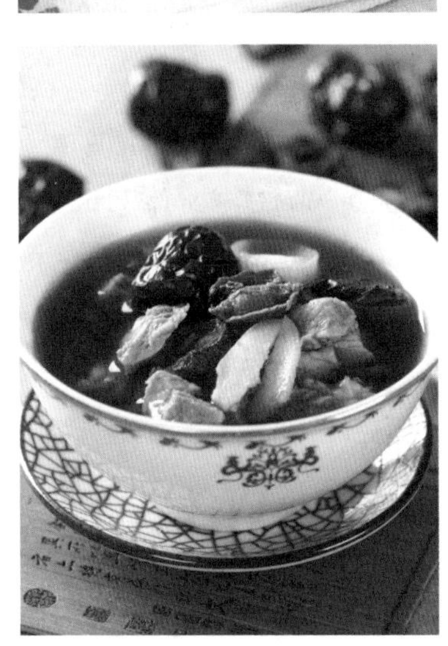

原料 牛肉 500 克，黄精 30 克，红枣 10 枚，山楂 1 个，料酒、葱、盐、姜各适量。

做法 1. 将牛肉洗净，切成 2 厘米见方的小块；黄精洗净；红枣、山楂洗净；葱切段，姜切片。

2. 锅内加水，放入牛肉块煮沸后捞出冲净。

3. 将黄精放入砂锅内，放入葱、姜、料酒，加水烧开，再放入牛肉、山楂，用小火炖 30 分钟。

4. 放入红枣、盐，继续炖至牛肉熟烂即成。

功效 补血养阴。适用于阴虚有热、气血不足者。

鸡肉

补脾胃，益五脏

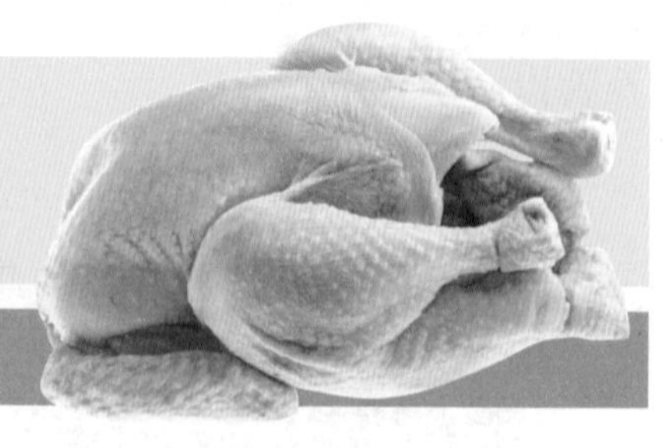

鸡肉性温，味甘，有补虚填精、活气血、健脾胃的功效。特别是鸡汤的营养价值很高，可疗虚劳，对女性月经不调、贫血虚弱都有非常好的调理作用。

鸡肉含有丰富的维生素、矿物质以及蛋白质、硫胺素、核黄素、烟酸等成分，能增强人的体力，强壮身体。其蛋白质吸收率非常高，常食能强健脾胃。

儿童食用鸡肉能促进身体成长、智力发育。

女性食用鸡肉可调理妇女崩漏带下、产后缺乳等。

老人常吃鸡肉，可健脾胃、活血脉。

此外，鸡肉富含不饱和脂肪酸，对预防心血管疾病有很好的效果。

食疗方

冠心病： 鸡肉250克，与磨细的田七5克，一同蒸熟食用。

气血虚弱： 黄芪15克，枸杞子15克，鸡肉200克，加油、盐、水适量，隔水蒸熟食用。可养阴补血，补脾益气。

风湿性关节炎： 母鸡1只，石榴皮100克，煮汤食用。

月经久下不停： 母鸡1只，艾叶15克，加水、米酒各一杯，隔水蒸熟食用。

小便不利： 鸡1只，薏仁40克，共煮汤，加盐调味食用。可镇痛利尿，消除疲劳。

烹调小贴士

鸡肉中含有呈鲜味的物质，因此，烹调鸡肉时不宜再加味精，煮汤时也不宜多用调料。

鸡肉切好后，撒上姜末，加生抽腌制10分钟，可以除掉腥味。

食用禁忌

❗ 高血压病、高脂血症、胆囊炎患者，及大便干燥、感冒头痛、发热者均不宜多食鸡肉。

❗ 肝阳上亢者、口腔溃疡者以及皮肤疖肿、有肾病的人要减少吃鸡肉或者不吃。

❗ 尿毒症患者禁食鸡肉。

❗ 动脉硬化、冠心病患者，最好不要喝鸡汤，以免加重症状。

菠萝鸡丁

原料 菠萝块 250 克，鸡腿肉 150 克，青椒 1 个，葱、姜、料酒、酱油、盐、植物油、淀粉各适量。

做法 1. 青椒洗净、切丝；葱切段、姜切末；将鸡腿肉拍松、切丁，放入料酒、酱油和淀粉调成的料汁腌制 10 分钟。

2. 锅内放油烧热，将腌制好的鸡丁煸炒后捞出。

3. 锅内留底油，炒姜、葱，出香味后放入菠萝块、青椒丝、鸡丁翻炒，淋上料汁炒匀即可。

功效 开胃健脾，促进食欲。特别适宜食欲不振者食用。

鸡肉炒鲜菇

原料 鲜香菇 200 克，鸡腿肉 100 克，芹菜、蒜、葱、香油、蚝油、植物油、盐各适量。

做法 1. 鸡腿肉洗净切片，加盐、蚝油、香油腌 10 分钟；香菇洗净，切片；葱和芹菜洗净，切段；蒜用刀拍散，切末。

2. 炒锅里倒入少量油，加蒜末爆香，倒入腌好的鸡腿肉翻炒，熟后盛出。

3. 炒锅里再倒入适量油，加香菇翻炒，如锅太干，可加些水，然后放入鸡腿肉、葱段、芹菜，加盐，翻炒均匀即可。

功效 健脾胃，补虚损。

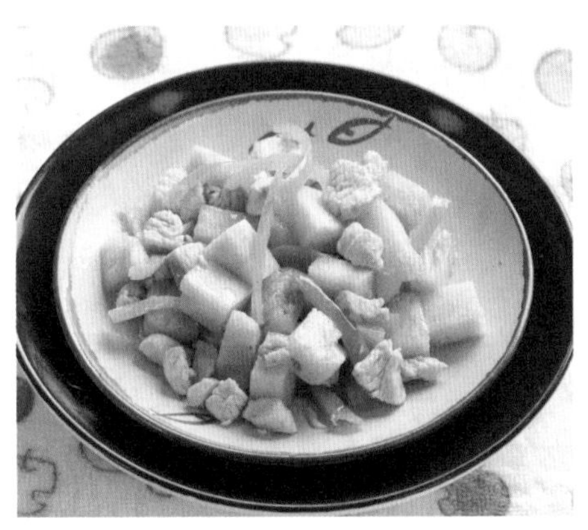

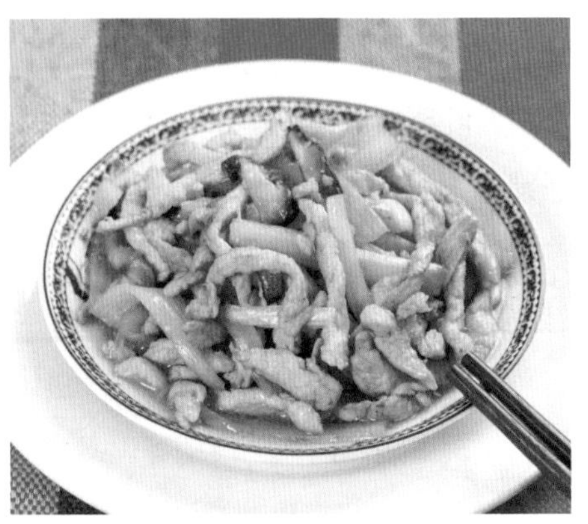

茯苓白术炖母鸡

原料 母鸡肉 200 克，枸杞子 20 克，白术、茯苓各 6 克，姜 3 片、黄酒、盐各适量。

做法 1. 鸡肉切成块，冷水下锅，煮沸后捞出，将焯鸡肉的水去掉浮沫，留用。

2. 将鸡肉放在炖盅内，加入枸杞子、白术、茯苓、姜片。

3. 在炖盅内倒入适量黄酒，然后浇上焯鸡肉的水，加盖，隔水炖 2 小时，最后加盐调味即可。

功效 健脾补虚，增强气力。适用于虚劳羸瘦、体弱气短、自汗食少者。

香菇鸡肉粥

原料 小米 50 克，鸡肉 50 克，干香菇 3 朵，姜 3 片，油菜 1 棵，盐少许。

做法 1. 香菇用温水泡发，切小丁；鸡肉洗净，切小丁；姜切成细丝，油菜洗净，切碎。

2. 小米加水煮粥，将熟时加入香菇丁、鸡肉丁、姜丝搅拌。

3. 继续煮 10 分钟，加入油菜，放盐调味，小火煨 2 分钟即可。

功效 增强体质，强健脾胃，体虚、消化不良、易疲倦者可常食。

猪肚

补胃健脾助消化

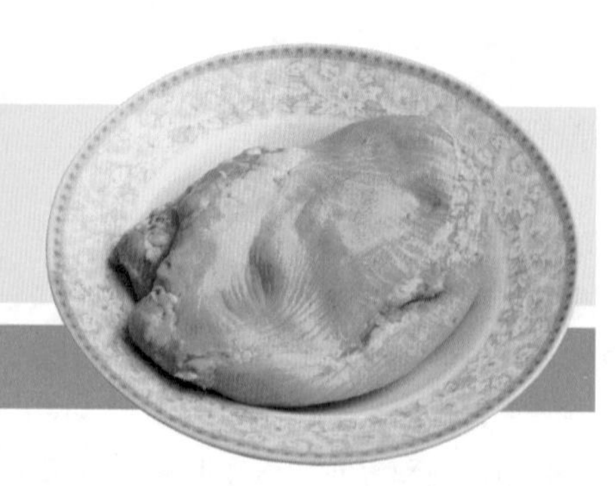

猪肚性温，味甘，归脾、胃二经，具有补虚损、健脾胃的功效。适用于虚劳羸弱、泄泻、下痢、消渴、小便频数、小儿疳积等症。对于胃寒，心腹冷痛，因受寒侵袭、中气下陷所致的消化不良、吐清口水、虚寒性的胃及十二指肠溃疡等症有很好的食疗效果。

怀孕女性食用猪肚，可安胎气、补虚弱。

儿童食用猪肚，能去积食、强体质，缓解下痢、泻泄、疳积等。

老人食用猪肚，能提升中气，对脾胃不健、血脉不行、气虚下陷、小便频数有辅助治疗作用。

食疗方

胃寒：猪肚1个，白胡椒15克，炖熟焖烂食用，每3天吃1次即可。

胃及十二指肠溃疡：猪肚中加生姜，扎紧口，加水炖煮，熟后切条，吃猪肚，喝汤。

慢性胃病：猪肚1个，石仙桃20克，一起放在碗内，隔水蒸熟食用，可辅助治疗胃溃疡、营养不良等。

脾虚、水肿：猪肚1个，塞入去心的莲子20克，煮熟后切丝，同莲子共食，可治脾虚泄泻、水肿等病。

虚寒便血：猪肚150克，白术15克，阿胶10克，红枣5枚，粳米50克。将猪肚切成小块，与所有食材一起煮成粥，每日服用1次，服3天停2天。

白带过多：猪肚1个，加白果20克（去壳），共煮汤，不加盐服用。

烹调小贴士

清洗猪肚，除用盐擦洗外，如果再用一些醋，效果会更好。因为通过盐和醋的作用，可除去猪肚中的一部分气味，还可以去掉表皮的黏液。

清洗后的猪肚要放入冷水中，用刀刮去肚尖老茧。

洗猪肚时不能用碱，因为碱具有较强的腐蚀性，会破坏肚壁的蛋白质。

食用禁忌

❗ 猪肚本身不宜消化，一次不可食用过多，宜细嚼慢咽。

❗ 有心脑血管疾病者要少食猪肚，否则会加重病情。

养脾胃厨房

猪肚萝卜汤

原料 猪肚 400 克，白萝卜 60 克，胡萝卜 50 克，鸡腿肉 200 克，酸菜 50 克，白菜叶少许，盐、葱丝、姜末各适量。

做法 1. 猪肚用盐或面粉反复搓揉，去掉腥味，放入冷水锅中煮沸后冲洗干净，切成小块。

2. 将白萝卜、胡萝卜和鸡肉均切成小丁，用沸水焯过；酸菜洗净，沥干后切丝。

3. 将鸡肉、猪肚、白萝卜丁、胡萝卜丁、姜末、葱花倒入锅内，加水，小火煮 1 小时，然后放入酸菜和盐，中火煮 10 分钟，放入白菜叶略煮即成。

功效 健脾，助消化。适用于消化不好、腹胀者。

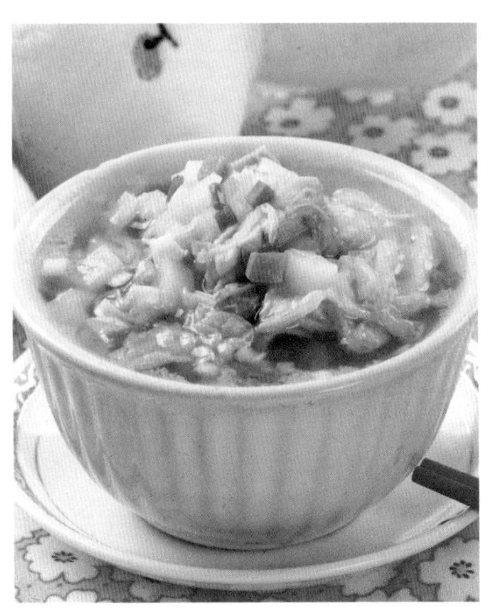

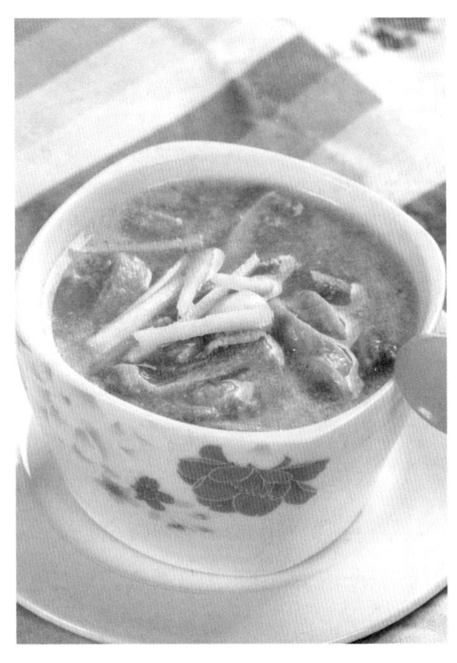

莲子炖猪肚

原料 猪肚 1 个，去心莲子 30 克，盐、姜丝、葱丝各适量。

做法 1. 将莲子泡发，猪肚放入冷水锅中大火煮沸，捞出沥干水分，切成条。

2. 将肚条、莲子、葱丝、姜丝放入煲中，加适量清水，大火煮沸后改小火炖约 2 小时，加盐调味即可。

功效 健脾补虚。适用于脾胃虚弱、腹泻者。

砂仁黄芪猪肚

原料 猪肚 1 个，砂仁 6 克，山楂 20 克，黄芪 10 克，盐、料酒、葱、姜各适量。

做法 1. 猪肚洗净，装入砂仁、黄芪和山楂，扎住口，放进砂锅内。

2. 在炖锅中加水没过猪肚，然后倒入料酒，放入葱、姜，大火炖 10 分钟后转小火，炖至猪肚熟，加盐调味即可。

功效 益气健脾，消食开胃，促进胃肠蠕动。适用于脾胃虚弱、食少便溏及胃脘疼痛者。

鲈鱼

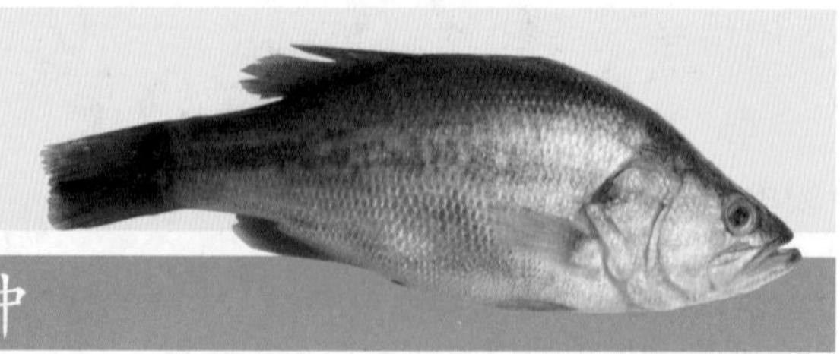

益气健脾，消水肿

《本草经疏》中说："鲈鱼味甘淡气平，与脾胃相宜……脾胃有病，则五脏无所滋养，脾虚则水气泛滥，益脾胃则诸证自除。"可见鲈鱼对脾胃虚弱者非常有益。

鲈鱼富含蛋白质、维生素A、B族维生素、钙、镁、锌、硒等营养素，具有补肝肾、益脾胃、化痰止咳之效，常食有很好的补益作用。

儿童食用鲈鱼汤可缓解消化不良，且鲈鱼中的蛋白质成分有益于骨骼生长。

孕妇和产妇吃鲈鱼，既补身体，又不会因营养过剩而导致肥胖，还可以调理胎动不安、乳汁少等症。

术后病人适量食用鲈鱼，能帮助伤口恢复。

食疗方

脾虚： 鲈鱼1条，白术10克，陈皮5克，胡椒少许，煮汤服用即可。

消化不良： 鲈鱼1条，加葱、姜煮汤食用，每日1次。

小儿疳积： 鲈鱼1条，牡蛎20克，陈皮10克，同煮汤食用。

伤口不愈合： 鲈鱼1条，黄芪15克，隔水炖熟，饮汤食肉，可生肌，促进伤口愈合。

烹调小贴士

鲈鱼在腌制时加入柠檬汁，可以去腥提鲜，还可使鱼肉口感更加嫩滑，并带有一股清香气味。

食用禁忌

❗ 有皮肤病、疮肿者，出血性疾病患者、痛风患者都不宜食用鲈鱼。

❗ 鲈鱼有淡水产与海水产之分，海水产鲈鱼属于"珊瑚鱼"（喜欢生长在珊瑚丛附近），由于珊瑚丛附近可能会有一种叫作"雪卡毒素"的有毒物质，因此，食用海产鲈鱼时，最好去除其鱼头。

清蒸鲈鱼

原料 鲈鱼1条，葱、姜、蒸鱼豉油各适量。

做法 1. 将鲈鱼治净后用盐抹匀；葱、姜切丝备用。

2. 盘子下垫上葱、姜，将鱼放在上面，在鱼肚里和鱼身上也放葱、姜，上蒸笼蒸8分钟。

3. 出锅后淋上少许蒸鱼豉油，撒上葱丝，热锅烧油，淋在鱼身上即可。

功效 补中气，滋阴健脾，提升食欲。适宜食欲不佳、身体虚弱以及产后奶水不足的妈妈。

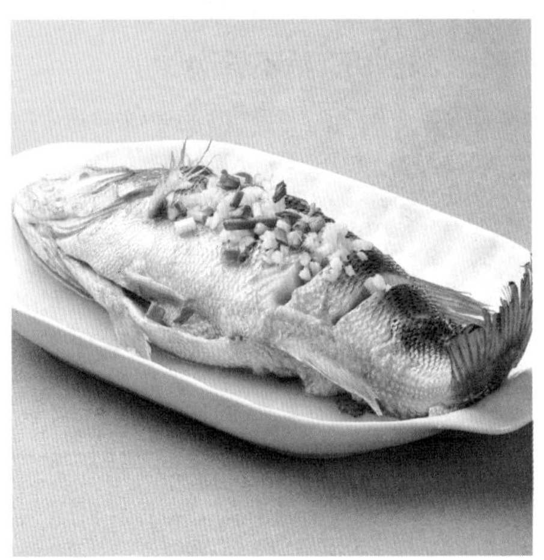

蒜香鲈鱼

原料 鲈鱼1条，大蒜5瓣，料酒、酱油、植物油、盐、白糖各适量。

做法 1. 鲈鱼处理干净，在鱼腹两面各划几刀，用料酒、酱油腌渍半小时；大蒜去皮拍破。

2. 将腌好的鱼下油锅，中火煎至发黄后捞出。

3. 另起锅，加少许油，烧热后将拍好的大蒜放入，炒出香味，接着放酱油和白糖，融开之后将鱼放入，加半碗清水，大火煮沸后改小火烧20分钟，加入少许盐调味，收汁即可。

功效 开胃促食欲，滋养身体。特别适合儿童、女性及食欲不振者。

鲈鱼汤

原料 鲈鱼1条，红枣10枚，姜、料酒、植物油、盐各适量。

做法 1. 将鲈鱼处理干净，姜切成片，红枣洗净备用。

2. 在煎锅中加入少量油，油热后放姜片，煎出香味，然后放鲈鱼，煎至鱼身两面微黄后出锅。

3. 取炖锅，将煎好的鲈鱼和姜放入，加入红枣，淋入适量料酒，加清水炖煮2小时，最后加盐调味即可。

功效 暖脾胃，促食欲，补充营养。适合没有胃口、胸闷烦躁、疲乏无力者。

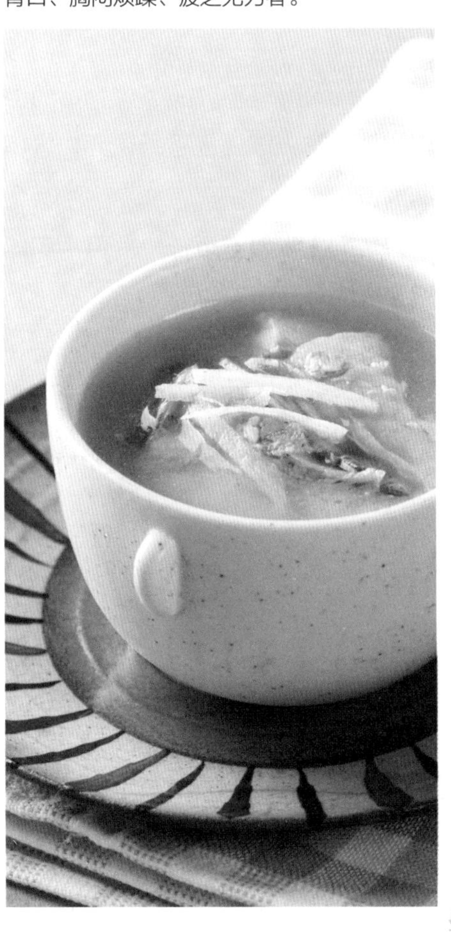

山药

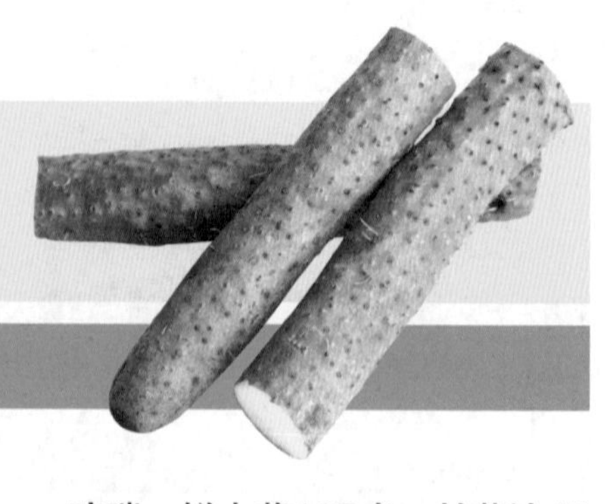

补脾益胃，生津养肺

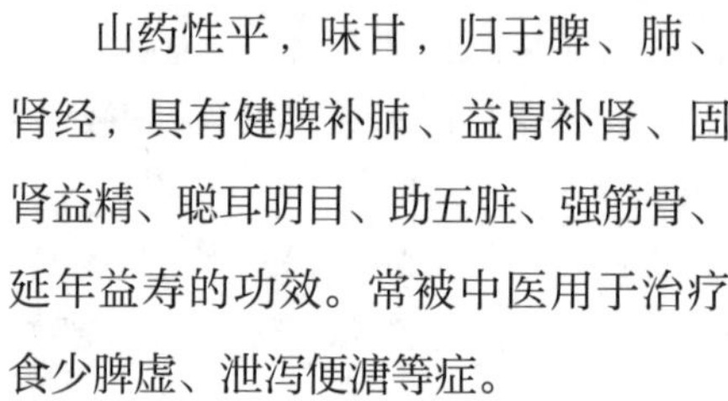

山药性平，味甘，归于脾、肺、肾经，具有健脾补肺、益胃补肾、固肾益精、聪耳明目、助五脏、强筋骨、延年益寿的功效。常被中医用于治疗食少脾虚、泄泻便溏等症。

山药几乎适宜所有人群，女性手脚发凉可多食山药，其益气养血作用非常好。

老年人脾胃不容易运化，山药能促进消化与吸收，还可预防心血管脂肪沉积。

儿童免疫力不足者，食用山药能增强抵抗力，强健体质。

男性食用山药可固涩肾精。

山药富含膳食纤维，食用后易产生饱胀感，且为高营养、低热量食品，适合减肥者食用。

食疗方

小儿疳积：山药粉30克，扁豆30克，大米25克，共煮粥食用。成人可增量。

胃气上逆：山药粉30克，半夏15克。半夏煎水，然后调入山药粉，煮沸，空腹服下。

咳喘：鲜山药100克，甘蔗汁40克 山药切碎捣烂，加甘蔗汁煮开服下。

食欲不振：炒山药粉、生山药粉各15克，大米50克。大米煮成稀粥，加入生山药粉、炒山药粉调服，可补脾气、益脾阴，治不思饮食。

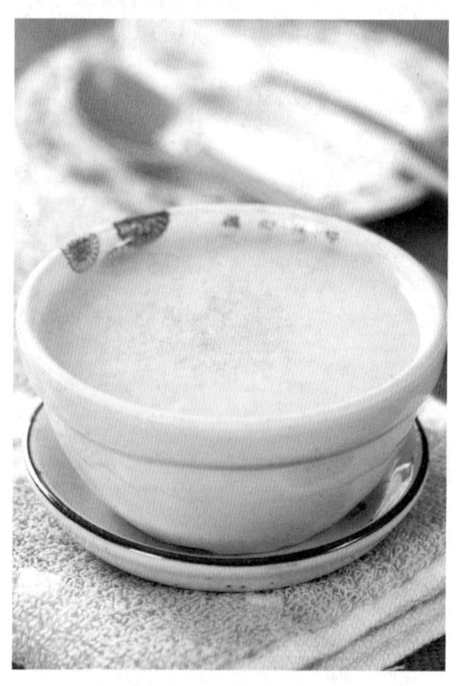

烹调小贴士

给山药去皮时会觉得手的皮肤发痒，有三个办法可避免和缓解：一是戴手套，二是用食醋稀释后洗手，三是手痒时在火上烤一下。

食用禁忌

❗ 湿盛中满，有积滞、实邪的人不宜食用山药。

❗ 山药有收敛作用，大便燥结者最好不要吃。

❗ 山药与海产品不宜同食，因为海产中的蛋白质会与山药中的鞣酸蛋白相作用，从而引起腹痛、恶心、呕吐症状。

养脾胃厨房

山药排骨汤

原料 山药200克，排骨250克，葱、姜、料酒、盐各适量。

做法 1. 山药去皮、洗净，切成块状，上锅蒸2分钟；葱打成小结，姜切成薄片；排骨加少许料酒焯水。

2. 将焯过水的排骨放进砂锅中，加葱结、姜片、山药、清水，大火煮开，然后改小火炖煮40分钟。

3. 加盐调味，大火再炖10分钟即可。

功效 养胃健脾，补养身体。适合肠胃消化力弱、精神疲惫者。

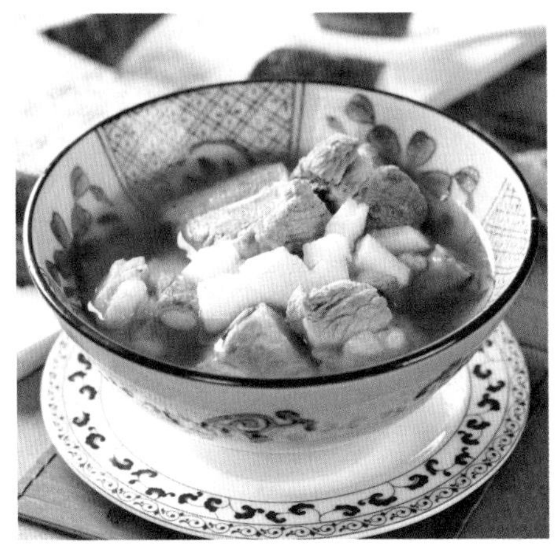

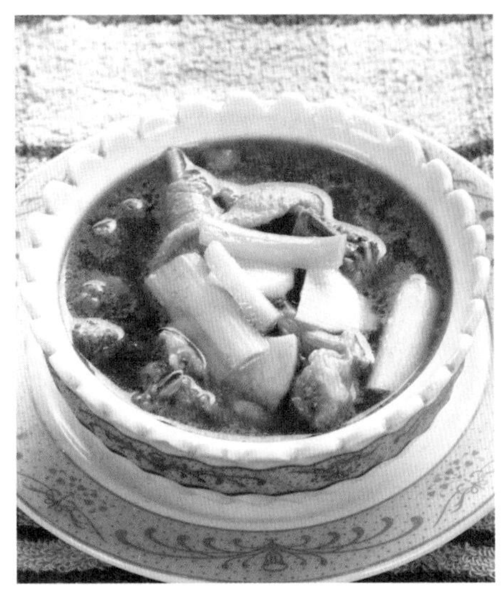

山药炖鸽

原料 鸽子1只，山药300克，葱3段，姜3片，盐适量。

做法 1. 将鸽子洗净，从脊背开刀，取出内脏洗净，放入锅中煮至水开时捞出冲净；山药去皮，切成菱形块。

2. 砂锅中倒入清水，放入鸽子，大火烧开后加入山药块、葱段、姜片，改用小火炖至鸽肉六成烂时，加盐调味，继续炖至鸽肉熟烂即可。

功效 益肺固肾、除湿健脾，补益中气。适合精力不足、怕冷、体湿者食用。

山药栗子粥

原料 山药300克，熟栗子100克，大米、糯米各50克，枸杞子10克，红枣5枚。

做法 1. 山药洗净、去皮，切块；红枣洗净，栗子去皮；大米、糯米淘洗干净。

2. 锅里放水，把大米和糯米放入锅中，放入山药和红枣，煮到快熟时，放入栗子和枸杞子再煮10分钟即可。

功效 增进食欲，补肾强身。适宜脾胃虚弱、食欲不佳、消化不良者。

南瓜

健脾胃，降血糖

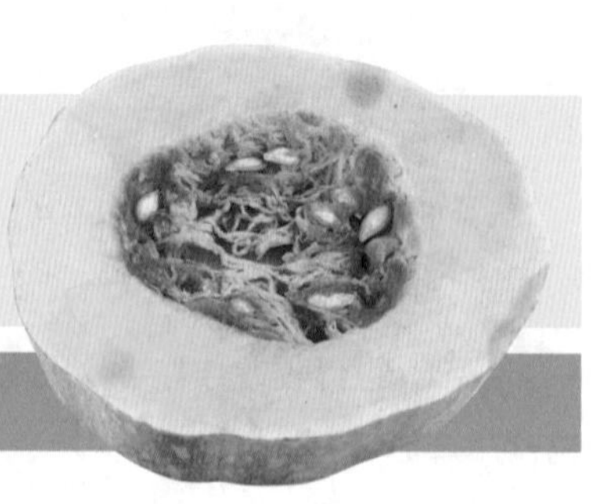

南瓜性平，味甘，归胃、大肠经，具有补中益气、润肺化痰、消炎止痛、解毒杀虫等功效，可辅助治疗久病气虚、脾胃虚弱、气短倦怠、便溏、糖尿病、蛔虫等。

南瓜富含的胡萝卜素，在人体中可转换为维生素A，对胃、肠黏膜有保护作用，故非常适合肠胃病患者食用。

南瓜中含有丰富的钴元素，钴能活跃人体的新陈代谢，促进造血功能。糖尿病患者也可食用南瓜。

食疗方

糖尿病：南瓜100克，蒸熟食用，每天早晚空腹食用，连用数日。

哮喘：南瓜500克，冰糖30克，蜂蜜50克。南瓜挖出瓜瓤，将冰糖、蜂蜜放入，然后盖上瓜头，上火蒸熟食用。每日早晚各用1次，1周见效。

前列腺增生：南瓜子炒熟食用，不加盐，每日50克以内即可，分数次食完。

呃逆：南瓜蒂4个，放进砂锅加水适量煎成浓汤，连续服用三四次。

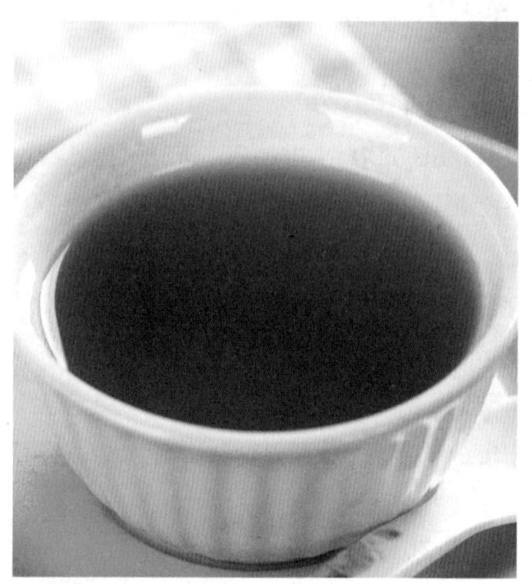

烹调小贴士

南瓜所含的胡萝卜素不怕高温，加油脂烹炒，更有助于人体摄取吸收。

南瓜的皮虽然很硬，但胡萝卜素含量非常高，可洗净后连皮烹调。

切开的南瓜易变质，不宜久放。

食用禁忌

- 胃热盛、气滞者要少吃南瓜。

胡萝卜南瓜粥

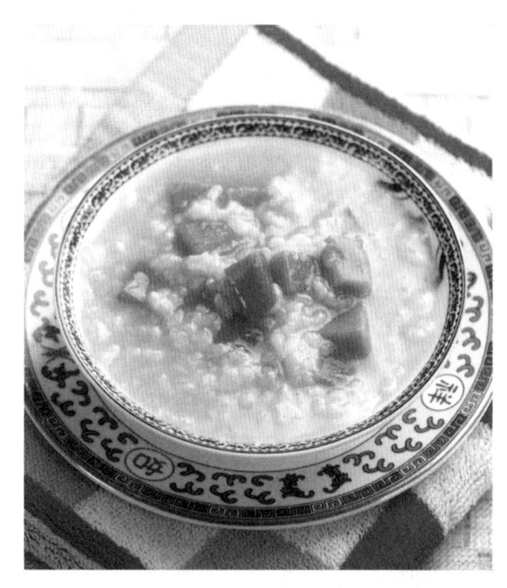

原料 大米 50 克，南瓜 100 克，胡萝卜 100 克。

做法 1. 大米洗净，用水浸泡 2 个小时；南瓜去皮、去瓤，切块，胡萝卜洗净，切碎。

2. 锅烧热水，倒入浸泡的米水，煮 40 分钟。

3. 放入南瓜和切碎的胡萝卜，继续边搅拌边煮 30 分钟至软烂即可。

功效 健脾养肝、明目，长期食用，还可以改善夜盲症。

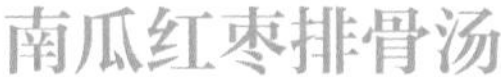

南瓜红枣排骨汤

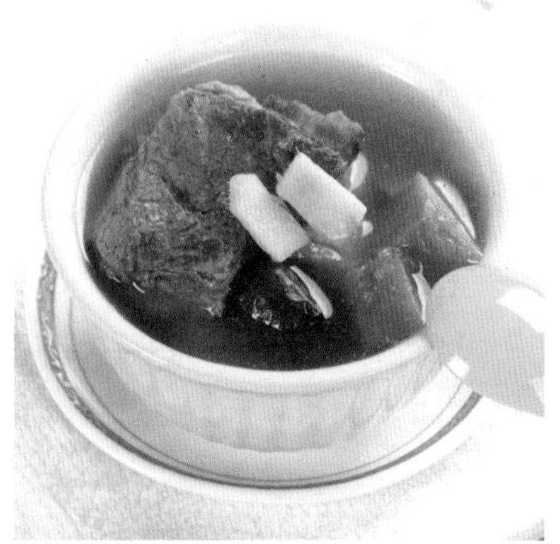

原料 南瓜 700 克，猪排骨 500 克，红枣（干）10 枚，干贝 25 克，姜、盐各适量。

做法 1. 南瓜去皮、去核、切厚块；排骨放入冷水锅中煮沸后捞起洗净；红枣洗净、去核；干贝洗净，用清水浸泡 1 小时。

2. 煲内放入适量水煮沸，放入排骨、干贝、南瓜、红枣、姜煲滚，小火煲 2 小时，加盐调味即可。

功效 补中益气，温中止泻。适合脾胃虚弱、泄泻、体倦无力者。

紫菜南瓜汤

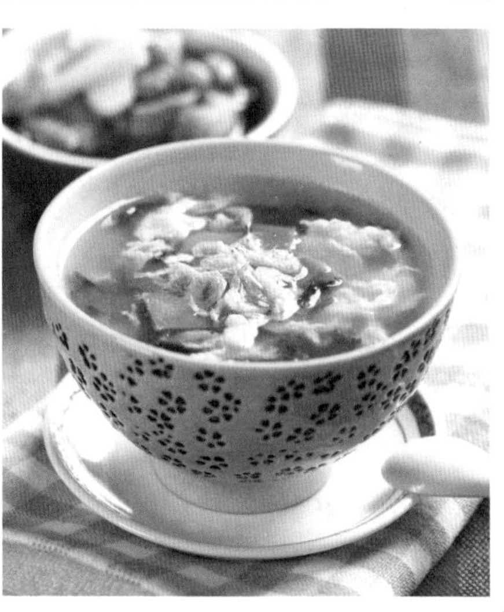

原料 南瓜 100 克，紫菜 5 克，虾皮 5 克，鸡蛋 1 个，料酒、酱油、香油、盐各适量。

做法 1. 将南瓜去皮、瓤、切成小块；紫菜用水泡开；鸡蛋打入碗中，搅拌均匀；虾皮放在小碗中，放少许料酒泡一下。

2. 锅内加少许油烧热，放酱油及适量清水，下入南瓜、虾皮，大火煮开，小火烧 20 分钟。

3. 将泡好的紫菜撕开，放进锅中，5 分钟后淋入鸡蛋液，加盐调味，淋入香油即可。

功效 养胃，补肾，护肝。适合消化不好、进食不香者。

红薯

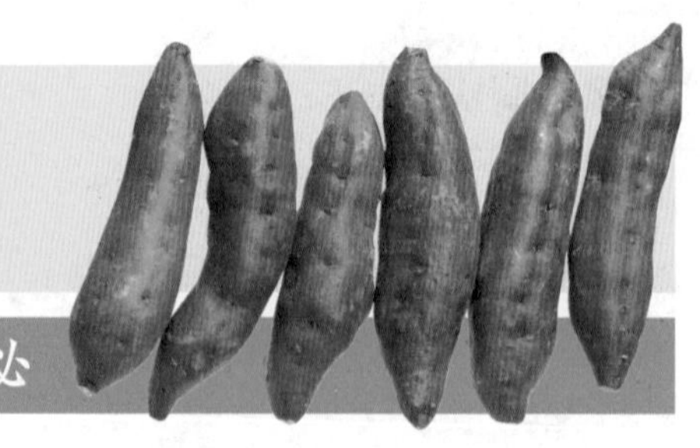

健胃肠，促消化，防便秘

红薯味甘，性温，有益气生津、补中和血、宽肠胃、通便等功效。《本草纲目》中说："红薯补虚乏，益气力，健脾胃，强肾阴。"

红薯中的β-胡萝卜素是非常好的抗氧化剂，能有效清除人体内的自由基，对抗衰老。

红薯是低脂肪、低热量的食物，能有效阻止糖类变为脂肪，有利于控制体重。

红薯富含膳食纤维，能刺激肠道，增强蠕动，通便排毒，尤其对老年性便秘有较好的辅助疗效。

红薯能促进胆固醇的排泄，防止血管脂肪沉积，防止动脉粥样硬化，预防心脑血管疾病。

食疗方

胃溃疡：红薯250克，党参15克，茯苓20克，生姜3片，大米100克。茯苓、党参、生姜煎汁，然后与红薯（切块）、大米煮成粥食用，早晚各1次。

便秘：红薯叶250克，加油盐炒熟，一天2次。

小便不通：红薯叶30克，捣烂，加红糖调匀，贴在肚脐处。

遗精：红薯粉炒熟，用开水冲服，早晚各1次，趁热服用。

出血症：红薯藤30克，仙鹤草15克，煎水代茶饮，每日1次。

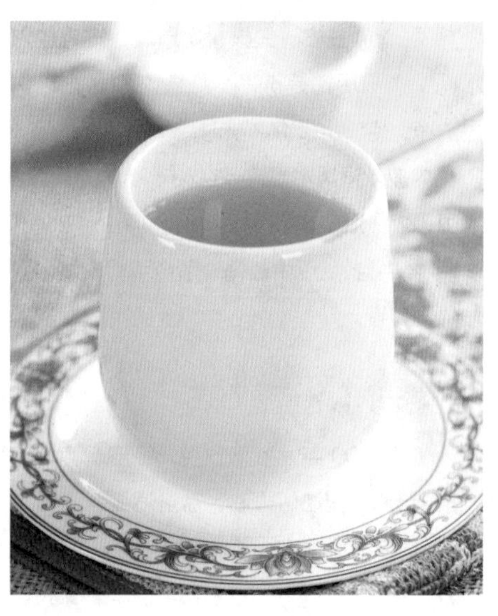

烹调小贴士

红皮黄心的红薯味道和营养要更好一些。

吃红薯的时候一定要蒸熟煮透；黑心或者有斑的红薯不要食用，可能会引起发热、呕吐、腹泻等中毒症状。

食用禁忌

❗ 红薯中有一种氧化酶，它在胃肠道里容易产生二氧化碳气体，造成腹胀，所以一次不宜食用太多。

❗ 红薯的含糖量较高，会刺激胃酸分泌，吃多了会有烧心感。

养脾胃厨房

香蕉红薯饼

原料 红薯 1 个，香蕉 1 根，糯米粉 3 汤匙。

做法 1. 红薯洗净、去皮、切小块，隔水蒸软，趁热压烂成泥，加入糯米粉揉成粉团，如果过干，可以酌量加温水。

2. 将粉团搓成条再分成小份，香蕉去皮，横切成圆薄片；将粉团揉成球状压扁，将香蕉片放在薯泥皮内包起来，捏成圆饼状。

3. 锅内倒少许油烧至五成热，将饼放入，中火煎至两面金黄即可。

功效 香糯适口，养胃健脾。适合脾胃较弱的儿童、老人及倦怠无食欲者。但一次不要多吃。

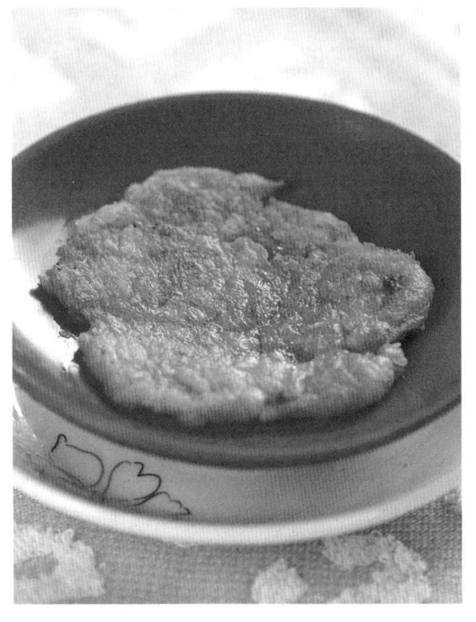

红薯粥

原料 红薯 250 克，粳米 100 克，白糖适量。

做法 1. 将新鲜红薯洗净，连皮切成小块。

2. 粳米淘洗干净，用冷水浸泡半小时，捞出沥水。

3. 将红薯块和粳米一同放入锅内，加入约 1000 毫升冷水煮至粥稠，依个人口味酌量加入白糖，再煮片刻即可。

功效 温胃暖身，补中益气。适合早晚食用，尤其适合体质弱者。

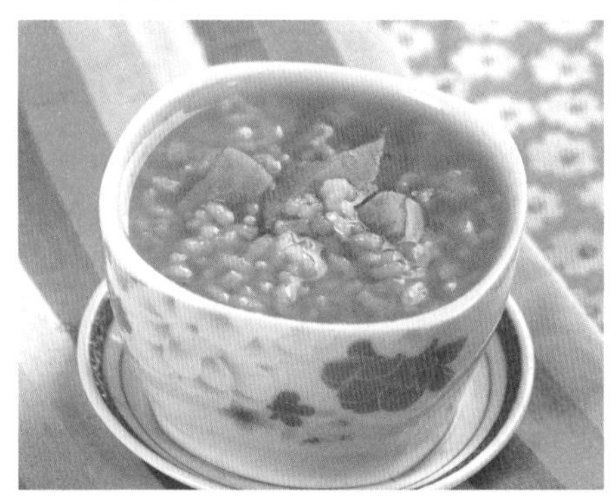

红薯杂粮饭

原料 红薯 100 克，杂粮 50 克，植物油适量。

做法 1. 红薯洗净，去皮，切成小丁；杂粮洗净，浸泡一夜。

2. 将杂粮和红薯丁放入电饭煲，水量比平时蒸饭多一些，再加少许植物油，蒸熟即可。

功效 宽肠通便。适合肠道蠕动缓慢、经常便秘者。

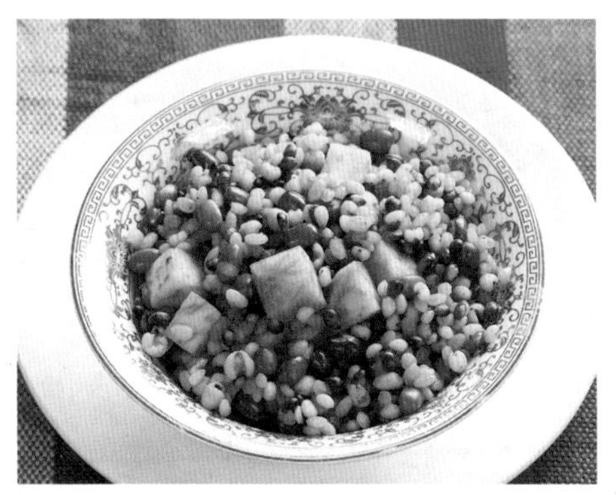

栗子

健脾止泻，防腰痛

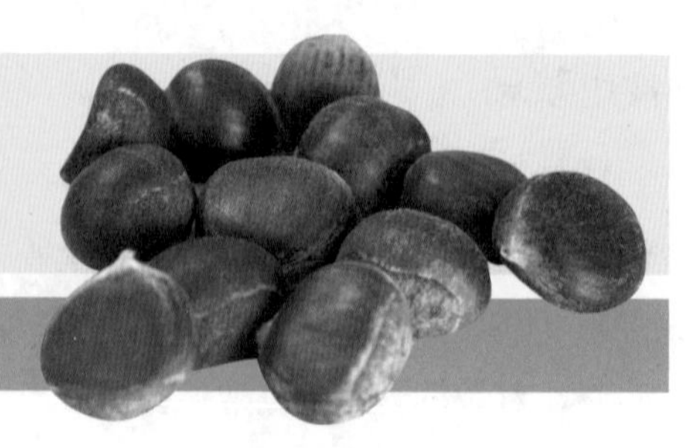

栗子性平，味甘，具有健脾止泻、补肾强筋、活血止血的作用，对于高血压、冠心病、骨质疏松以及动脉硬化等都有很好的预防和改善作用。

虽然栗子也属于坚果类，但它并没有其他坚果那么多的油脂，因此更易于消化和吸收。

儿童适量食用栗子糊，可缓解腹泻。

老年人常食栗子，可缓解腰酸背痛、脚腿无力，而且对支气管炎、哮喘、内寒泄泻、小便频数有食疗作用。

栗子中富含不饱和脂肪酸，有降血压的功效，还可以预防冠心病、动脉硬化等疾病。

经常口腔溃疡的人多食用栗子，有改善作用。

食疗方

脾虚胃寒：栗子仁30克，茯苓12克，红枣10枚，大米50克，同煮成粥，用白糖调味食用。

小儿腹泻：栗子仁5颗，柿饼1个，同煮烂，磨成糊状食用。

肾虚腰痛：栗子仁50克，核桃仁30克，粳米80克，共煮粥食用。每天1次，常食有效。

遗精：栗子仁60克，莲子、芡实各20克，煮熟食用，每天1次。

小便频数：生栗子仁直接嚼食，每天早晚各1次，一次2粒，日久有效。

烹调小贴士

以下3种方法可轻松去掉栗子衣。

热水浸泡法：生栗子洗净后放入器皿中，加盐少许，用沸水浸没，盖锅盖。5分钟后取出，切开，栗子衣即随栗子壳一起脱落。

微波炉加热法：将生栗子用剪刀剪开外壳，放在微波炉中高温加热30秒，里面一层衣和肉即会自动脱离。一定要将其外壳剪开，否则会产生炸裂。

热胀冷缩法：用刀把栗子的外壳剥除，放入沸水中煮3~5分钟，捞出后立即放入冷水中浸泡3~5分钟，很容易剥去栗子衣，且味道和口感不变。

食用禁忌

● 栗子中含有较多的碳水化合物，糖尿病患者忌多食。

● 消化不良、脾胃虚弱者，要少食栗子。

● 有出血症的人，可食用生栗子，不要煮熟食用。

● 刚刚生产完的产妇不要多食栗子，以免引起肠胃不适。

● 发霉的栗子不宜食用，否则会引起中毒。

养脾胃厨房

栗子粥

原料 鲜栗子 150 克，大米 100 克，白糖适量。

做法 1. 将栗子用刀切开，加水煮开后取出，剥去外壳，把栗子肉切成丁；大米淘净。

2. 将大米和栗子入锅，加水适量，大火烧开后，再以小火煮至栗子酥烂，粥汤稠浓，加白糖即成。

功效 健脾益气，养胃强筋骨，补虚。最适合年老体弱、食欲不强、腰腿无力者。

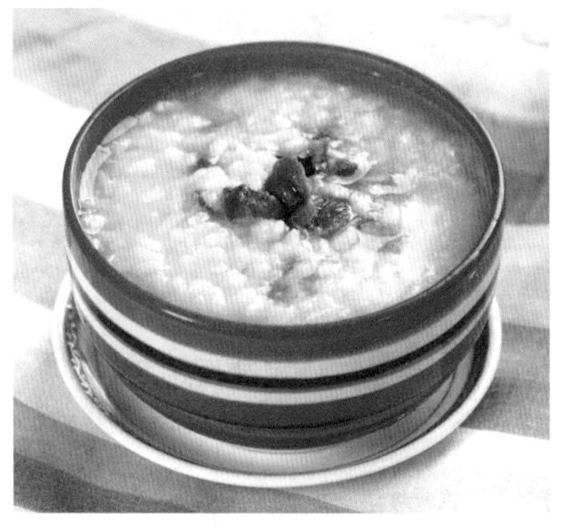

栗子烧白菜

原料 栗子 50 克，白菜心 100 克，植物油、火腿、竹笋、香油、盐各适量。

做法 1. 将白菜心切成长条；火腿，竹笋切成片；栗子去壳切开。

2. 锅烧热加油，烧成六成热时，下入栗子仁、白菜，稍微炸一下，捞出控净油。

3. 锅内留底油，加火腿片、竹笋片翻炒，再加白菜心、栗子仁、盐，大火烧开，改小火焖 5 分钟，淋香油出锅即可。

功效 益肾、补脾、开胃。适合食少无力、脾胃不足、肾虚腰酸者。

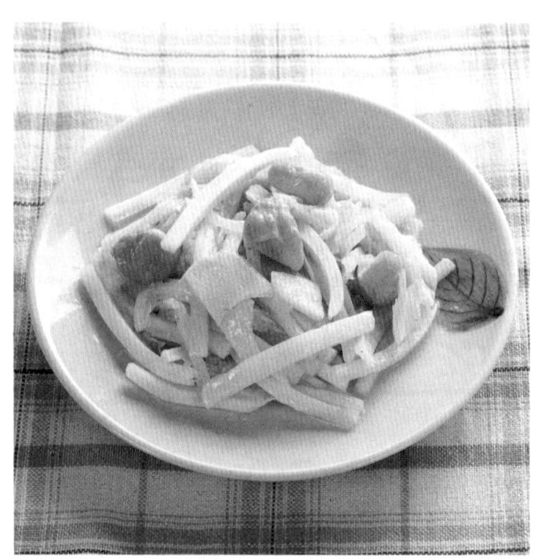

红枣栗子鸡

原料 鸡腿肉 500 克，栗子 100 克，红枣 10 枚，姜 3 片，葱 2 段，酱油、料酒、盐各适量。

做法 1. 鸡肉切成块；红枣用热水泡软；栗子去壳、去衣。

2. 锅中加油烧热，把鸡块、栗子仁放入锅稍炸捞出。留油适量，加入葱、姜煸炒，放入栗子、红枣、鸡块，倒入料酒、酱油，加入适量水。

3. 煮沸后改小火焖 5 分钟，加盐调味，收浓汤汁即可。

功效 补气健脾，养血。适合脾胃虚寒、腹泻、贫血、怕冷者。

大蒜

暖脾胃，降血压

大蒜是烹调中不可缺少的调味品，能防病健身。大蒜中含有一种叫“硫化丙烯”的辣素，其杀菌能力很强，对许多种病菌都有明显的抑制和杀灭作用，因此被誉为“天然抗生素”。中医也认为，大蒜具有消肿止痛、温脾暖胃、驱虫、止泻等食疗作用，特别是对饮食积滞、脘腹冷痛有辅助治疗作用。

大蒜中有一种叫“大蒜苷”的物质，能软化血管、降低血压、防止动脉硬化和血栓的形成。适量吃蒜还对老年人支气管炎有很好的食疗作用。

食疗方

胃痛：大蒜1头，去皮，加水煮熟，吃蒜喝汤。每日1次。

感冒：大蒜1头，去皮，拍碎，用清水600毫升煮成汤，每日分3次饮用。

高血压：大蒜5瓣，与大米一起煮食，每日服用，可降血压。

疖：大蒜1瓣，捣成泥，与少量蜂蜜调匀，敷于患处，每日1次。

咳嗽：大蒜捣成泥，加适量水烧开，然后调少量蜂蜜饮下。

烹调小贴士

食用大蒜时，最好是切开后在空气中氧化几分钟再食用，这样可以有效摄入大蒜素、蒜氨酸和蒜酶。

食用禁忌

- 大蒜不宜空腹食用，一天吃一次就好，或者隔天食用1次。
- 大蒜是温热性食物，身体有内热者不宜多吃。
- 白内障、结膜炎、麦粒肿、干眼症等眼疾患者，以及肠炎患者不宜多吃。

大蒜煨鳝鱼

原料 大蒜5瓣，鳝鱼250克，葱段、姜片、料酒、植物油、盐各适量。

做法 1. 将大蒜去皮，洗净，切小片；鳝鱼宰杀，清洗干净，剔去骨刺，切成粗丝。

2. 锅内加少量植物油加热，将大蒜放入快速翻炒，放入鳝鱼丝，然后烹入少许料酒翻炒，加入葱段和姜片，放少量清水，大火烧开，放盐调味，小火煨10分钟即可。

功效 暖胃、缓解胃痛，也适合腹胀气满、不能下食者。

大蒜清炒西蓝花

原料 西蓝花500克，大蒜3瓣，植物油、盐各适量。

做法 1. 将西蓝花洗净，用手掰成小朵；大蒜切片。

2. 炒锅内倒入植物油烧热，倒入西蓝花猛炒至五成熟，放入大蒜和盐，再中火炒熟即可。

功效 补脾和胃，适用于久病体虚、肢体痿软、耳鸣健忘、脾胃虚弱以及小儿发育迟缓等。

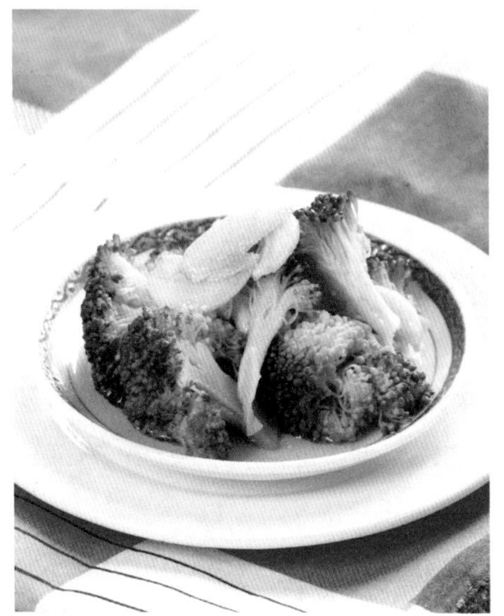

大蒜粥

原料 大蒜30克，大米100克。

做法 1. 将大蒜去皮，拍破；大米淘洗干净。

2. 在锅内放适量清水，大火煮开，将大蒜放进沸水中，煮1分钟后捞出；接着将大米放水中，大火煮开，改小火慢慢熬煮。

3. 等到大米煮开了花，米汤变得黏稠时，再将大蒜放入，小火继续煮10分钟即可。

功效 健脾胃，杀菌止痢。适合脾虚久痢、食欲不振、四肢沉重者食用。

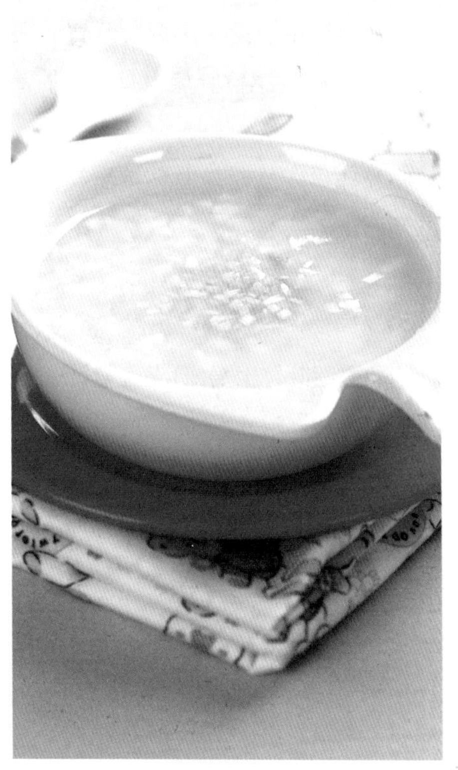

生姜

生姜性温，味辛，具有暖脾养胃、温中止呕、解表散寒等作用。其特有的姜辣素能刺激胃肠黏膜，使胃肠道充血，消化能力增强，可有效缓解寒凉引起的腹胀、腹痛、腹泻、呕吐等。此外，生姜还有提神、降温、防暑、杀菌解毒的食疗功效。

老年人早上服用生姜，可有效预防感冒，常吃还可预防老年斑。

儿童饮用姜汤，可健脾开胃，对腹泻、咳嗽、感冒等症也有良好的辅助治疗效果。

女性多吃姜，能温经止痛，调理多种妇科疾病。

食疗方

恶心呕吐：生姜20克，捣汁，加入适量蜂蜜，用开水送服。

妊娠呕吐：生姜1片含于舌下；或生姜少量切碎，待大米粥将熟时入锅煮片刻即可食用。

食欲不振：鲜生姜汁30毫升，蜂蜜2匙，加水调匀饮服，可改善脾胃虚弱、不思饮食、呃逆等。

消化不良、腹胀：将生姜、橘皮各12克煎服，可止痛止呕。

口腔溃疡：用生姜捣汁，频频漱口吐出；或捣烂后涂擦疮疡；或用热姜水代茶漱口，每日二三次，一般6~9次溃疡面即可收敛。

胃肠炎：生姜汁1匙，与2匙蜂蜜混合，以热水冲服。每日四五次。

腹泻：生姜、茶叶各9克，煎服。每日2次。

烹调小贴士

吃姜的时候，应连皮一起食用，只要洗干净就可以。

食用禁忌

❶ 生姜辛辣、性温，吃多会伤胃、生热，特别是阴虚火旺的人，切不可过多食用。

❶ 目赤内热、痈肿疮疖、肺病、胃溃疡、高血压、糖尿病、痔疮以及胆囊炎、肾炎患者，都不宜多吃生姜，以免加重症状。

生姜砂仁蒸鲈鱼

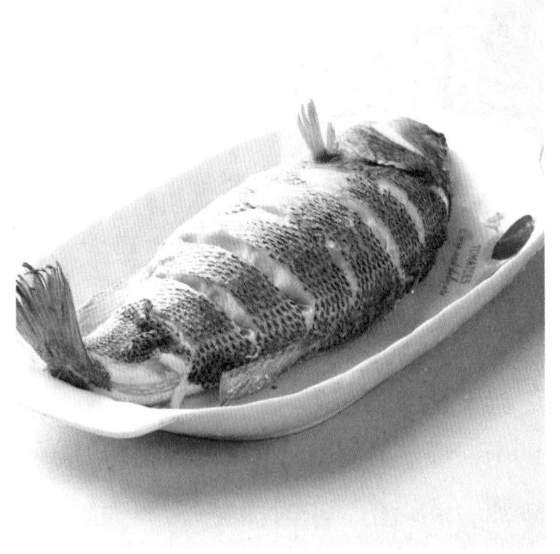

原料 鲈鱼1条，砂仁、生姜各10克，料酒、盐、香油各适量。

做法 1. 将砂仁洗净，沥干，捣成末；生姜去外皮，洗净，切成细丝。

2. 鲈鱼处理干净，抹干水分，把砂仁末、生姜丝装入鲈鱼腹中，置于大盘中。

3. 加入料酒、盐、香油和少许清水，置蒸笼内蒸至鱼肉熟透即可。

功效 暖胃，提升食欲。适用于胃寒、肢体寒冷、食欲不振者。

生姜羊肉粥

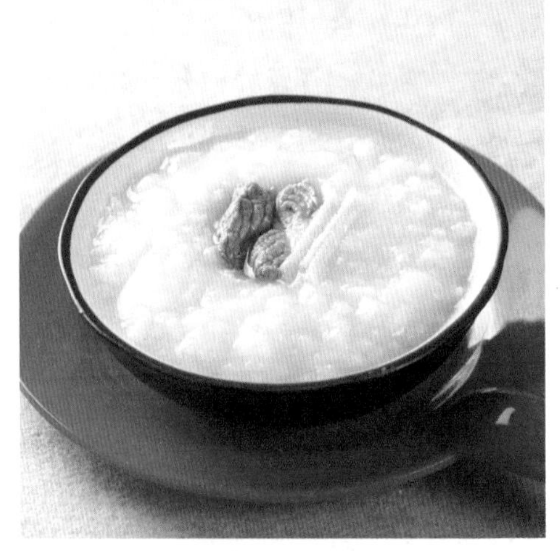

原料 生姜20克，羊肉100克，大米100克，料酒，盐各适量。

做法 1. 将生姜洗净，切片；羊肉洗净，焯水后取出，切成小块。

2. 锅内加清水，将大米放进去，加入羊肉、生姜及适量料酒，用大火煮开，改成小火慢煮。

3. 待粥成时，加盐调味即可。

功效 暖脾胃，散风寒，增进食欲。适合胃酸分泌不足、食欲不振、脾胃虚寒者。

炒米生姜粥

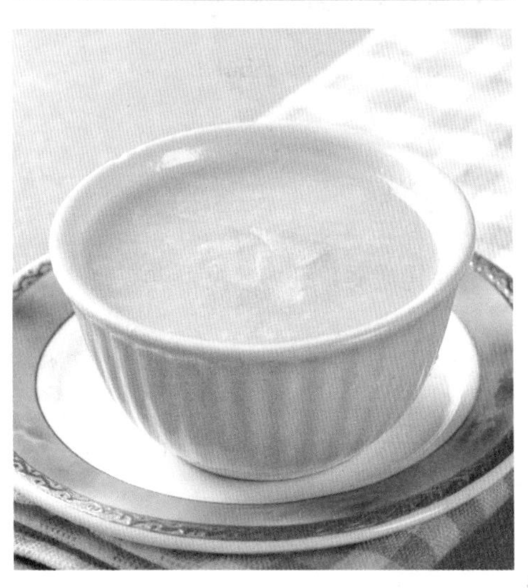

原料 大米50克，生姜30克，盐适量。

做法 1. 将大米淘净，炒至焦黄时，注入适量清水，烧开。

2. 将生姜洗净切薄片放入，小火慢熬成粥，下盐调匀。趁热空腹食用。

功效 温中和胃，祛寒止痛。适用于脾胃虚寒、脘腹冷痛、肠鸣腹泻、呃逆泛吐者。

红枣

补气健脾，养血安神

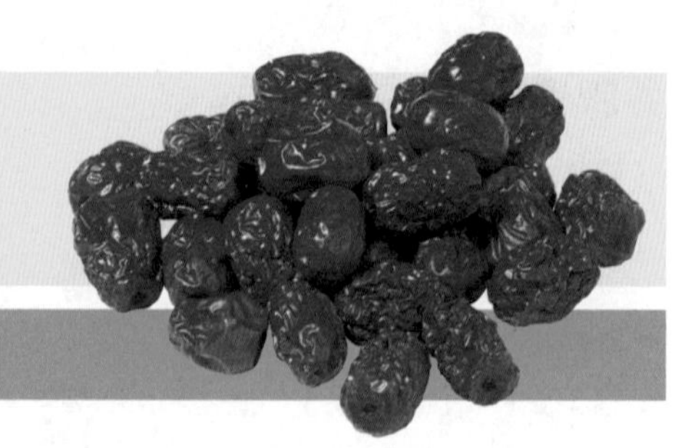

中医认为，红枣可以安中养脾，助十二经，平胃气，通九窍，益少气、少津，和百药。李时珍说："枣为脾之果，脾病宜食之。"

红枣中含有蛋白质、脂肪、碳水化合物、维生素等营养成分，经常吃鲜枣，可大大减少患胆结石的概率。

红枣可提高人体免疫力，抑制癌细胞的生成；其丰富的钙、铁成分既能防治骨质疏松，又能预防贫血。

老年人常食用红枣，可软化血管，降血压，预防心脑血管疾病。

女性常食用红枣，则能减少贫血症状的发生，更能调理体质。

儿童常食用红枣能促进发育生长、益智健脑。

食疗方

脾胃虚弱：红枣6枚，党参、砂仁各30克，制成丸常服。

胃炎：红枣、生姜、半夏各12克，煎汤饮用，可治胃部饱胀、呕吐、疼痛。

疲倦无力：红枣20克，党参、白术各30克，煎汤或者制成药丸均可。能增强食欲，补中益气。

躁郁症：红枣、甘草、小麦比例等分，煎水饮用。可养血安神，舒肝解郁。

高血压：红枣10枚，洋葱30克，芹菜根20克，糯米适量，煮粥食用。

失眠：红枣10枚，葱白7根，煎汤，睡前服。

心神不安：红枣10枚，加水煎煮服用，临睡前服用。

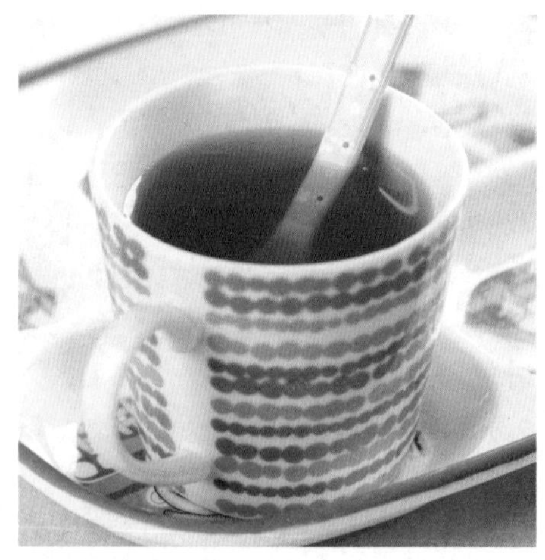

烹调小贴士

食用红枣最好的方法是煮熟，既不影响功效，又减少脾胃不适。

食用禁忌

❗ 红枣虽然可以经常食用，每次也不宜过多，否则会引起胃酸过多和腹胀，有损消化功能，引发便秘。

❗ 红枣性温，有内热者、大便秘结、湿痰、积滞、腹部胀气者，都不宜用多食红枣。

❗ 糖尿病患者最好不要食用红枣。

❗ 红枣糖分高，易霉变、腐烂，变质的红枣切勿食用。

养脾胃厨房

红枣栗子粥

原料 粳米 100 克，栗子 8 个，红枣 6 枚。

做法 1. 粳米洗净，用清水浸泡 30 分钟。

2. 将栗子煮熟之后去皮，捣碎；红枣洗净去核。

3. 将粳米、捣碎后的栗子、红枣肉放入锅中，加清水煮沸，转小火煮至粳米熟透即可。

功效 补血益气，健脾养胃。适合身体虚弱、脾胃不运者。

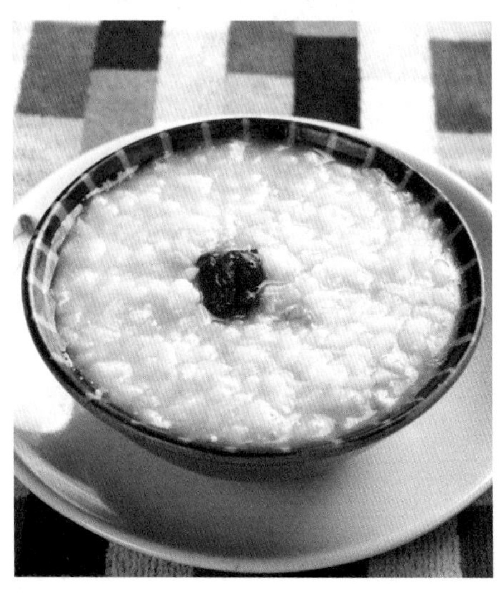

山药红枣粥

原料 糯米 250 克，山药 50 克，红枣 10 枚。

做法 1. 山药去皮切碎，红枣浸泡去核洗净。

2. 糯米浸泡 20 分钟，加适量水，用大火煮开，改用小火煮 30 分钟。

3. 待米粥八成熟时放入红枣、山药，继续煮 15 分钟即成。

功效 补虚养胃，健脾养容。适合脾胃虚弱、营养不良、贫血者。

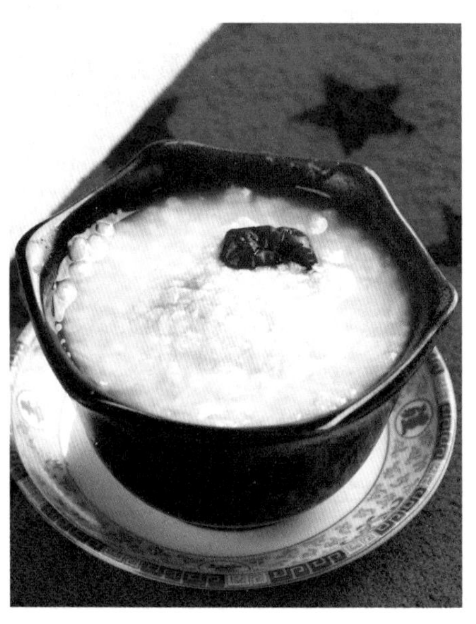

糯米红枣

原料 红枣 20 枚，糯米粉 100 克，白芝麻 10 克，蜂蜜 20 克，桂花 3 克。

做法 1. 将红枣用清水浸泡 2 小时，去核。

2. 糯米粉用开水搅拌，揉成细滑的面团状，取一小块糯米面团，团成红枣大小的长圆形状，然后塞进去核的红枣中，轻轻捏合，放在盘子中。

3. 将做好的糯米红枣放进锅中，隔水大火蒸 10 分钟，浇上蜂蜜，撒上芝麻和桂花即可食用。

功效 香甜养胃，温软促食欲，适合食欲不佳、消化不良、贫血者。

薏仁

补脾健胃，祛湿益气

薏仁味甘，归脾、胃经，有利水消肿、健脾去湿、舒筋除痹、清热排脓等功效。

薏仁的祛湿利水功效显著，对身体有湿、水肿者效果明显。

女性经常食用薏仁，能光滑皮肤，消除色素斑点沉着，还可以祛除扁平疣，防止脱发；对脱屑、痤疮、皲裂、皮肤粗糙也有改善作用。

肥胖者可常食薏仁，有很好的瘦身效果。

薏仁中的水溶性膳食纤维可降低血液中的胆固醇和甘油三酯，起到预防高血压、高血脂、中风的作用。

薏仁富含硒元素，能有效抑制癌细胞的增殖，可用于胃癌、子宫颈癌的辅助食疗。

食疗方

水肿： 薏仁50克，郁李仁15克，将郁李仁研细，同薏仁共煮粥，每日两次。

长斑： 将鲜奶煮沸，加入适量薏仁粉，搅拌均匀后食用。

湿重腰痛： 薏仁50克，白术15克，以水煎服，每天1次，连服1周。

久风湿痹： 薏仁适量，研成细末，和大米煮粥，每日服用。

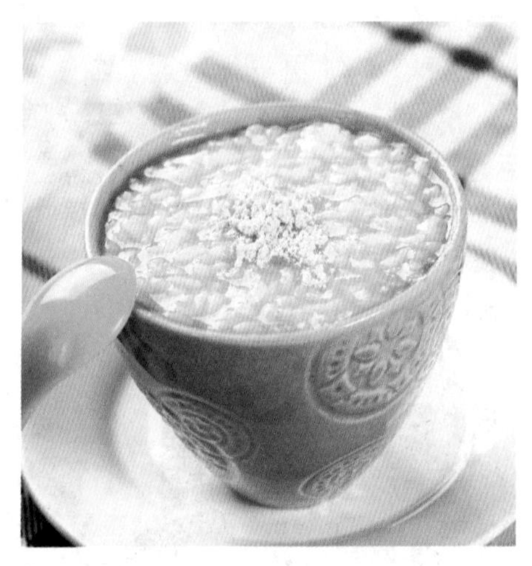

烹调小贴士

薏仁较难煮熟，在煮之前需以温水浸泡二三小时。

薏仁虽然含淀粉，但熬煮后不会很稠。若很容易煮黏稠，则有可能含有添加剂。

食用禁忌

❗ 薏仁中所含的糖类黏性很高，不利于消化，一次不可食用过多。

❗ 大便干燥者、脾虚无湿者，不宜多食薏仁。

❗ 薏仁性凉，身体虚寒者及经期女性不宜食用。

养脾胃厨房

薏仁冬瓜排骨汤

原料 薏仁 30 克，排骨 150 克，冬瓜 100 克，冬菇 3 朵，姜 2 片，盐适量。

做法 1. 将薏仁、排骨洗净；薏仁用水泡 3 小时、冬瓜洗净、切块；姜切片；冬菇泡发，切开。

2. 将排骨先用水煮一下，滤去血水。

3. 砂锅放水，下入排骨、薏仁、冬瓜、姜，盖上煲盖，水开后关小火，煲 50 分钟左右，加盐即可。

功效 清热解毒，健脾祛瘀。适合高血压、动脉硬化、单纯性肥胖以及脂肪肝、高血脂，脾胃虚弱者。

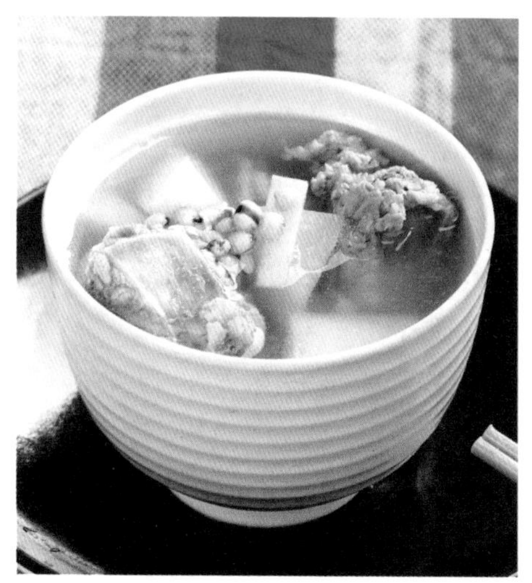

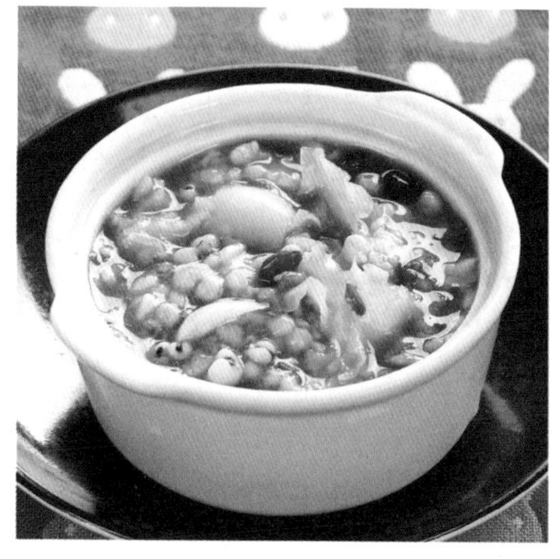

薏仁红豆粥

原料 薏仁、红小豆、大米各 25 克，百合、枸杞子、核桃仁、银耳各少许。

做法 1. 将红小豆、薏仁分别淘洗干净，放入清水中浸泡 3 小时；大米洗净；银耳泡发，清净，撕成小块，蒸熟；百合、核桃仁、枸杞子分别洗净备用。

2. 锅中加入适量清水，放入薏仁、红小豆，小火煮至米粒变软。

3. 加入大米、枸杞子、百合、核桃仁，用小火煮至熟，最后放入银耳搅匀，即可出锅。

功效 化湿清热，消渴健脾。适合脾胃寒湿、身重湿困、胃脘痞满者。

薏仁银耳羹

原料 薏仁 150 克，银耳 5 克，糖桂花 5 克，白糖适量。

做法 1. 薏仁放入清水，浸泡 2 小时；银耳泡发后撕成小片。

2. 将泡好的薏仁放进砂锅内，加适量清水煮开，放入银耳，改为小火慢慢煮。

3. 待薏仁粥煮到黏稠时，放入白糖，搅匀后放入糖桂花即可。

功效 滋阴润肺，养胃生津。适合有慢性老胃病、胃炎、食欲缺乏者。

豇豆

健脾胃，和五脏

豇豆味甘，性平，归肺、脾、肾经。中医认为豇豆有“治脾土虚弱，开胃健脾”的功效，对动脉硬化、高血压、水肿、消化不良、便秘等都有较好的辅助食疗效果。

豇豆中的B族维生素有维持正常的消化腺分泌和促进胃肠道蠕动的功能，可以抑制胆碱酶活性，帮助消化，增进食欲。

豇豆中的磷脂能促进胰岛素分泌，参与糖代谢，是糖尿病患者的理想食品。

老年人可多食用豇豆，豇豆内的膳食纤维有润肠通便的效果，有助于改善老年便秘。

食疗方

腹胀：生豇豆20克，捣碎用温水冲服。

脾虚：豇豆50克，粳米50克，同煮成饭，调味食用，可益气、健脾，改善小儿病后脾胃虚弱。

白带过多：豇豆50克，鸡肉200克，炖服。

腮腺炎：生豇豆30克，捣成泥状，敷于患处，一日一次。

脾虚泄泻：嫩豇豆、香菇各适量，煮汤食。

腹胀、嗳气：生豇豆适量，细嚼咽下，用于食积腹胀、嗳气。

烹调小贴士

豇豆营养丰富，不宜长时间烹煮，最好熟透即食。

儿童食用豇豆应切碎，老人食用则最好用晒干的豇豆，大火煮透再吃。

食用禁忌

❗ 豇豆一般可炒食，也可与大米煮粥，但不能一次食用过多，否则会产生胀气。

❗ 气滞便结者不宜食用豇豆。

豇豆烧排骨

原料 猪排骨 500 克，干豇豆 100 克，酱油、盐、胡椒粉、料酒各适量。

做法 1. 猪排骨斩成长块；干豇豆温水泡发后漂洗净，切段；姜切片。

2. 炒锅置火上，油烧至六成热时，下排骨爆炒，待水干后，下料酒、姜片、酱油继续翻炒。

3. 待排骨上色后，加足水烧开，改小火烧焖，至八成熟时，下豇豆，待排骨烧熟，下盐、胡椒粉收汁即成。

功效 健脾温胃，提升食欲。适合胃口不佳者食用。

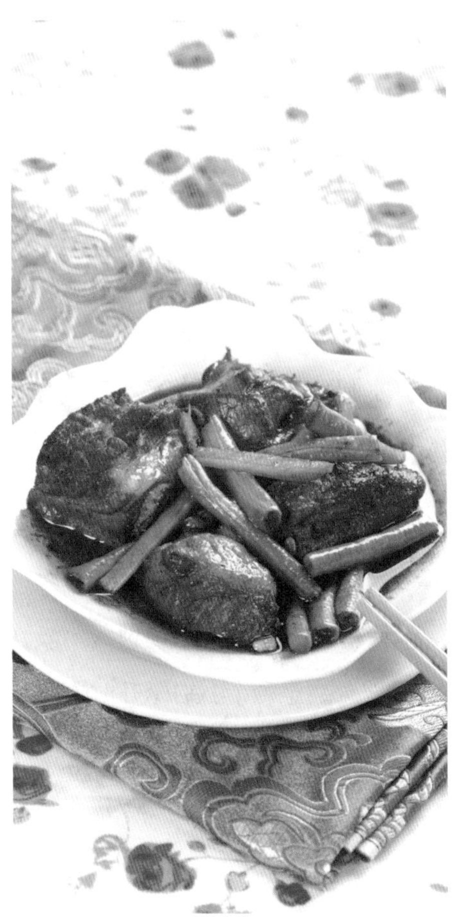

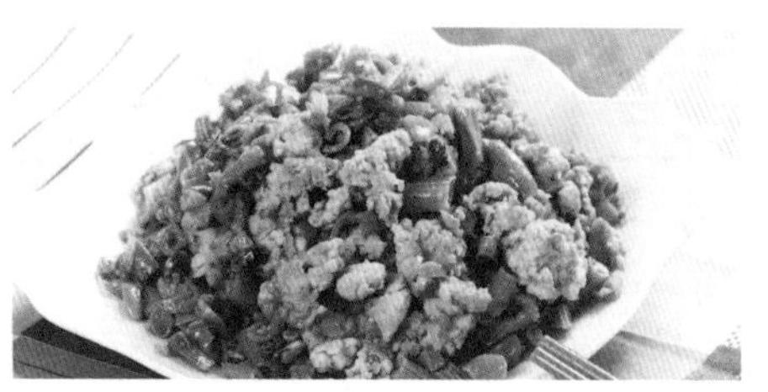

豇豆炒肉末

原料 豆角 250 克，猪肉末 100 克，姜、干辣椒、料酒、老抽、香油、植物油、白胡椒粉、白糖各适量。

做法 1. 豆角放在有少量盐和植物油的沸水中焯 2 分钟，捞出用凉水冲一下，切成小粒。

2. 猪肉末放入碗中，倒入料酒、老抽、植物油、白胡椒粉，抓拌均匀后腌制 5 分钟；姜去皮切碎、干辣椒剪成小段。

3. 锅中倒入油，五成热时放入姜末和辣椒段，煸出香味后放入肉末，迅速炒散至肉末变色变熟。

4. 放入豆角粒，改成中火煸炒 2~3 分钟。

5. 再放入少许生抽、白糖，翻炒均匀后滴入几滴香油即可。

功效 开胃健脾，提升食欲。适合胃口不佳者食用。

鱼香豇豆

原料 豇豆 350 克，辣椒、葱、姜、蒜、花椒、食用油、白糖、盐、酱油、醋各适量。

做法 1. 将姜、蒜、葱切成细碎末，然后与白糖、酱油、醋调匀，做成鱼香汁备用；豇豆洗净，切段，焯水后捞出。

2. 锅内加油，烧至八成热，放入辣椒、花椒，炝出香味后放豇豆，大火翻炒。

3. 豇豆炒到九成熟时，倒进调好的鱼香汁，加少许盐炒匀即可。

功效 开胃健脾，促进食欲。适合食欲不振、胃口不佳者。

白扁豆

补脾虚，治泄泻

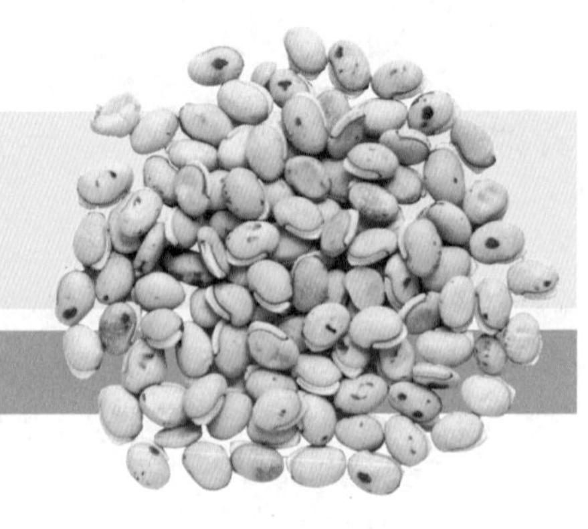

白扁豆性平，味甘，归脾、胃经，具有健脾胃、清暑湿等功效。《本草纲目》称白扁豆为“脾之谷”，认为白扁豆能“止泄痢，消暑，暖脾胃，除湿热，止消渴”。中医常用于便溏、腹泻而伴有饮食减少、食欲不佳、疲乏无力等症状。

女性若平时有白带过多、带下色白或淡黄，清稀无臭，伴有倦怠便溏者，也可经常食用白扁豆。

白扁豆除了能健脾化湿外，还具有消暑的功效，《千金方》中就有单用白扁豆煎水喝治疗暑湿吐泻的记载。

白扁豆富含淀粉酶，可降低血糖，故也很适合高血糖者食用。

食疗方

腹泻：白扁豆30克，绿豆50克，两者共煮成粥，空腹随量食用。

胃病：白扁豆、生姜各15克，枇杷叶、半夏、人参、白术各3克，诸药磨成粉，用水煎服，分4次服完。

食滞腹痛：炒白扁豆15克，陈皮5克，山楂15克，一同放入砂锅，加适量清水，大火煮沸，小火熬煮20分钟。适用于食滞腹痛、腹胀、腹泻者。

食欲不振：炒白扁豆30克，山药30克，芡实15克，粳米100克，洗净，一同放入砂锅，加适量清水，大火煮沸，小火熬煮至米烂、白扁豆软烂即成。适用于平素倦怠乏力，脾胃不足而见食欲不振、大便溏薄或是带下色白清稀量多者。

水肿：白扁豆适量，炒制后磨成粉食用。每天3次，成年人每次9克，儿童每次3克，以米汤送服。

白带过多：白扁豆适量，加适量清水煮，代茶饮用。

肾炎：白扁豆50克，以250毫升清水煎煮，至剩余100毫升时饮用，每天1次，连服7天，然后可停服3天，再继续服7天。

烹调小贴士

白扁豆不易煮烂，煮之前洗净，然后用清水浸泡3小时以上，煮起来更容易烂熟。

食用禁忌

❗ 白扁豆虽然可以长期食用，但是要注意，若是平素体质虚寒的人则不宜久食，外感风寒者伤风期间也不宜食用。

养脾胃厨房

白扁豆红汁猪皮

原料 白扁豆100克，猪皮500克，姜片、葱花、大蒜、食物油、酱油、盐各适量。

做法 1. 将白扁豆充分泡发，放入锅内，放姜、蒜、盐煮；猪皮洗净，焯水，剔除皮下脂肪，切成长条。

2. 在锅里加少量食物油，放入蒜末炒香，加清水适量，放猪皮、酱油，大火烧开，小火煮至猪皮软糯。

3. 将煮好的白扁豆与猪皮混合，撒上葱花即可食用。

功效 养胃美容。适合体质虚弱、食欲不强的女性、老人及儿童食用。

薏仁扁豆粥

原料 薏仁、白扁豆各50克。

做法 将薏仁、白扁豆洗净，浸泡3小时以上，然后下锅加水煮成粥即可。

功效 每天早晚餐各喝一碗，可强健脾胃，去湿气，促进肠胃吸收，还可预防感冒。体内湿重而没有食欲、身体慵懒者宜常食。

山药扁豆粥

原料 粳米100克，鲜山药200克，白扁豆20克，白糖适量。

做法 1. 将鲜山药洗净，去皮切片；粳米、白扁豆加适量清水煮至半熟。

2. 加入山药片，煮成粥，加适量白糖即可。

功效 补益脾胃，调中固肠。可防治小儿疳积。

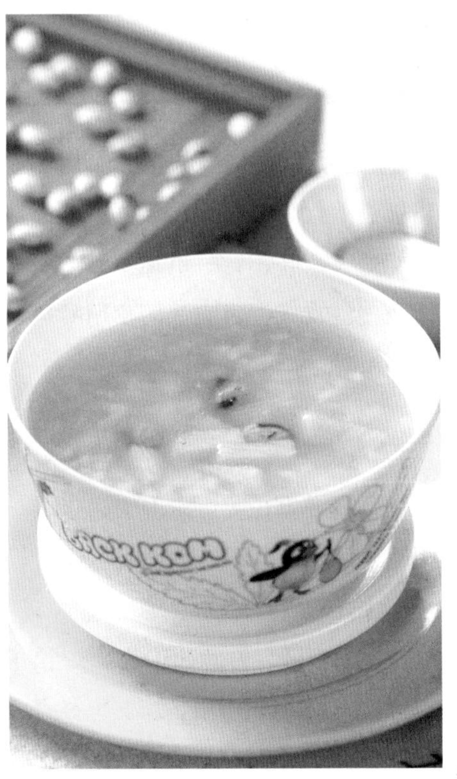

鲫鱼

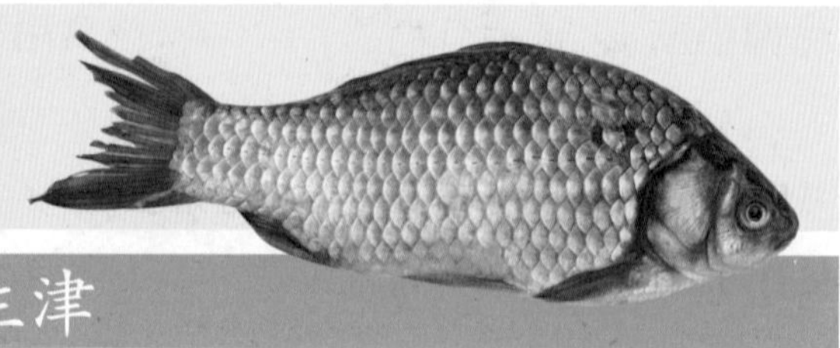

调胃实肠，益脾生津

鲫鱼性温，味甘，归脾、胃、大肠经，有健脾养胃、强身壮体的功效。《本草经疏》中说："鲫鱼甘温，能益脾生肌，调胃实肠，与病无碍，诸鱼中惟此可常食。"对于脾胃不足的人来说，鲫鱼是理想食物。

中老年人及病后虚弱者食用鲫鱼，可以补虚。

产后女性多食鲫鱼，能促进乳汁分泌，还能开胃健脾，补充营养。

儿童食用鲫鱼，可开胃强身，增强体质。

鲫鱼富含蛋白质，经常食用不但可促进消化吸收，还能增强身体的抗病能力，有肝、肾、高血压、心脏病以及慢性支气管炎者都可食用鲫鱼来滋补和调养。

食疗方

脾胃虚寒： 鲫鱼500克，胡椒2克，陈皮、砂仁各10克，大蒜3瓣（拍破），将各料放入鱼腹，煮熟后食用。

脾虚多汗： 鲫鱼250克，金樱子15克，同煮成汤服用，可健脾补虚，固精止泄。

水肿： 鲫鱼1条，与赤小豆30克一起煮汤食用。

乳少： 鲫鱼1条，加通草15克，同煮成汤，食鱼喝汤。

肝硬化： 鲫鱼1条，冬瓜皮30克，煮成汤食用，不加盐，一次食完。

麻疹： 鲫鱼1条，豆腐200克，同煮汤服食，可清热除麻疹。

神经衰弱： 鲫鱼肉100克，糯米适量，煮粥食用。

产后缺乳： 鲫鱼1条，花生仁100克，煮汤食用。

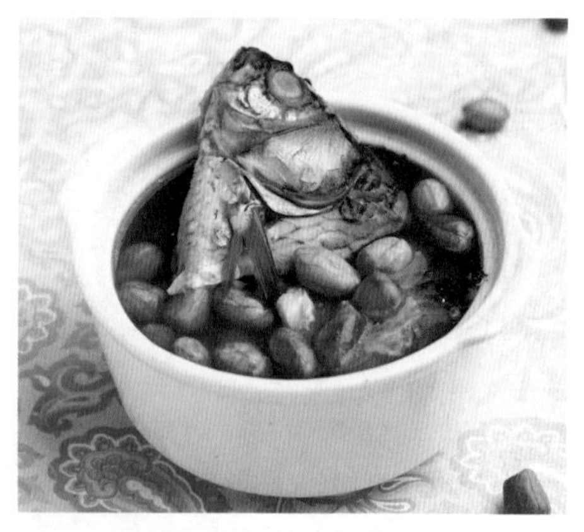

烹调小贴士

鲫鱼在下锅前，应去掉咽喉齿（位于鳃后咽喉部的牙齿），这样做出的鲫鱼泥味不会太重。

食用禁忌

❗ 感冒发热期间不要食用鲫鱼。

❗ 鲫鱼子的胆固醇较高，老年人要少吃。

养脾胃厨房

萝卜丝鲫鱼汤

原料 鲫鱼1条，白萝卜200克，木耳10克，植物油、盐、葱、姜各适量。

做法 1. 鲫鱼清洗干净，去掉腹中的黑膜，在鱼身两边各划两刀；木耳用温水泡发；葱、姜切末；萝卜洗净、切丝备用。

2. 将鲫鱼擦干水分，用生姜在锅里涂一下以防粘锅，然后倒油烧热，将鲫鱼下锅煎至两面金黄。

3. 往锅里加入开水没过鱼（一定要加开水，才能煮出奶白的鱼汤），加入葱、姜煮至沸腾，加入木耳和萝卜丝。

4. 盖上锅盖，中小火慢炖20分钟，炖至汤色奶白，加盐即可。

功效 健脾养胃，益气。适合胃口不佳、腹胀，及术后体虚者。

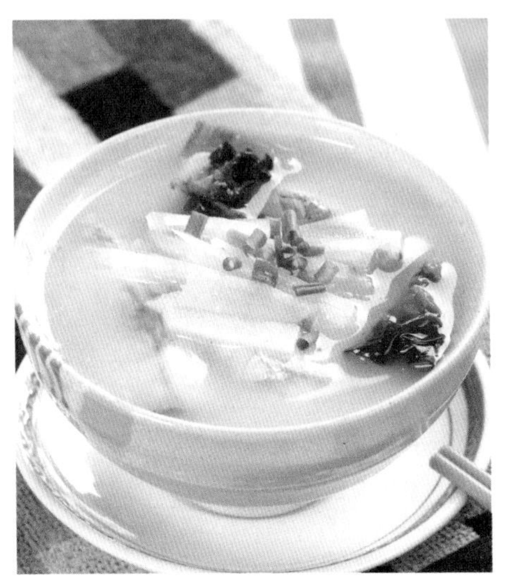

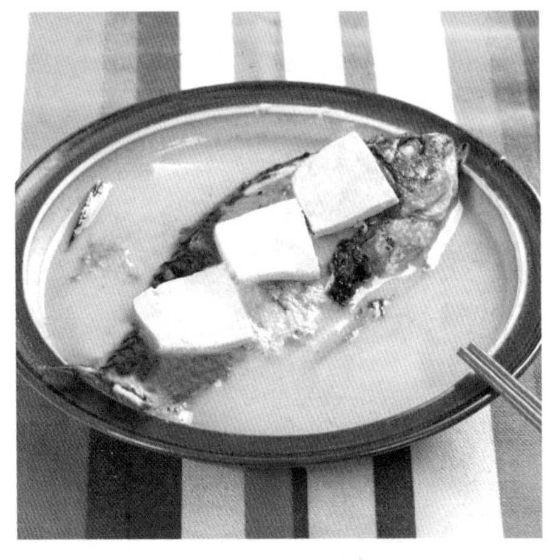

豆腐鲫鱼汤

原料 鲫鱼2条，豆腐300克，葱段、姜片、盐、植物油各适量。

做法 1. 鲫鱼去鳞、鳃及内脏，清洗干净，抹上盐，腌制10分钟；豆腐切块。

2. 炒锅烧热，放油，油热时放入鲫鱼，煎至两面金黄，加入葱段、姜片、适量开水，大火煮3分钟后转小火煮5分钟。

3. 放入豆腐块，继续煮5分钟，加盐调味即可。

功效 开胃健脾，去湿利水。适合体质虚弱、有水肿或小便不利者。

糖醋鲫鱼

原料 鲫鱼2条，葱、姜、植物油、料酒、醋、酱油、白糖、盐各适量。

做法 1. 将鲫鱼处理干净，控干水分；姜切成片，葱打结。

2. 在锅内加入植物油，七成热时，将鱼放入用小火慢煎至两面金黄，盛出来待用。

3. 另起锅，将鱼放入，加入姜、葱、白糖、料酒、酱油、醋，添加适量清水，大火烧开后改小火慢炖5分钟，收汁即可。

功效 开胃，增加食欲。适合食不知味、精力不足、慵懒惰怠者。

芡实

补脾益气，固肾涩精

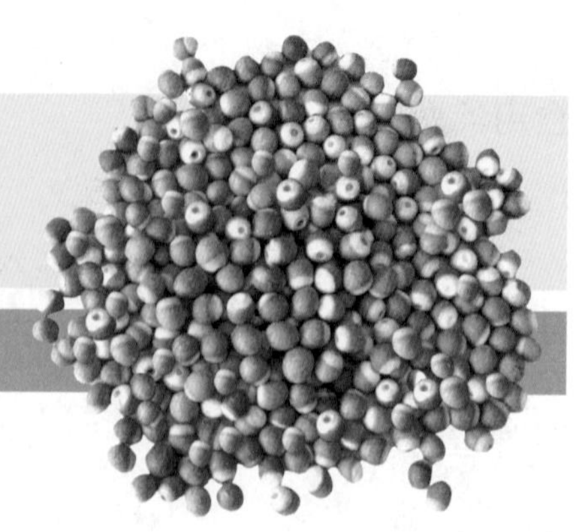

芡实也叫鸡头米，性平，味甘、涩，有补脾肾、祛暑湿的功效。芡实补而不峻，防燥不腻，有收涩之效，所以中医经常用它来治疗梦遗、滑精、遗尿、尿频、久泻、带下等症。

芡实容易被人体消化吸收，能调整脾胃功能。

儿童食用芡实能让脾胃健运，不积食。

老年人多吃芡实，能补脾益气，还可固肾涩精。

食疗方

脾肾两虚：芡实、山药、茯苓、白术、薏仁、白扁豆各200克；人参50克，一起入锅炒黄，研末。每次取5克，温水送服，每日1次。

小便频数：芡实、连子、白茯苓各100克，共研为末。每次取5克，空腹服下。

带下：芡实粉、白茯苓粉等分，加蜂蜜做成药丸，每天服用1次，每次30克。

滑精：芡实、莲须、沙苑子各100克，龙骨、牡蛎各50克，共同研磨成粉，加莲子粉做成丸，每天1次，温水送服，每次10克。

遗精：芡实、乌梅、龙骨、莲花蕊各50克，焙干研末，然后用山药糊做成芡实大小的药丸，每天1次，1次10丸，以温酒送服。

烹调小贴士

食用芡实如果想要达到补脾的效果，要煮熟才行，否则反会使脾胃受损。

食用禁忌

❗ 芡实一次不宜食用过多，否则会不消化，发生腹胀。

❗ 芡实性收敛，大便秘结者不宜食用。

❗ 小便赤热者，及产妇不宜食用芡实。

莲子芡实粥

原料 糯米100克，莲子40克，芡实40克，冰糖15克。

做法 1. 糯米、芡实淘洗干净，用冷水浸泡3小时，捞出沥干水分；莲子洗净，用冷水浸泡回软，除去莲心。

2. 锅中加入约2000克冷水，将莲子、芡实、糯米放入，大火烧沸，改小火熬煮成粥，下冰糖调味，再稍煮片刻即可。

功效 健脾益气，养肾涩精。适合心脾两虚、失眠多梦、心悸、健忘及遗精、滑精者。

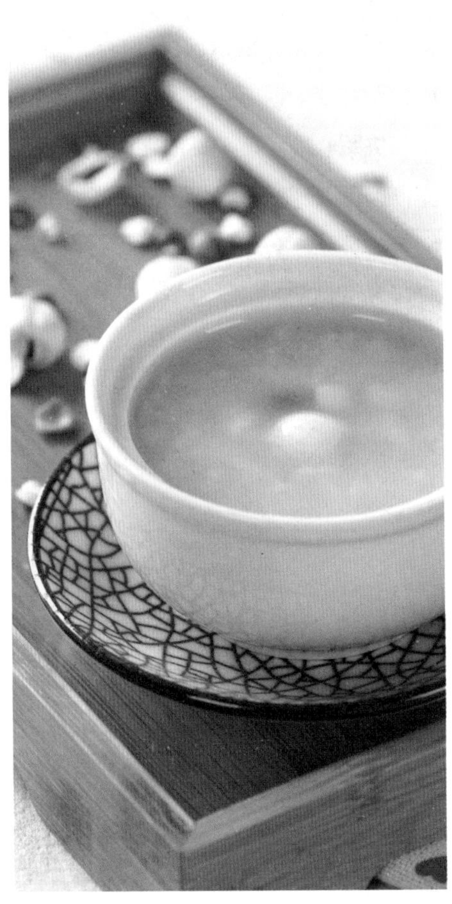

茯苓芡实粥

原料 粳米40克，茯苓15克，芡实20克，白糖20克。

做法 1. 将茯苓洗净，捣碎备用；芡实淘净；粳米淘净备用。

2. 在砂锅里加适量清水，放入茯苓和芡实煮至软烂，再加入粳米煮成粥，最后加入适量白糖调味即可。

功效 健脾补虚，利水。适合体有湿热、不思饮食者。

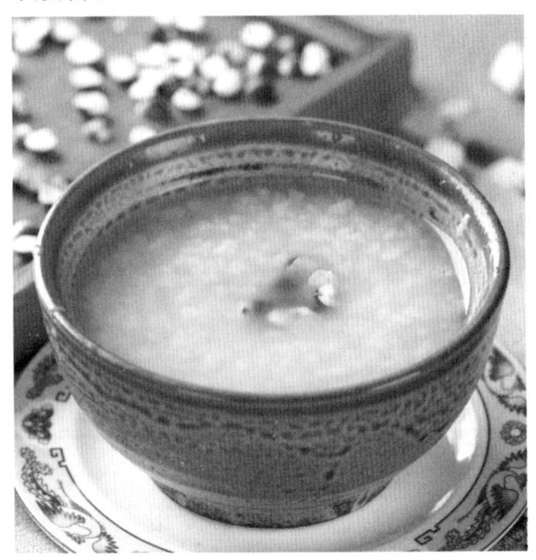

芡实山药鲫鱼汤

原料 芡实100克，山药200克，茯苓、苍术各15克，鲫鱼1条，植物油、盐、姜片、葱段各适量。

做法 1. 将鲫鱼处理干净；山药去皮，切块。

2. 锅内放植物油，加热，将煎鲫煎至两面微黄时放入姜片，加水，加入芡实、山药、茯苓、苍术，大火煮沸。

3. 改小火慢煮1小时，待芡实熟透后，加盐、葱花，即可出锅。

功效 养脾胃，祛湿气。适合体湿痰结、气力不足者。

莲子

益脾固涩，疗虚弱

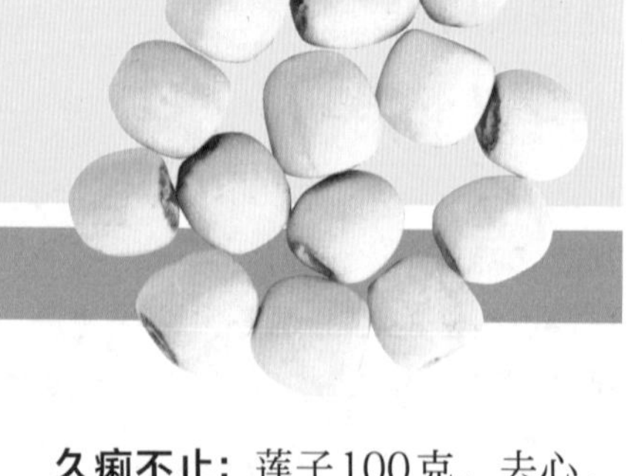

莲子性寒、味苦，归脾、肾、心经，具有健脾益气、安神等功效。莲子收敛、强壮，常食可安心止泻，厚肠胃。李时珍在《本草纲目》中说："莲之味甘，气温而性涩，禀清芳之气，得稼穑之味，乃脾之果也。"

莲子性质温凉，对于内燥、目赤、心神烦乱等上火症状都很有作用。平时有失眠症状的人，可以食用莲子来安神养心。莲子的清热效用还能用来辅助治疗高血压病，缓解头昏脑胀等问题。

儿童食用莲子，可促进消化，提升食欲，改善脾胃虚弱。

男性经常食用莲子，可固精益肾，滋补元气。

老年人食用莲子，能有效缓解心烦失眠、多梦等问题。

食疗方

胃弱不消化： 莲子、粳米各200克，茯苓100克，炒后研末，加白糖调和，每日取15克，以温水送服。

久痢不止： 莲子100克，去心，研末，每日1次，每次10克，以米汤送下。

虚热： 莲子30克，炙甘草10克，炒白术15克，赤石脂20克，以水煎服，每日1次。

口腔溃疡： 莲子15克，甘草10克，绿茶5克，泡水饮用，每日1剂。冲饮至味淡。

失眠心烦： 莲子心20克，酸枣仁5克，远志10克，以水煎服，每日1次。

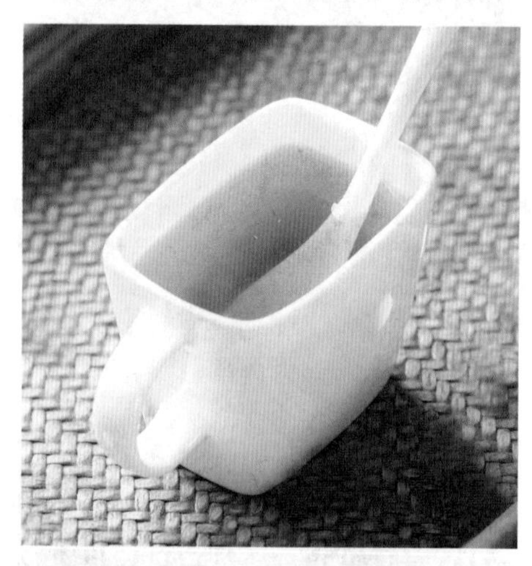

烹调小贴士

干莲子在煮前要先用清水浸泡2个小时才易煮熟。

食用禁忌

❗ 莲子不宜长期食用，一般食用一段时间可隔一段时间再食，长期服用容易产生腹泻，特别是莲子心，除非医嘱，不宜长期泡水饮用。

❗ 生莲子不要多吃，容易产生呕吐、腹泻等症状。

养脾胃厨房

山药莲子薏仁粥

原料 山药（干）30 克，莲子 30 克，薏仁 30 克。

做法 1. 莲子去心，洗净；山药、薏仁分别洗净。

2. 将莲子、山药、薏仁一同放入锅中，加水适量，用小火煮熟食用。

功效 健脾补肾、清心宁神。适用于脾虚食少、四肢疲倦、肾虚尿频、心虚健忘者。

莲子百合粥

原料 莲子（带心）25 克，鲜百合 50 克，粳米 100 克。

做法 1. 将莲子、百合分别洗净，粳米淘洗干净。

2. 将莲子与粳米先放入锅中，加适量水一起煮烂成粥，最后再放入百合煮 5 分钟即可。

功效 滋阴生津养胃，清热除烦。适合胃阴不足、胃火偏盛者。

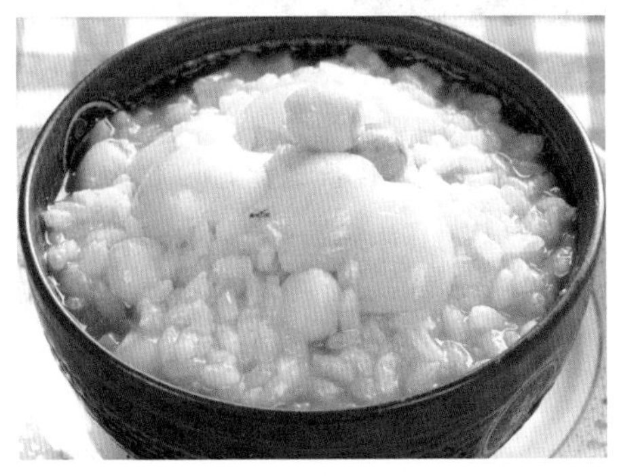

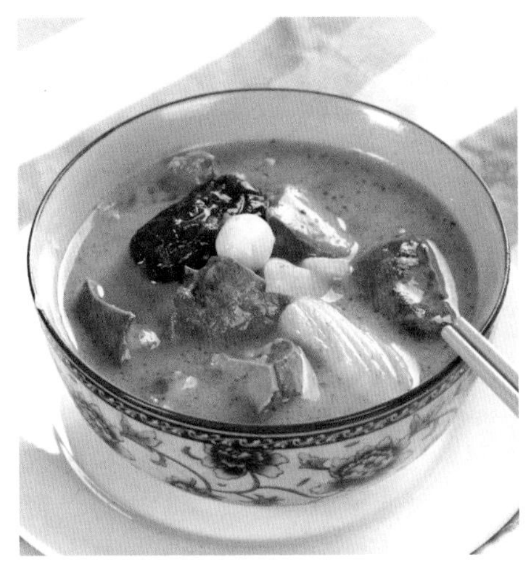

莲子猪心汤

原料 猪心 100 克，莲子 25 克，红枣 10 枚，桂圆肉 10 克，葱段、姜片、酱油、盐、香油各适量。

做法 1. 将猪心洗净，除去血管内的积血，切成小块，莲子去心，红枣、桂圆肉洗净。

2. 锅里放植物油烧热，将葱段、姜片爆香，加酱油、盐、清水，放入猪心、莲子、桂圆肉、红枣，大火煮沸，小火煮至莲子酥软。

3. 出锅前淋入香油即可。

功效 补益心脾，养血安神。适合精神压力大、失眠心烦者。感冒发热时不宜食用。

红枣莲子羹

原料 莲子 30 克，银耳 5 克，红枣 10 枚，冰糖 30 克。

做法 1. 将莲子用清水浸泡；银耳泡发，洗净，撕成小片；红枣去核，浸泡备用。

2. 锅中加适量清水，放入莲子、银耳、冰糖，大火煮沸后改小火煮 30 分钟。

3. 待莲子煮透，银耳变得软糯时，放入红枣，继续煮 10 分钟即可。

功效 滋阴养胃、润肺生津。适合口中有异味，自觉口苦者。

玉米

促消化，防便秘，抗衰老

玉米性平，味甘淡，归胃经、肾经，具有调中开胃、益肺宁心、清湿热、利肝胆、延缓衰老等功效。主治脾胃不健、小便不利、高血脂、冠心病。《本草纲目》认为玉米有“开胃调中”的作用。《本草推陈》中说它“为健胃剂，煎服亦有利尿之功”。

玉米属于粗粮，富含膳食纤维，可以有效刺激肠胃蠕动，加速胃的消化，从而起到缓解便秘、排毒养颜、降低血脂的作用。

儿童常吃玉米粥可改善消化不良。

女性常吃玉米可柔肤美容，轻松减肥。

中老年人常吃玉米可延缓衰老，还可以改善习惯性便秘。

食疗方

消化不良：鲜玉米粒100克，刺梨（干）20克，煎成浓汤食用。

咳嗽：玉米须30克，陈皮10克，用水煎服，每日1剂。

膀胱炎：玉米须30克，车前子15克，甘草6克，以水煎服，每日1次。

尿路感染：玉米须30克，玉米芯60克，以水煎煮，去渣，代茶饮。

高血压：玉米须30克，西瓜皮（干）50克，加水熬汁，去渣，每日分3次饮服。

尿结石：玉米须50克，用适量清水煎服。

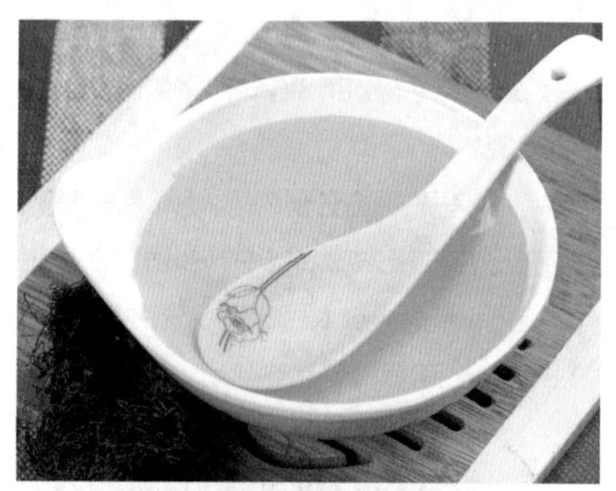

烹调小贴士

玉米面有粗细之分，以粗玉米面为佳，因为其中赖氨酸含量会更高。

玉米蛋白质中缺乏色氨酸，单一食用玉米易发生癞皮病，故宜搭配豆类食品。

食用禁忌

❗ 婴儿多食玉米会引起消化不良，伤害肠胃。

❗ 发霉的玉米不可食用，因为玉米发霉后会产生黄曲霉菌，有高致癌风险。

❗ 食用玉米时要注意细嚼慢咽，吃得过快、过多，都会引起消化压力，从而导致胃胀。

养脾胃厨房

玉米菠萝青豆汤

原料 鲜嫩玉米 400 克，菠萝 1 个，枸杞子 15 克，青豆 25 克，冰糖 250 克，水淀粉适量。

做法 1. 将玉米洗净，加适量水，蒸 15 分钟取出；菠萝切小丁，枸杞子用水泡一下。

2. 锅中加水和冰糖煮化，放入玉米、枸杞子、菠萝丁、青豆，煮沸，用水淀粉勾芡即可。

功效 提升食欲，促进消化。适合食欲不振、消化不良、大便不畅者。

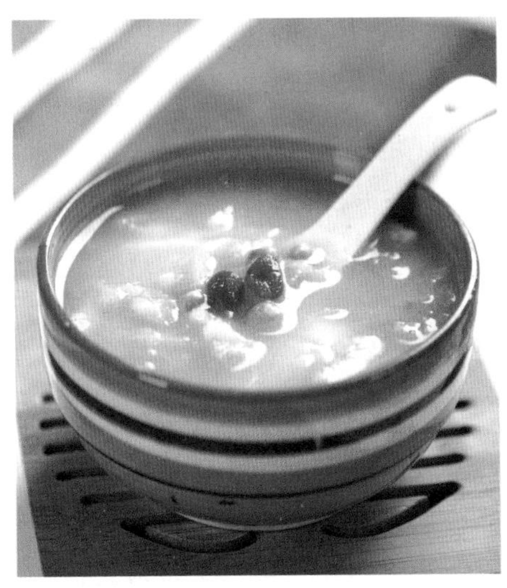

香菇玉米粥

原料 玉米粒 50 克，大米 70 克，鲜香菇 3 朵，火腿、胡萝卜各 30 克、葱花、盐、色拉油各 5 克。

做法 1. 将香菇、火腿、胡萝卜都切成小粒。

2. 大米浸泡 1 小时，沥干水分，倒入色拉油搅拌均匀，然后与香菇一起放进锅中，加清水煮开。

3. 将胡萝卜粒、玉米粒放进粥中，慢慢搅动，煮至粥快好时，加入火腿粒、盐及葱花，略煮即可出锅。

功效 开胃醒脾，滋补虚弱。适合身体虚弱、精神不足、消化不佳者。

玉米虾仁

原料 虾仁 250 克，甜玉米 250 克，青椒 30 克，料酒 3 毫升，鲜汤 100 毫升，盐、水淀粉各适量。

做法 1. 将虾仁洗净，装入碗内，加入盐、料酒、水淀粉拌匀；青椒洗净切丁。

2. 炒锅注油烧至六成热，倒入虾仁，炒熟取出。

3. 炒锅注油烧热，下入青椒翻炒至断生，倒入甜玉米、虾仁煸炒，加入鲜汤、盐，翻炒几下，用水淀粉勾芡，出锅即可。

功效 有强健脾胃的功效。

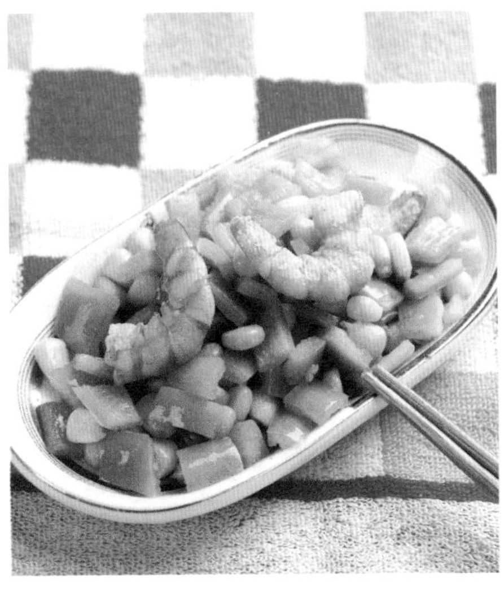

香菇

益胃助食，降压降脂

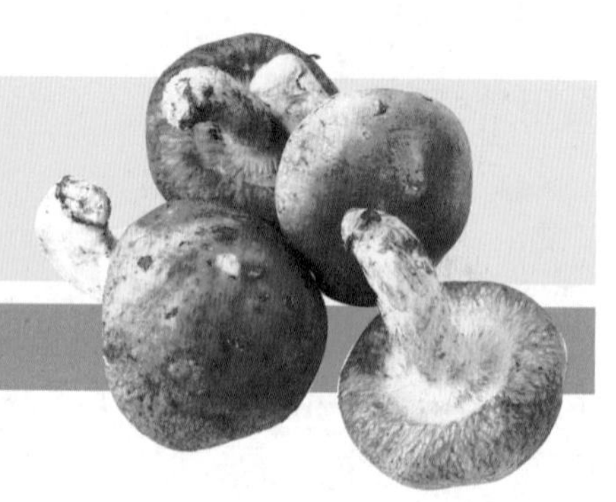

香菇是高蛋白、低脂肪食物，含有多糖、多种氨基酸和维生素。中医典籍中记载：香菇，食中佳品，大能益胃助食，常食有养后天脾胃之功。香菇菌盖部分含有双链结构的核糖核酸，可提高人体免疫力。

女性常吃香菇有健脾胃、益智安神、美容养颜的食疗功效。

腹部脂肪较厚的人多吃香菇，有一定的减肥效果。

高血压病、高脂血症患者常吃香菇，能起到降低胆固醇、降血压的辅助作用。

食疗方

胃肠不适：香菇3朵，切碎，加水煎煮，取汤饮用。

呕吐：香菇3朵，浸于热水内，泡15~20分钟，待水微黄饮用，用于食物中毒引起的呕吐和泄泻。

贫血：香菇5朵，清水煎服，1日1次，连服2个月，可治营养不良及轻度失血性贫血等。

高脂血症：香菇3朵泡发，洋葱半个，加调味料一起炖煮。经常食用，有助于改善症状。

麻疹：香菇3朵，鲜芦笋100克，煎水饮用，1天1次，分2次服下。

发热：香菇3朵，薄荷5克，各自煎汁，混合服用。1日2剂，趁热服下，连服3日，可辛凉透表。

烹调小贴士

香菇味美是因为含有鸟苷酸，需要在80℃左右的热水中浸泡才能水解，释放出鲜味，所以干香菇最好先用80℃的热水泡发。

泡发香菇的水也不要丢掉，水中已溶解了很多营养物质。

食用禁忌

❶ 一般无禁忌，但一定要煮熟再食用。

香菇二笋丁

原料 鲜香菇400克，冬笋、莴笋各100克，红椒1个，葱、白糖、酱油、熟白芝麻、植物油、盐各适量。

做法 1. 香菇洗净，去根蒂，切成小块备用。

2. 二笋去皮，洗净，切成与香菇大小一样的块，焯水取出待用；红椒洗净切碎，葱切成葱花。

3. 锅内加植物油，放入葱花爆香，再放香菇、笋块翻炒，加酱油、白糖、盐、少量清水，大火焖熟；将红椒碎撒进锅内，翻炒均匀之后加芝麻即可出锅。

功效 强健脾胃，促进消化。适合大便秘结、消化能力不强者。

小米香菇粥

原料 小米50克，鲜香菇50克，盐适量。

做法 1. 小米淘洗干净；鲜香菇择洗干净，切成小丁。

2. 锅内放入清水、小米煮粥，大火煮沸后放入香菇丁，小火煮至熟烂，加盐调味即可。

功效 温胃养胃。适合肠胃虚寒、腹泻者。

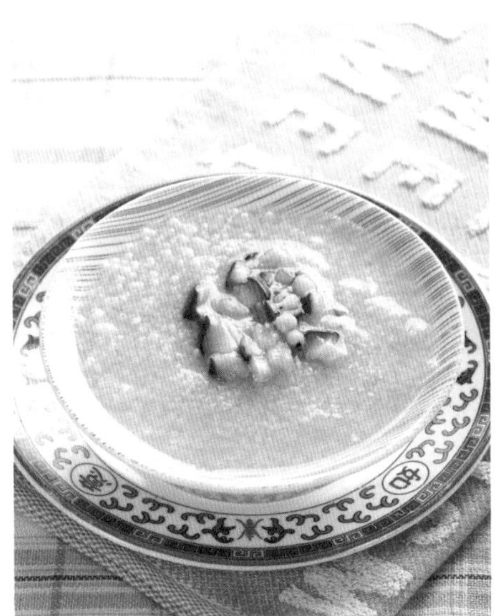

肉片炒香菇

原料 猪瘦肉100克，鲜香菇5朵，青椒1个，植物油、酱油、淀粉、葱、盐各适量。

做法 1. 香菇去蒂，洗净，根据朵的大小来切，大一些的一朵分四半，小一些的一朵分两半；猪瘦肉切薄片，用淀粉、酱油拌匀，腌10分钟；青椒洗净切片；葱切末。

2. 锅内放油，烧热后大火爆炒肉片，肉片将熟时捞出备用。

3. 锅留底油，炒葱花，炒香后放入香菇，加两大勺水，大火烧开后调入盐，继续翻炒，香菇变软后加入青椒片略炒，再放入肉片，翻炒均匀即可。

功效 补养脾胃，补虚强身。适合营养不足、身体虚弱者。

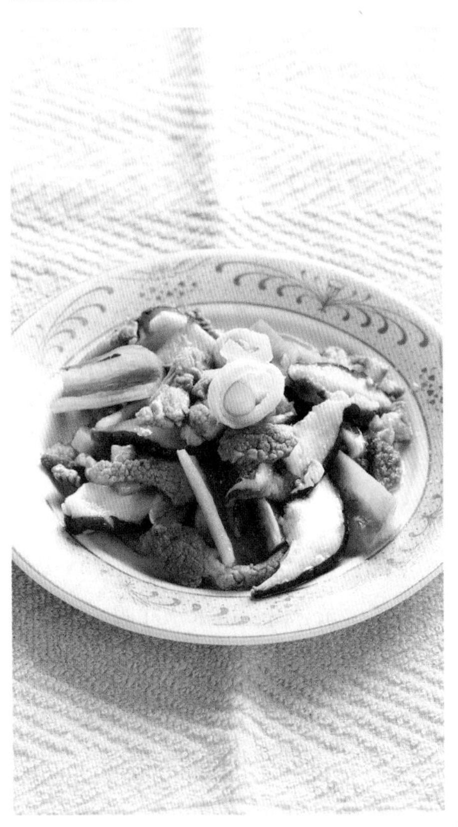

莲藕

健脾养胃，补五脏

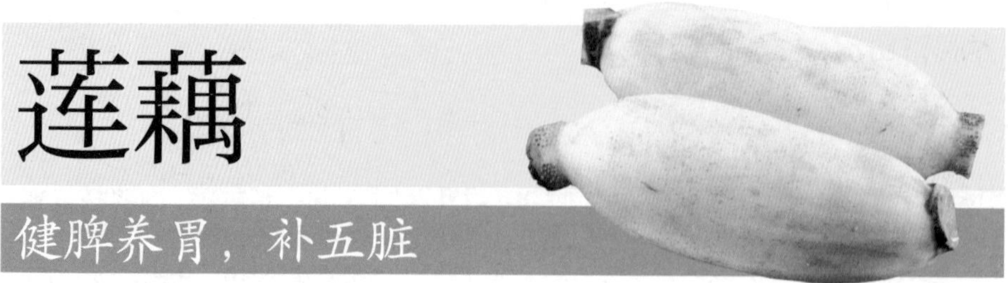

莲藕甘凉入胃，可消瘀清热、止呕止渴，蒸食则补五脏，《本草汇言》中就记载："如煮熟食，能养脏腑，和脾胃。"

莲藕不仅能强健脾胃，还能改善肠胃疲劳，减轻肠胃负担。此外，莲藕还能预防贫血、止血。

贫血者常吃莲藕能补血。

儿童食用莲藕，能强健五脏功能，养护脾胃。

女性常吃莲藕可调理月经、白带过多的症状。

老人常吃莲藕能有效缓解血瘀、胃肠蠕动慢、便秘等症状，还有抗衰老、轻身益寿的功效。

"三高"患者常吃莲藕，对改善症状很有帮助。

食疗方

急性肠胃炎：莲藕500克，捣烂取汁，分成2份，用沸水冲服。

痔疮：莲藕400克，红糖30克。煎水，连汤服下，每天1剂，连服1周。

鼻衄、咯血：莲藕500克，梨100克，生地30克，荸荠300克，一同打汁服用，每次150毫升，每日3次。

暑热：莲藕250克，切成薄片，加适量冰糖煎汤，代茶饮。

白带过多：莲藕100克，鸡冠花10克，莲藕打成汁与花一起煎汤，用红糖调服，每天2次。

产后出血：鲜藕200克榨汁，每次服2匙，每日服3次。

烹调小贴士

莲藕切块后易被微生物入侵造成腐烂，所以如果要保存，最好保持莲藕的完整。

莲藕生长在泥中，故一定要煮熟后食用；凉拌时也一定要先焯透。

在挑选莲藕的时候，切记不可选择发黑、有异味的。

在炒莲藕的时候，最好不用铁锅，否则会发黑，且影响口感。

食用禁忌

❗ 莲藕性寒凉，脾胃虚寒、容易腹泻者。不可生食。

黄豆莲藕排骨汤

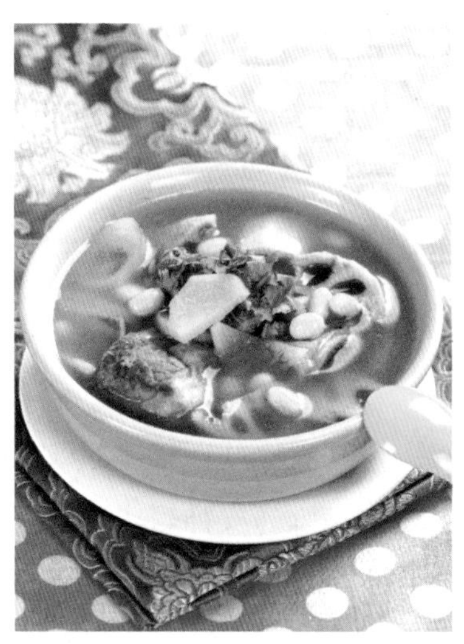

原料 莲藕 300 克，猪排骨 250 克，黄豆 30 克，香菜末、盐、花椒粉、料酒、生抽、醋、葱段、姜片各适量。

做法 1. 将排骨洗净斩成段，莲藕去皮、切块。

2. 锅内放入油，五成热时，倒入排骨段翻炒，放入料酒、生抽、高汤、花椒粉、葱段、姜片、黄豆、盐、醋、藕块，开锅后倒入砂锅中，炖至肉烂，出锅时撒入香菜末即可。

功效 醒脾开胃，提神。适合营养不足、食欲不强、身体虚弱者。

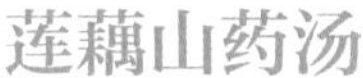

莲藕山药汤

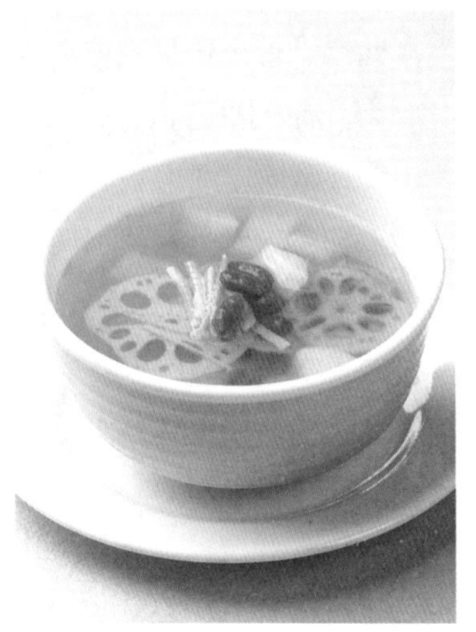

原料 莲藕、山药各 250 克，枸杞子 10 克，姜丝、盐、高汤各适量。

做法 1. 莲藕去皮切片；山药去皮切块；枸杞子泡入碗里备用。

2. 锅置火上，注入高汤，放入姜丝，待汤开时，放入莲藕片、山药块、枸杞子，大火烧开，再改用小火炖 20 分钟。

3. 加入盐调味即可。

功效 调中补虚，健脾益胃。适合体虚、食少、便溏者。

黑豆莲藕鸡汤

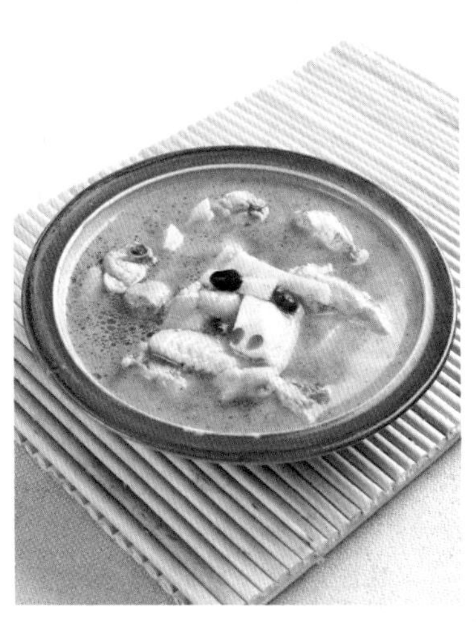

原料 母鸡 1 只，黑豆 20 克，莲藕 500 克，红枣 10 枚，盐、白胡椒粉、葱段、姜片、料酒各适量。

做法 1. 将鸡处理干净，剁成块；藕去皮洗净，切成块；红枣去核，洗净。

2. 黑豆用水泡 2 小时，捞出，放入锅里大火干炒，炒至黑豆皮裂开后立刻放入清水里洗去浮皮，捞出备用。

3. 将鸡块放入冷水锅里加入料酒煮沸，焯去腥味，捞出放进清水里洗净，再放入砂锅中，加适量沸水，再放入葱段、姜片、黑豆、红枣、藕块、盐、白胡椒粉，用大火煮开，改小火炖 1.5 小时即可。

功效 健脾补虚，补肾养血。适合脾胃虚弱、腰膝酸软、肢体沉重者。

桂圆肉

消滞健脾，安神定志

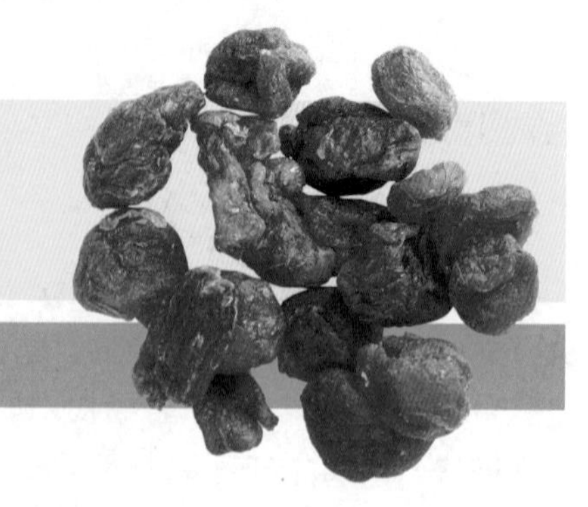

桂圆肉性温，味甘，具有消滞健脾、补气血、安神等功效，适用于脾气虚弱、运化无力所致的脘腹胀满、大便溏泄、食欲不振、肢倦乏力等症。

儿童、青少年常吃桂圆肉能增强记忆力、消除脑疲劳。

女性常吃桂圆肉，有益气补血的功效，可缓解女性月经不调、更年期综合征，并缓解产后身体不适。

老人常吃桂圆肉可补虚强体、安神定志，对腰腿酸痛还有很好的缓解作用。

食疗方

脾虚泄泻：桂圆肉14枚，生姜3片，水煎服，每天1次。

脾虚易惊：桂圆肉15克，莲子30克，红枣10枚，加水煎汤服用。

失眠：每天睡前，直接食用桂圆肉10粒，能养心安神，治疗失眠。

心烦：桂圆肉15克，粳米60克，莲子10克，芡实15克，加水煮粥，用白糖调味。

气血不足：桂圆肉30克，白糖适量，加水一同蒸至稠状，分2次用开水冲服。

精神不振：桂圆肉15克，红枣10枚，粳米50克，共煮粥，加红糖食用，早晚各1碗。

免疫力低下：桂圆肉30克，鸡蛋1个，用适量清水煮桂圆肉，水开后打入鸡蛋煮熟，经常服用。

烹调小贴士

桂圆肉也可泡茶饮用。平时用桂圆肉加枸杞子泡茶饮食，可以补肾明目，特别适合经常用眼、视力下降者。

食用禁忌

❗ 桂圆肉甘温，内有痰火及湿滞停饮者，应忌食。

❗ 桂圆肉虽然有养颜功能，但不宜多吃，多吃容易上火，造成脸上长痘，严重了还会伤阴。

❗ 桂圆肉含糖分较多，糖尿病患者不宜食用。

❗ 痤疮、痈疽、尿道炎、盆腔炎患者，均不宜多食桂圆肉。

山药桂圆粥

原料 粳米 50 克，山药 100 克，桂圆肉 10 克，五味子 5 克，荔枝肉 10 克，白糖 20 克。

做法 1. 粳米淘洗干净，泡好备用；山药洗净去皮，切成薄片；桂圆肉、荔枝肉、五味子均洗净备用。

2. 锅中加入约 1000 克冷水，将粳米、山药片、桂圆肉、荔枝肉、五味子一起放入，大火煮沸后改用小火煮粥，待粥将成时，用白糖调味，稍焖片刻即可。

功效 益气养血，开胃健脾。适合食欲不佳、身体乏力、气血虚弱者。

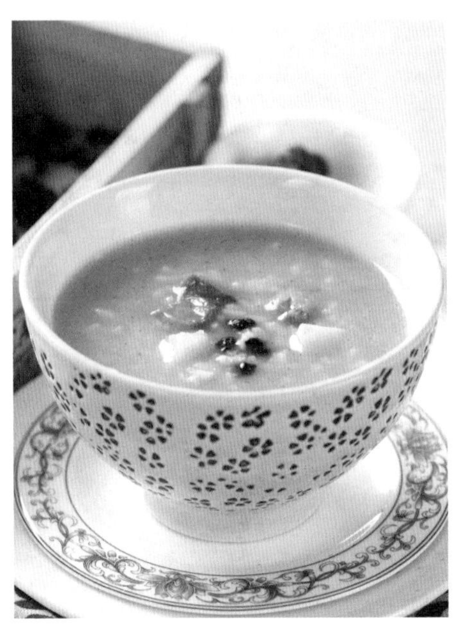

莲子芡实桂圆汤

原料 桂圆肉 10 克，莲子 25 克，芡实 20 克，白糖 30 克。

做法 1. 将芡实放进清水中浸泡 4 小时，捞出沥干水分。

2. 将桂圆肉、莲子、芡实洗净，放入锅中，加水大火煮开，改小火煮 1 小时。

3. 等到锅内食材变得稠糯时，调入白糖，小火慢慢煮化，即可食用。

功效 养脾胃，促消化，滋润皮肤。适合面色无光、大便不畅者。

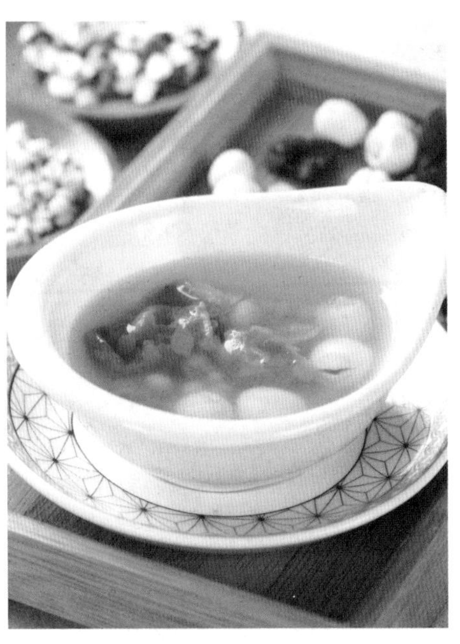

桂圆枸杞炖鸽蛋

原料 鸽子蛋 5 颗，桂圆肉 10 粒，枸杞子 15 克，红枣 5 枚，冰糖 30 克。

做法 1. 将桂圆肉和枸杞子、红枣用温水清洗，浸泡 10 分钟。

2. 在碗内加入适量温水，鸽子蛋去壳放进碗中，然后撒上桂圆肉、枸杞子、红枣、冰糖。

3. 将碗隔水蒸 20 分钟即可。

功效 安神补血。适合气血不足、干咳无痰、气短喘促者。

扫码收听
本章附赠音频课

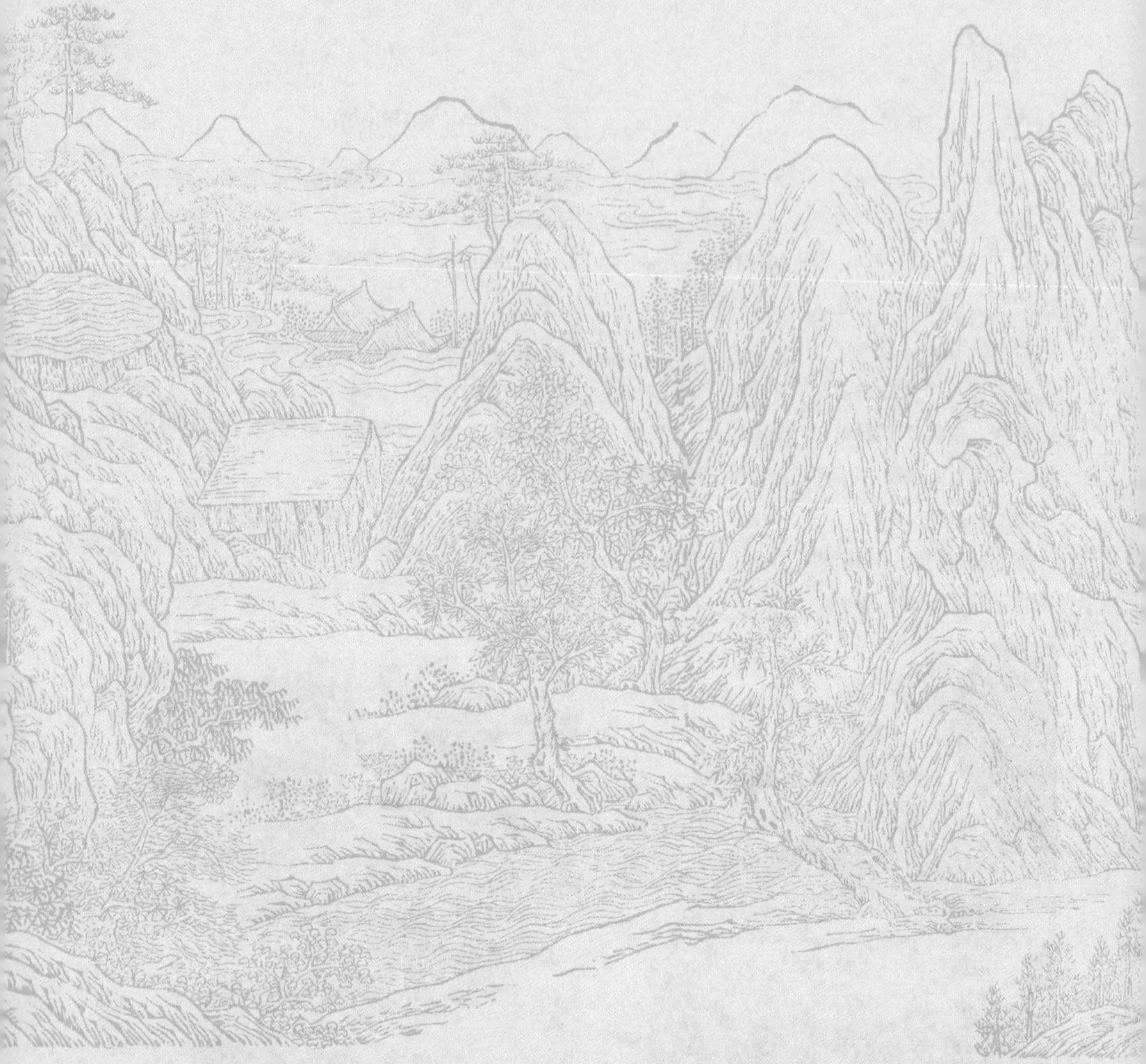

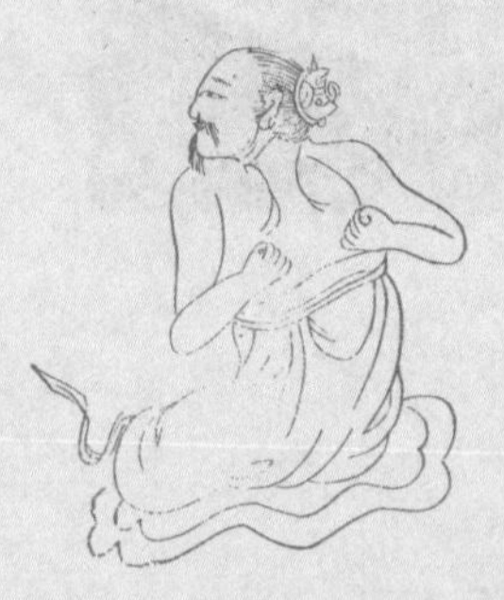

“脾足太阴之脉，起于大指之端……
是动则病舌本强，食则呕……”
——《黄帝内经》

人体自有大药，跟《黄帝内经》学经络养脾胃

《黄帝内经》认为，经络沟通表里，穴位是经络上的重要节点，刺激穴位、疏通经络，就能起到调理脏腑、祛病缓疾的作用。调理脾胃，就一定要疏通脾经和胃经。

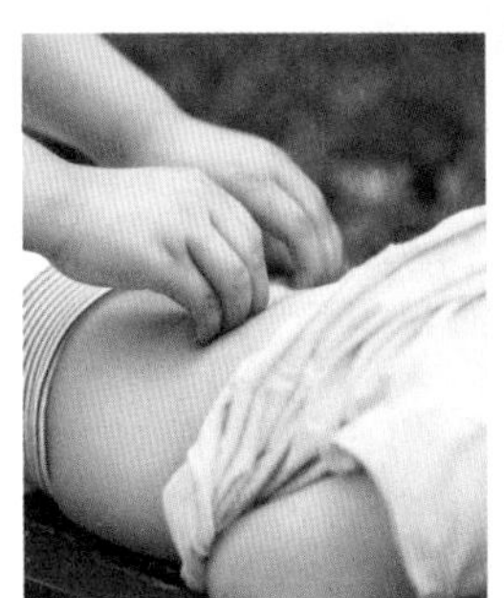
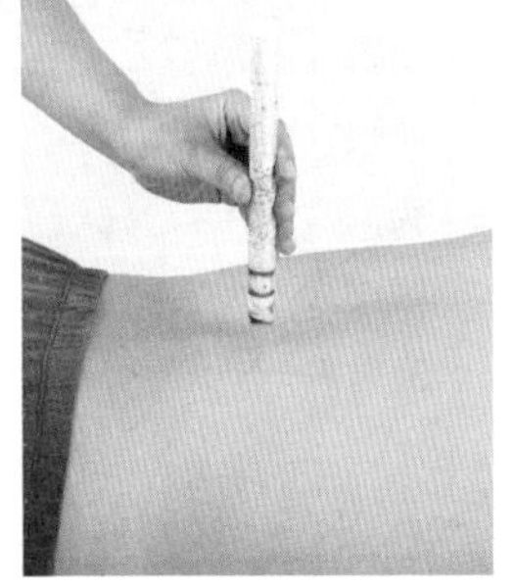

打通足太阴脾经，无病一身轻

“脾足太阴之脉，起于大指之端，循指内侧白肉际……别上膈、注心中。是动则病舌本强，食则呕，胃脘痛，腹胀……股膝内肿、厥，足大指不用。”

——《黄帝内经·灵枢·经脉》

中医认为，脾主运化，对于维持消化功能及将食物化为气血起着重要的作用。十二经络中足太阴脾经与脾的关系最为密切，按摩脾经不仅能强健脾胃，治疗腹胀、腹泻、呕吐、胃痛、嗳气、身重无力等脾胃病，还有助于生养气血。

脾经起于足大趾内侧端，终于腋下中线处大包穴。

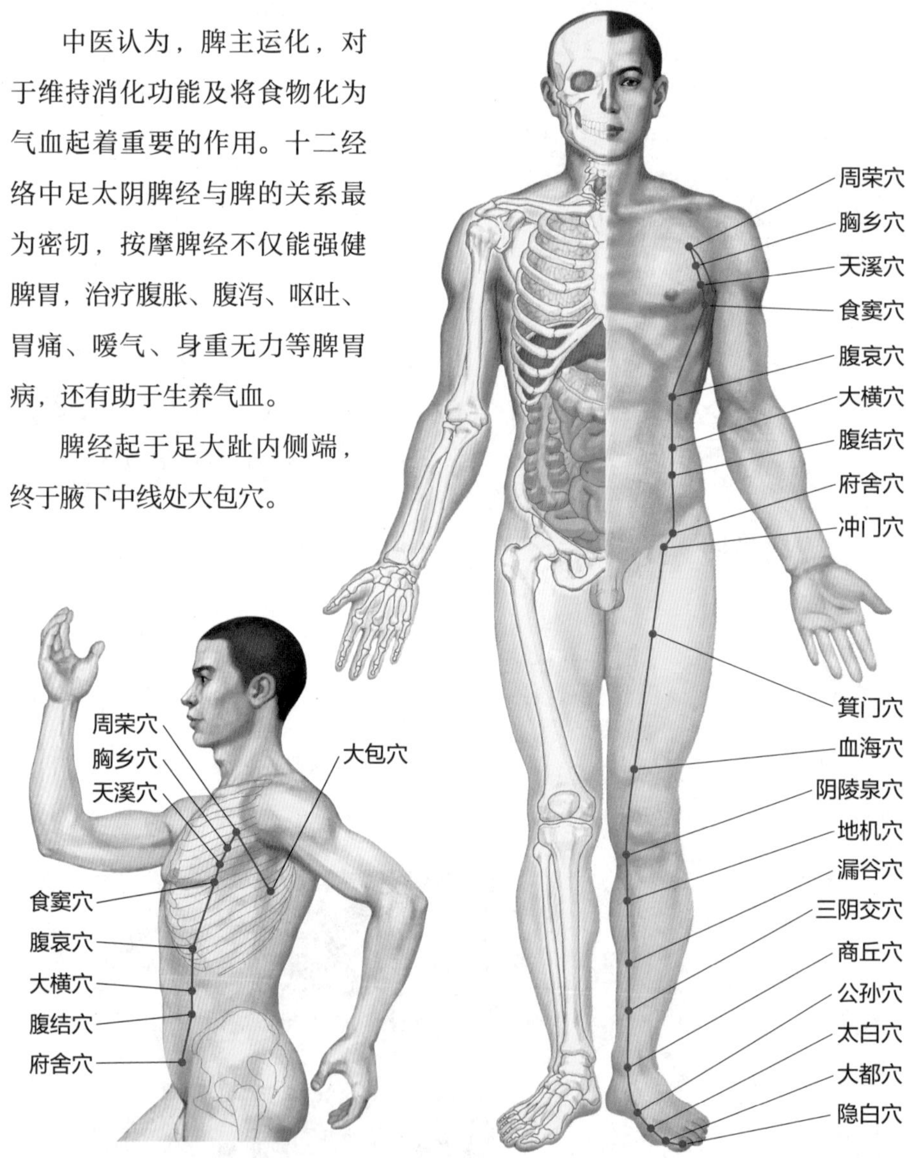

敲脾经，脾病问题全解决

脾经在身体前面，很容易找到，每天闲暇时敲敲脾经，能调理脾胃，让脾胃消化更好。

方法： 将一只脚的外踝压在另一条大腿上，将脾经暴露出来。拍打时要握空拳，用掌指关节端由上至下一路拍打下来，用力适中，对于大腿部位的脾经拍打时可稍用力。两只腿都要敲，每侧每次敲打 10 分钟为宜。

如果拍打的过程中发现痛点，表明脾经上有堵塞的地方，这时可以用点按和指揉的方法对其进行按揉，将瘀堵的穴位打通，从而通畅整条脾经的气血。

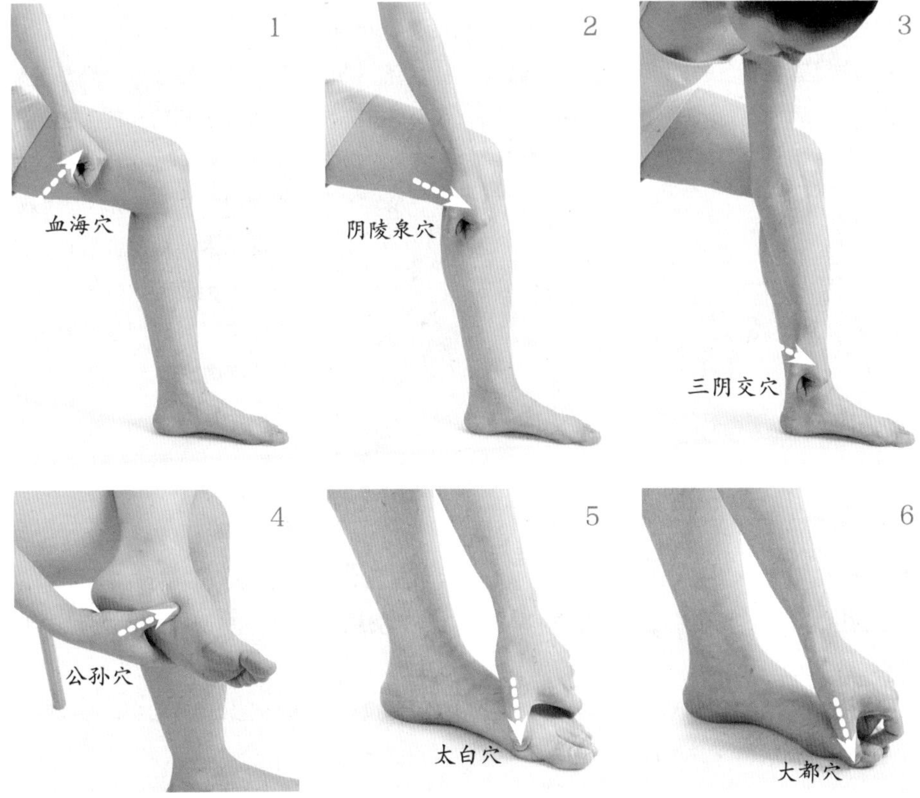

功效： 脾除了与消化有关，还具有统血的功效。所以，经常敲脾经，按揉脾经穴位，可生血调血，是改善贫血最有效的方法之一。女性常敲脾经，可调经止带，调理脾胃，增强脾胃消化功能，调理各种女性疾病。

小贴士： 脾经经气旺在巳时，即早晨9~11点，此时为敲脾经的最佳时间。而且此时人体阳气正处于上升期，这时调理脾经可达到很好的平衡阴阳的作用。

太白穴

健脾补虚，缓解糖尿病

"脾也，其原出于太白。"

——《黄帝内经·灵枢·九针》

定位与功效

定位： 在足内侧缘，足大趾本节（第1跖趾关节）后下方赤白肉际凹陷处。

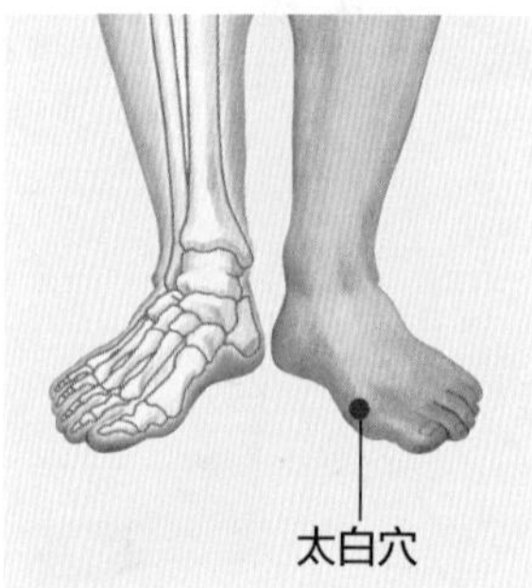

取穴方法： 在足部中心会有一条弧线，即足弓，在弧线的前起点处，用手指按压有酸胀感处即是太白穴。

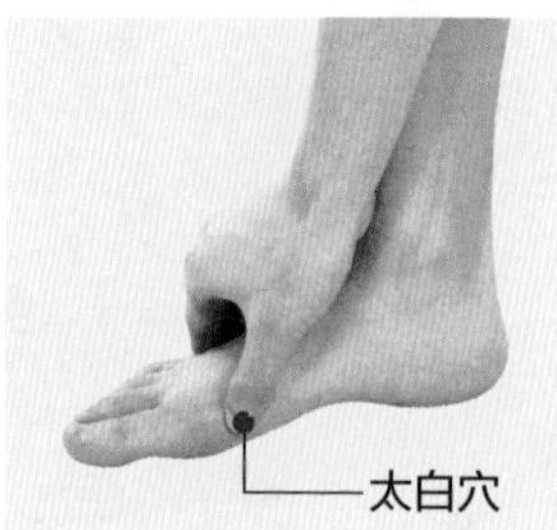

功效： 太白穴为足太阴脾经原穴和腧穴，既是脏腑元气经过和留止的部位，也是本经经气的输出之处。有健脾和中、理气助运的功效。中医认为，凡是脏腑有病都可以取相应的原穴来治，故太白穴可以调理各种原因引起的脾虚，主治胃痛、腹胀、吐泻、痢疾等。

保健手法

手法一：按揉太白穴

方法： 用拇指指腹按揉穴位3分钟，每天早晚各1次。

功效： 经常按揉此穴可健脾胃，消除各种脾胃病。还能缓解肌肉酸痛。

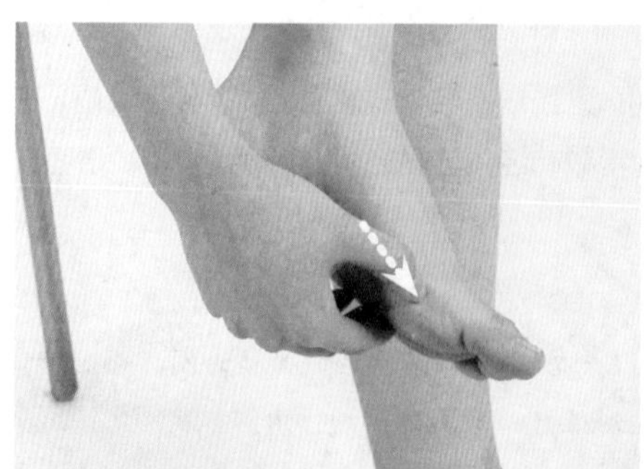

手法二：艾灸太白穴

方法： 用艾条温灸两侧太白穴各10~15分钟。

功效： 健脾化湿，理气和中，治疗各种脾胃疾病。

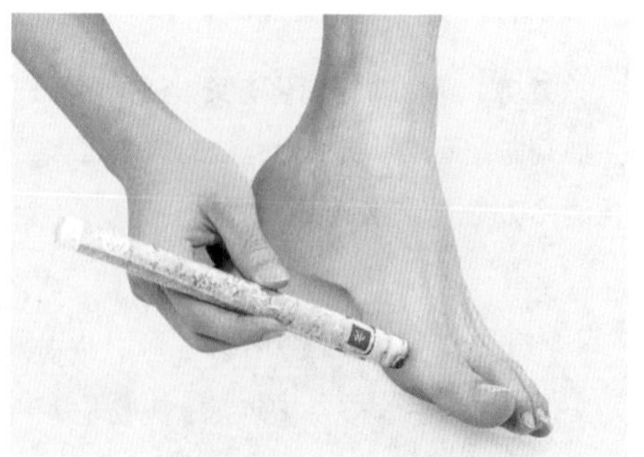

公孙穴

健脾益胃、通调冲脉，脾胃疾病第一穴

“足太阴之别，名曰公孙。去本节之后一寸，别走阳明。”

——《黄帝内经·灵枢·经脉》

定位与功效

定位：在足内侧缘，第一跖骨基底部的前下方，赤白肉际处。

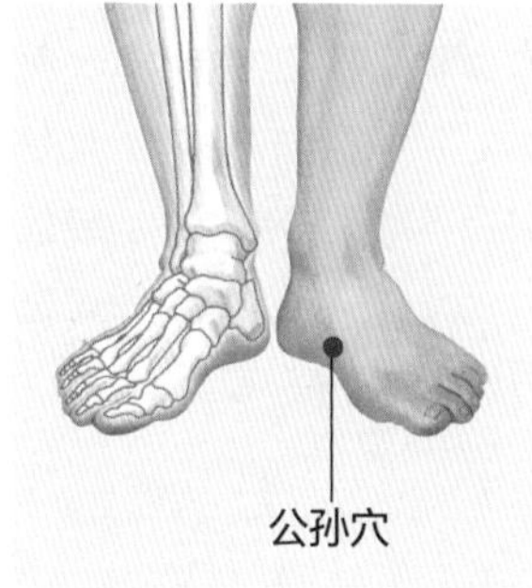

取穴方法：在足内侧缘，拇指趾骨后有一块很大的脚掌骨，沿着这个骨头按压，压到最酸痛的一点即是穴位。

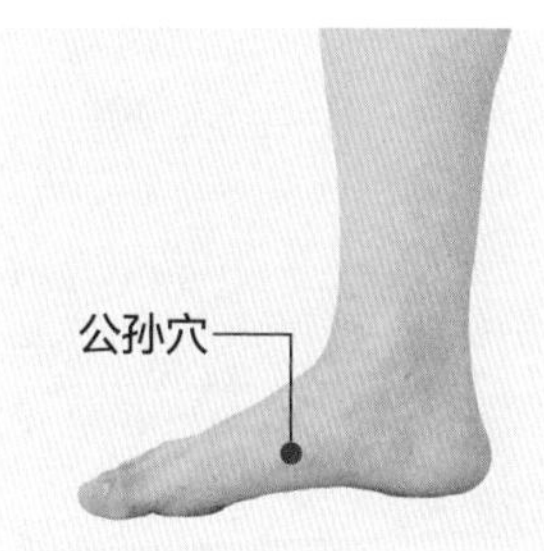

功效：公孙穴有联络脾胃二经各部气血的作用，故为足太阴脾经的络穴，有健脾益胃、通调冲脉、消除痞疾的功效。主治食欲不振、消化不良、胃痛、腹痛、呕吐、泄泻等肠胃疾病。

保健手法

手法一：按揉公孙穴

方法：用拇指揉按 30~50 下，每天一两次。也可用另一只脚的脚跟顶揉这个穴位。

功效：调理脾胃，缓解胃胀、胃痛。

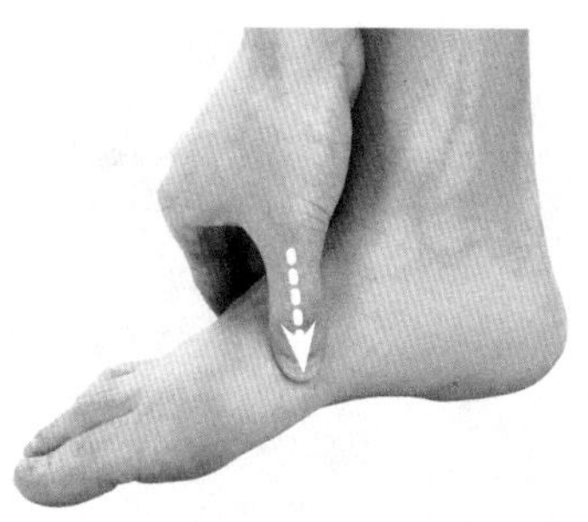

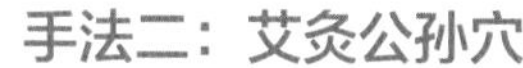

手法二：艾灸公孙穴

方法：艾炷灸或温针灸 3~5 壮，或用艾条灸 5~10 分钟。

功效：健脾胃、调冲任，辅助治疗肠胃病、女性疾病。

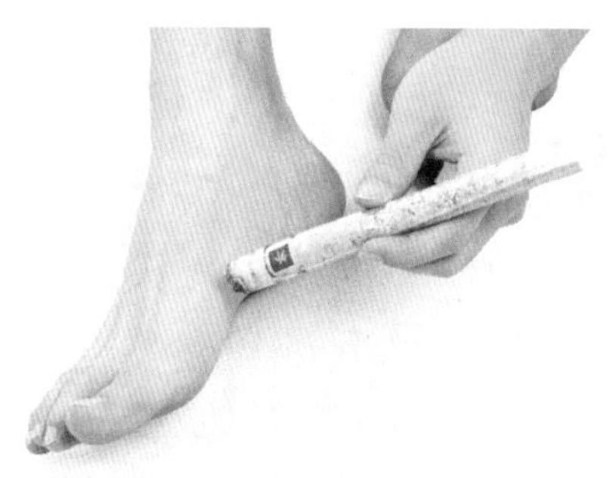

三阴交穴

健脾补血，脾胃虚弱就按它

定位与功效

定位：三阴交穴位于小腿内侧，在内踝直上3寸，胫骨后缘处即是。

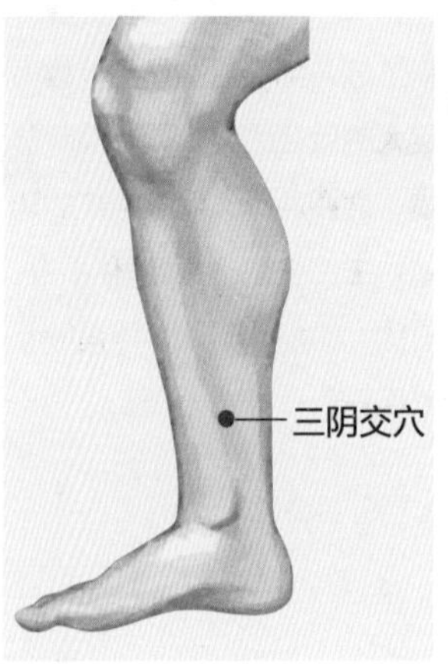

取穴方法：在小腿内侧按压有一骨头为胫骨，在内踝尖上约4指宽的位置，胫骨后缘靠近骨边凹陷处就是该穴。按之有胀感，用力则发痛。

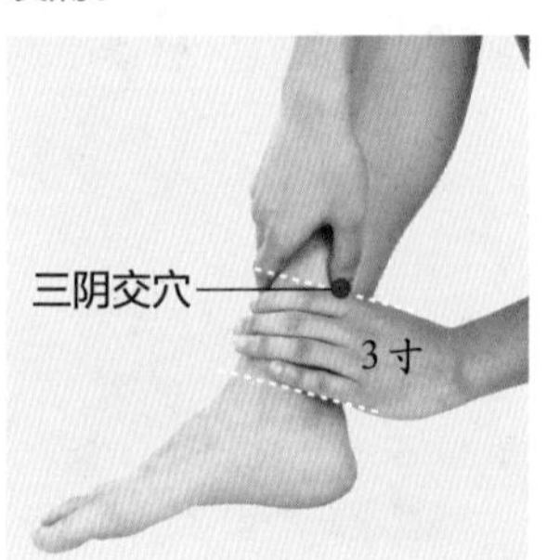

功效：三阴交穴是足部肝、脾、肾三条阴经的交会穴，具有健脾补血、调肝补肾的功效。主治消化不良、脾胃虚弱、腹胀肠鸣、月经不调以及妇科疾病等症。三阴交穴也是妇科疾病特效穴，医书上称“妇科三阴交”，凡是经期不准、白带量多、经量过多或过少的问题，都可通过按揉此穴来调理。

保健手法

手法一：按揉三阴交穴

方法：用拇指指腹按揉三阴交穴，可感觉到胀痛，持续1分钟时间，然后松开，稍等片刻，再次重复这个方法；如此做10次即可。

功效：促进消化，调经止带。

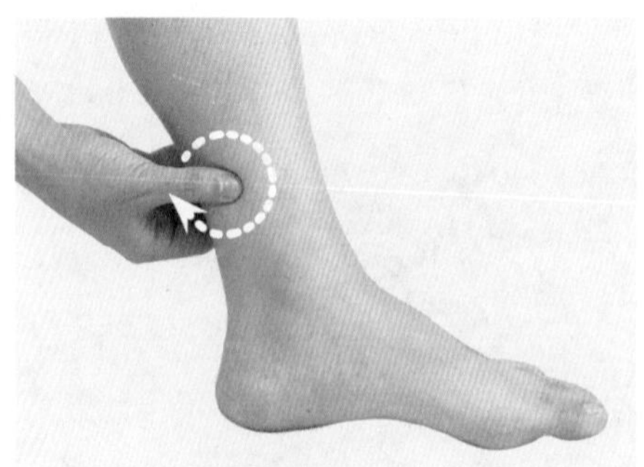

手法二：艾灸三阴交穴

方法：用艾条悬灸三阴交穴10分钟，以下肢局部有温热感为度。每天1次。

功效：可调水谷不化，增强代谢，还能有效调理各种女性疾病。

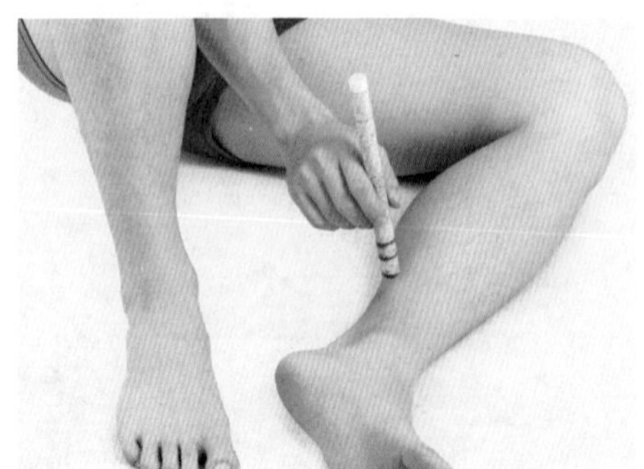

阴陵泉穴

清利湿热、健脾理气，脾虚水肿最管用

定位与功效

定位：位于小腿内侧，胫骨内侧侧髁后下方凹陷处。

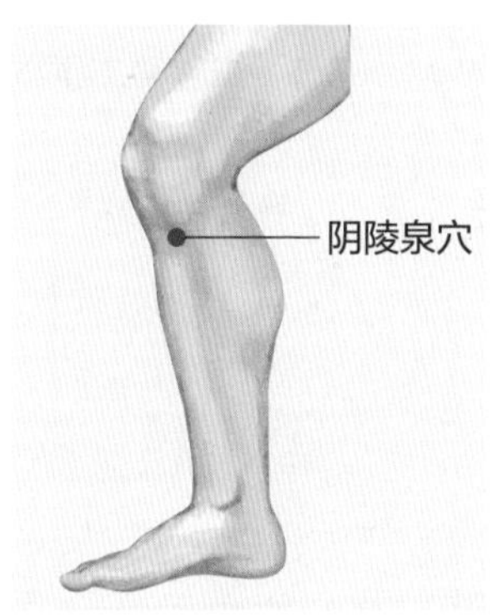

取穴方法：屈膝，膝下胫骨内侧凹陷中即是，与足三里穴相对。

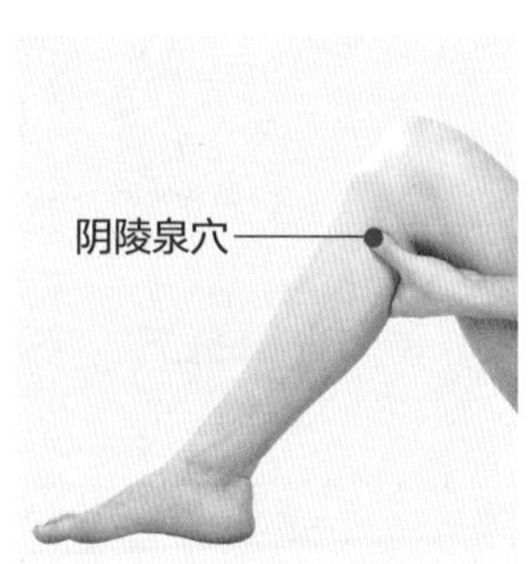

功效：阴陵泉穴为足太阴脾经的合穴，具有清利湿热、健脾理气的作用。主治腹胀、肠炎、消化不良、水肿、大小便不利、妇科疾病，以及膝盖痛、糖尿病等。

保健手法

手法一：按揉阴陵泉穴

方法：用拇指用力向下按揉阴陵泉穴20~30下，以有酸胀感为宜。每日一两次。

功效：缓解消化不良、肠道不适症状，对痢疾也有效。

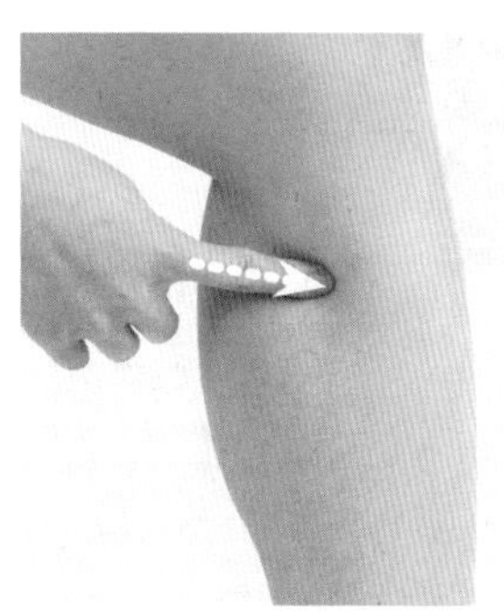

手法二：艾灸阴陵泉穴

方法：在晚上临睡前，取艾条悬灸阴陵泉穴15分钟；在灸之前，先以手指按揉2分钟，再艾灸效果更好。

功效：可治小便不利、尿道炎及腹胀。

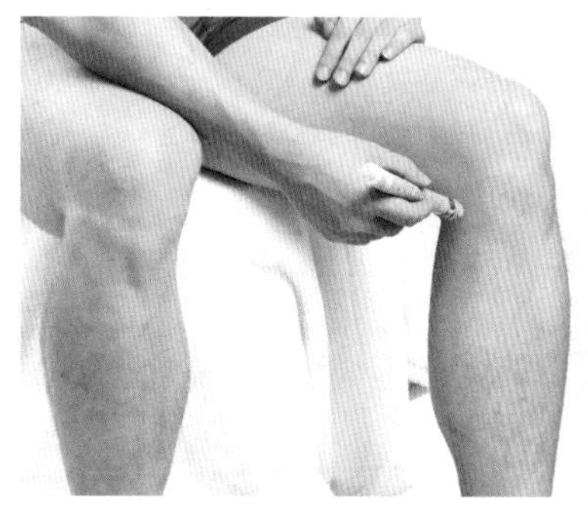

血海穴

补血养血，运化脾血

定位与功效

定位：大腿内侧，髌骨内侧缘上 2 寸，当股四头肌内侧的突起处即是。

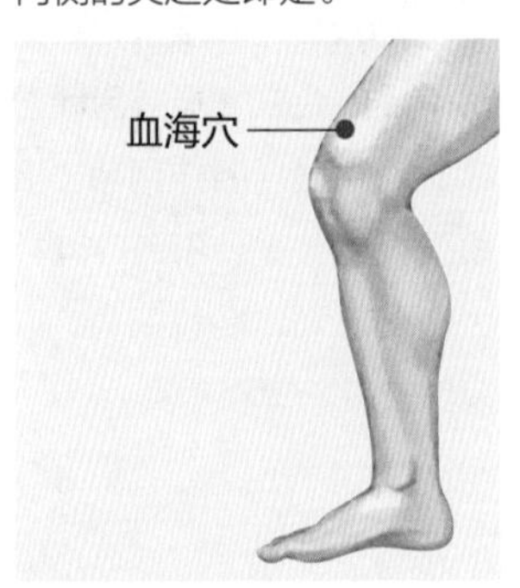

取穴方法：以对侧手掌按于膝盖上，手指向上，拇指偏向大腿内侧，拇指端所止处即是血海穴。

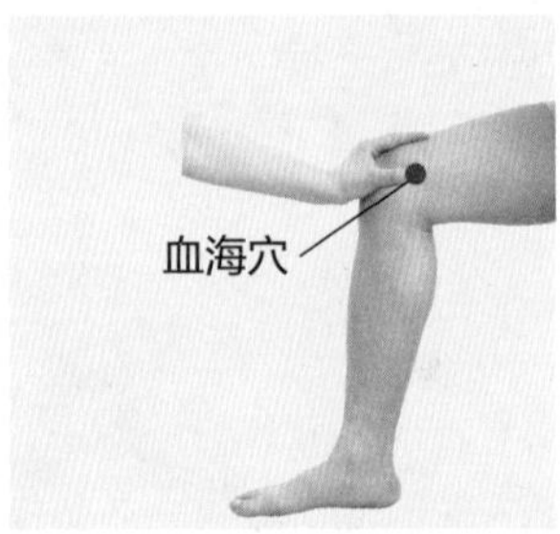

功效：血海穴运脾经所生之血，可化血为气，以供脾用，故具有活血化瘀、补血养血、引血归经的作用。主治带下、逆气、腹胀，及皮肤、关节、血液等方面的疾病。

保健手法

手法一：按揉血海穴

方法：用拇指指端用力按揉两侧血海穴各 3 分钟，力度稍大，有明显的酸胀感。

功效：运化脾血，健脾化湿，治疗腹胀、气逆。

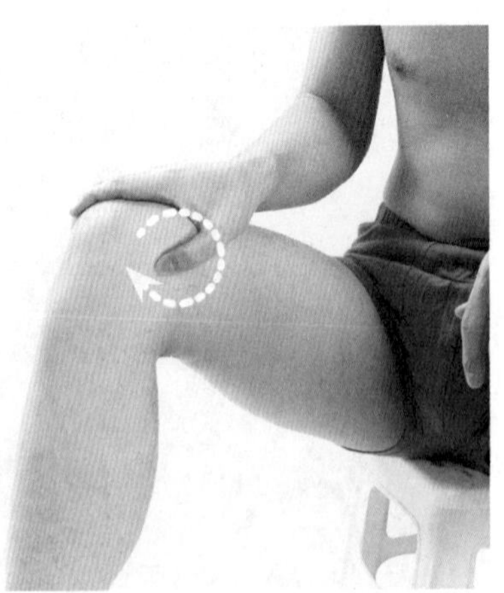

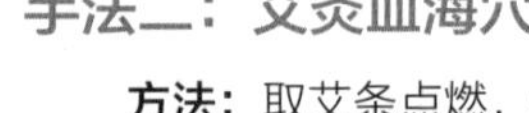

手法二：艾灸血海穴

方法：取艾条点燃，悬于血海穴上方约 2 厘米处施灸，每次灸 15 分钟，每天 1 次。

功效：调经统血，活血化瘀，调理脾胃。

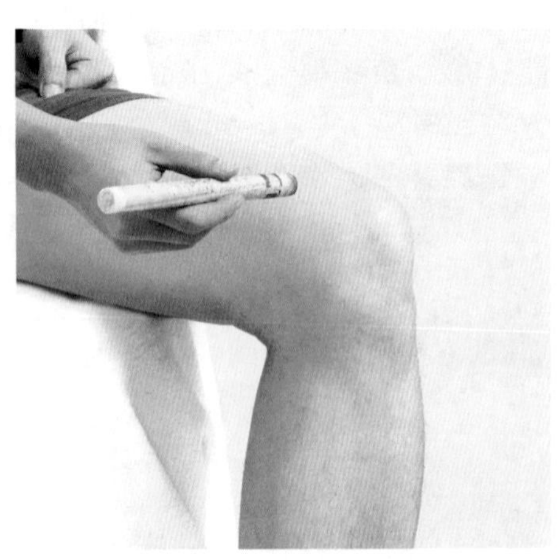

大横穴

温中理肠，便秘泄泻一穴搞定

定位与功效

定位：位于腹中部，肚脐旁开4寸。

取穴方法：从肚脐向左右各量取六指宽处即是。

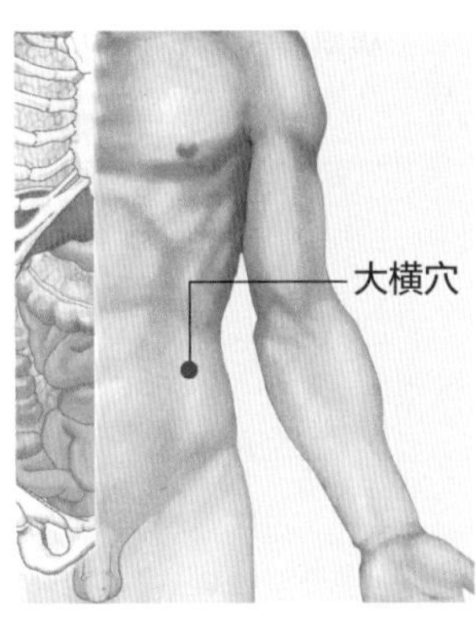

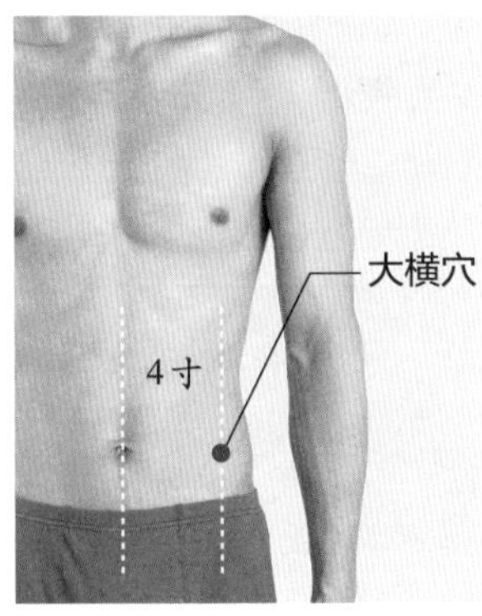

功效：大横穴为脾经要穴，可温中，可健脾，更能理肠，主治腹痛、泄泻、便秘等症。

保健手法

手法一：按摩大横穴

方法：平躺于床上，以拇指按住大横穴，稍加用力，以感到酸麻为度，持续5秒钟，抬起手指，此为一下。反复按压100下左右，每天2次。

功效：增强脾胃运化功能，减少腹部脂肪堆积，经常按摩此穴有很好的减肥作用。

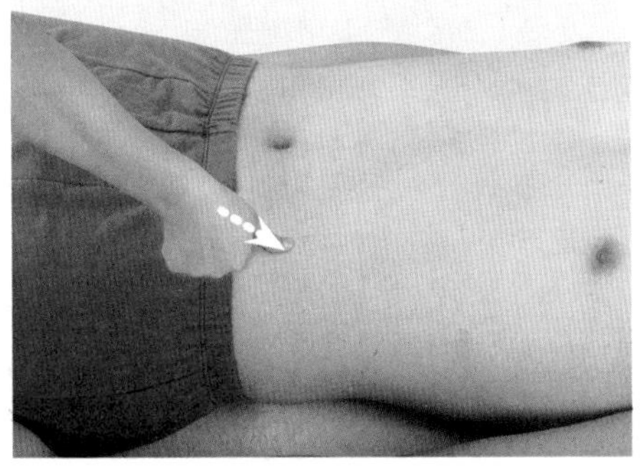

手法二：艾灸大横穴

方法：用艾条悬灸15分钟，或艾炷隔姜灸3~5壮，每天1次。腹痛、腹泻者坚持艾灸3~5次，即有效果。

功效：缓解腹痛，理气化湿，健脾助运，治疗腹泻。

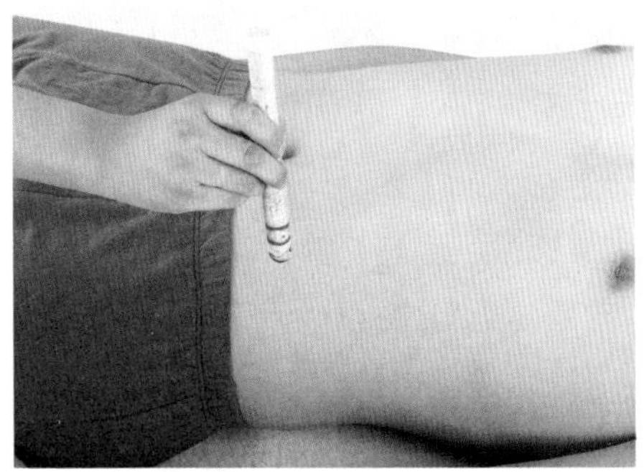

大包穴

振奋脾气，抗疲劳

“脾之大络，名曰大包，出渊腋下三寸，布胸胁。”

——《黄帝内经·灵枢·经脉》

定位与功效

定位：位于侧胸部，腋中线上，腋窝直下，当第6肋间隙处。

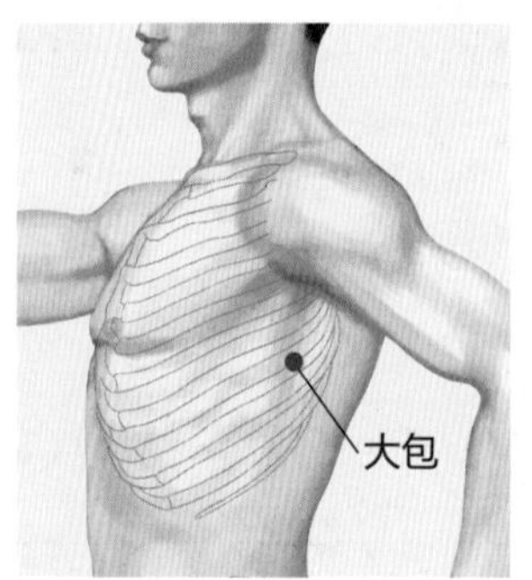

取穴方法：手握双拳，从乳头处开始，水平向后滑动，一直到两肋下陷处，即是大包穴。

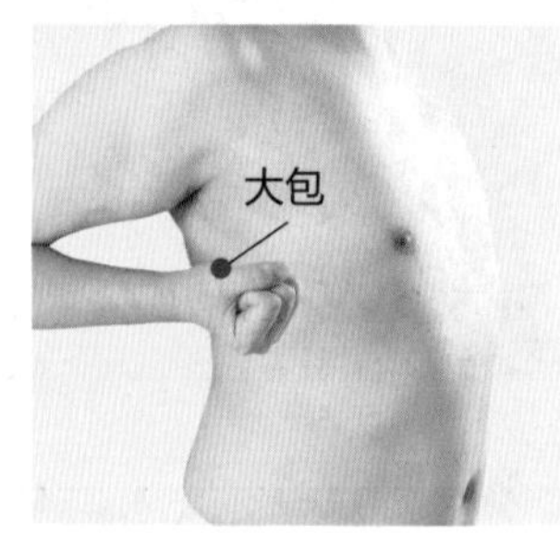

功效：大包穴为脾经络穴，可调节气机、提升体力，主治气喘、哮喘、胸闷、胸膜炎以及肋间神经痛、四肢无力等疾病；对于呼吸系统疾病也有不错的效果。

保健手法

手法一：点按大包穴

方法：手握拳，用双手食指第2指间关节点按大包穴，以发酸为度，然后以拳为轴，顶在穴位上转动肩部。如此坚持20秒钟，然后放松一下，再继续，重复做5分钟。

功效：健脾养血，缓解浑身乏力、不思饮食。

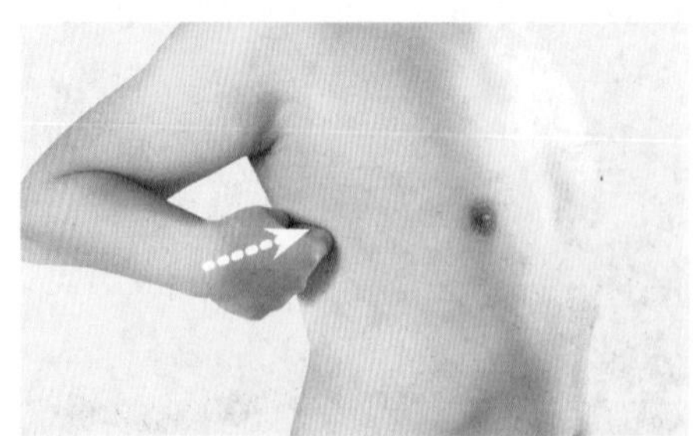

手法二：艾灸大包穴

方法：用艾条灸大包穴10~15分钟，以局部温热为度。

功效：调理脾胃气机，缓解腹部胀满，还可治疗气喘、四肢无力、全身疼痛。

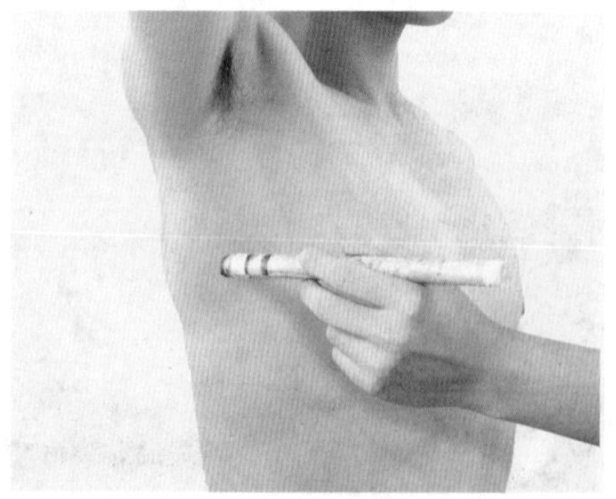

大都穴

健脾和中，泄热止痛

“大都，本节之后，下陷者之中也，为荥。”

——《黄帝内经·灵枢·本输》

定位与功效

定位：在足内侧缘，当足大趾本节（第1跖趾关节）前下方赤白肉际凹陷处。

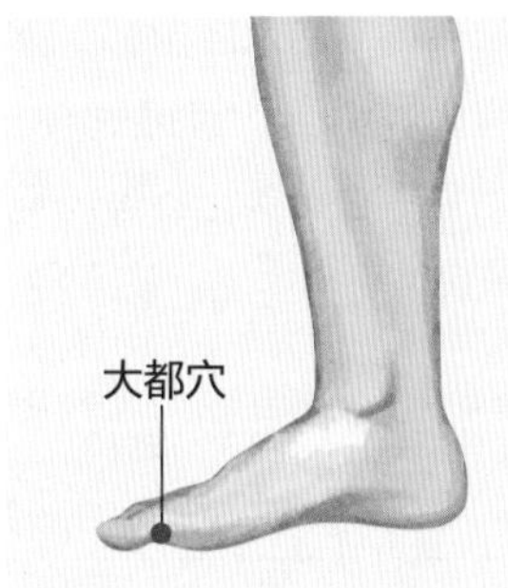

取穴方法：双脚垂直平放于地面。稍用力踩在地面上，大脚趾内侧的第1节关节前下方，赤白肉际处。

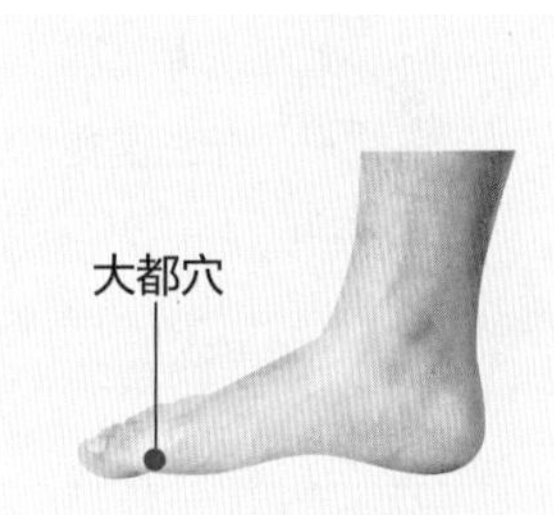

功效：大都穴是脾经的荥穴，荥穴主身热，因此大都穴可调理肠胃热证，清泻肠热，主治腹胀、胃痛、呕吐、泄泻、便秘、热病等。医典记述，热病汗不出且厥、手足清、暴泻、腹胀胸满、胃心痛、食不化、呕逆、大便难等皆可按此穴位。

保健手法

手法一：掐按大都穴

方法：以拇指指尖掐按并按揉两侧大都穴各10分钟，力度以自己可以承受为宜。每天一两次。

功效：促进脾胃运化，增强消化能力。

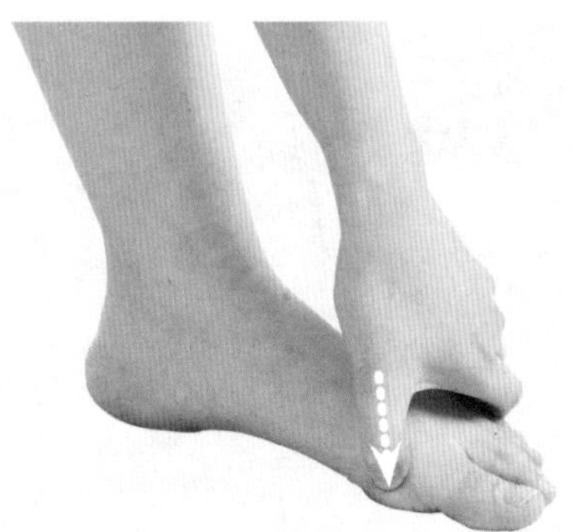

手法二：艾灸大都穴

方法：取艾条点燃后悬灸大都穴15分钟，每周灸3次即可。

功效：可缓解工作压力，让人情绪愉悦。

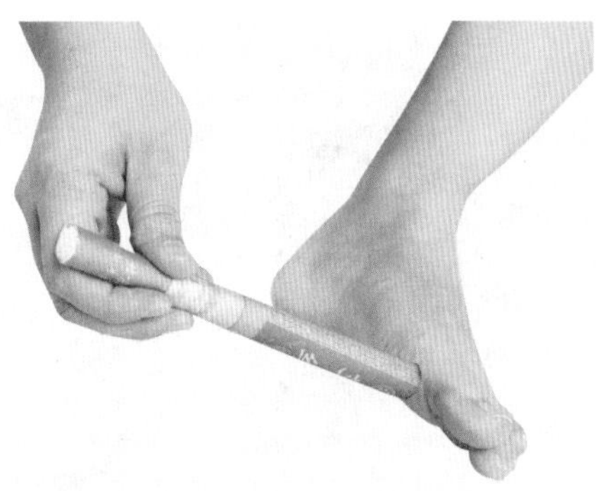

漏谷穴

消积化食，调理脾胃

定位与功效

定位： 在小腿内侧，内踝尖与阴陵泉的连线上，内踝尖上6寸。

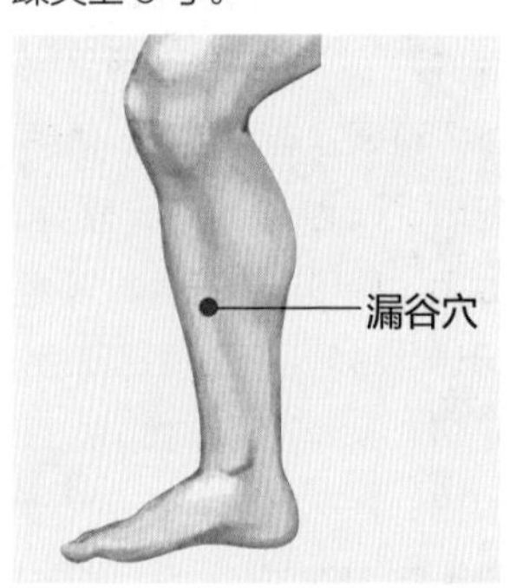

取穴方法： 先取三阴交穴（内踝尖上3寸），再向上量取3寸，小腿胫骨内侧的下陷处即是。

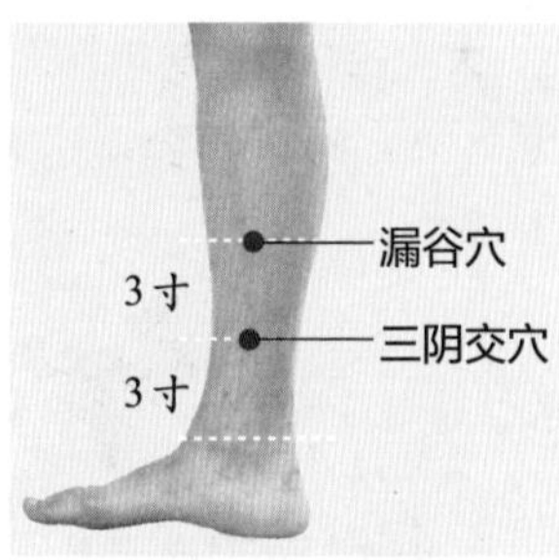

功效： 漏谷穴具有利水除湿的作用，“漏谷”即谷子漏出之意，谷子还未被脾胃完全消化即漏出，就是中医说的完谷不化，常按此穴能健脾和胃、利水除湿，令脾胃运化有秩，从而消积化食，主治急慢性肠炎、肠鸣、消化不良等症。

保健手法

手法一：按揉漏谷穴

方法： 以大拇指按于漏谷穴，用力下按，然后来回揉动，以有酸胀感为度，约15秒后抬起手指，然后继续按揉。每次每侧10分钟。

功效： 健脾、化湿，促进脾胃运化，治疗积食、肠鸣等。

手法二：艾灸漏谷穴

方法： 取艾条悬灸漏谷穴15分钟，每天1次。

功效： 主治便秘、腹胀、小便不利，还可除胸闷烦乱。

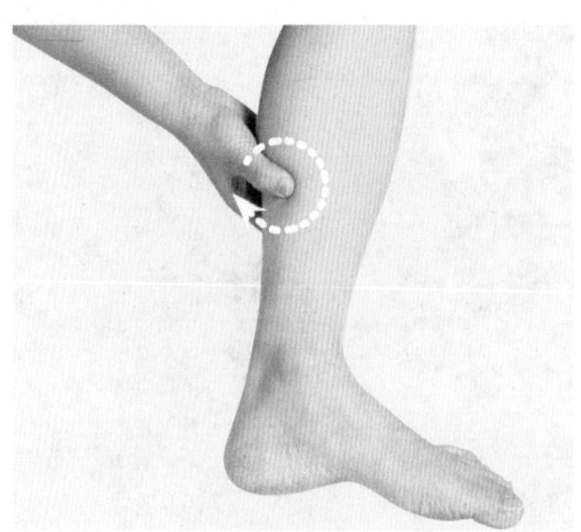

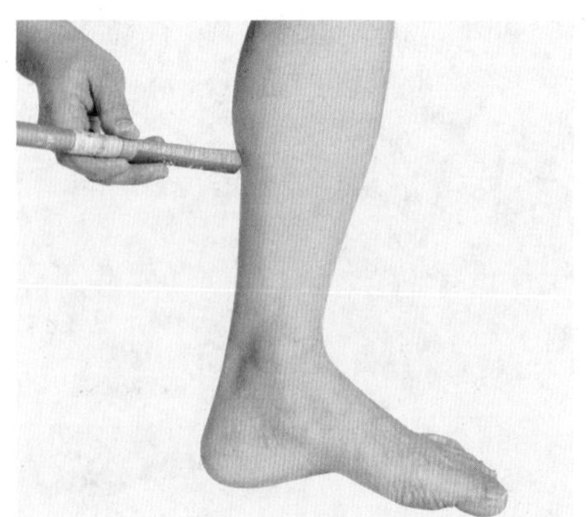

地机穴

和脾理血，调节胞宫

定位与功效

定位：在小腿内侧，阴陵泉穴下 3 寸，胫骨内侧缘后际。

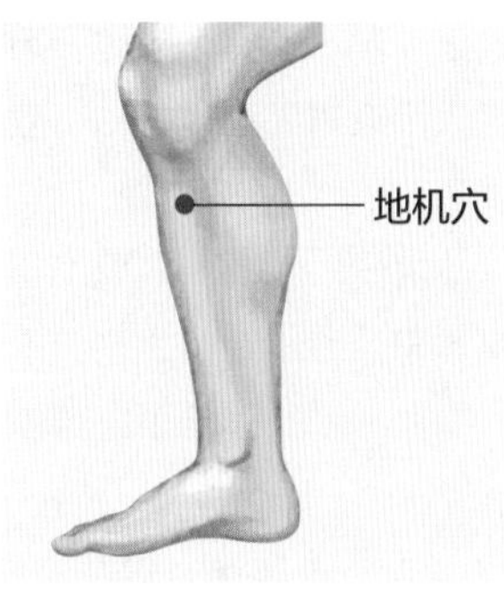

取穴方法：在小腿内侧，内踝尖与阴陵泉穴连线上，阴陵泉穴下 4 横指（3 寸）处，按压有酸胀感处即是。

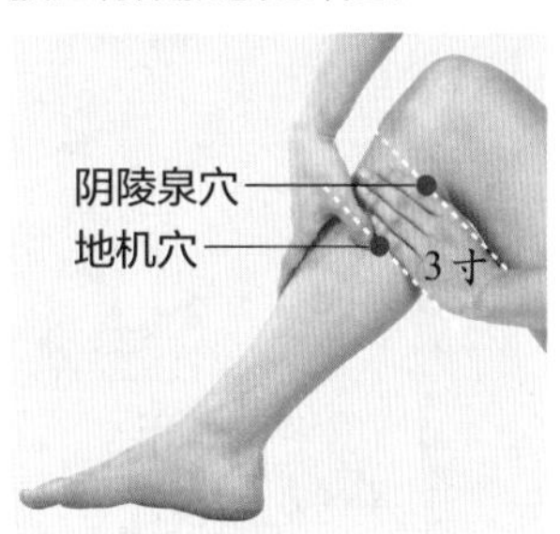

功效：地机穴是足太阴脾经的郄穴，脾为统血之脏，脾不统血，则血不归经而渗入络外而成便血、尿血、紫癜等慢性出血性病症。长期坚持按摩地机穴，具有健脾渗湿、调经止带的作用，对于痛经、闭经、便血等出血性病症有良效。还可用于脾胃功能失调、水谷运化失职引起的腹痛、泄泻等。

保健手法

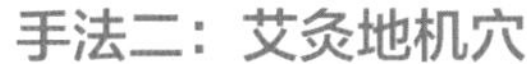

手法一：按揉地机穴

方法：用大拇指用力点按、揉推穴位，感觉穴位酸胀麻为度。按 1 分钟，然后轻轻抬起，如此反复 10 下，每天 1 次。

功效：温宫散寒，止痛调经，安养脾胃。

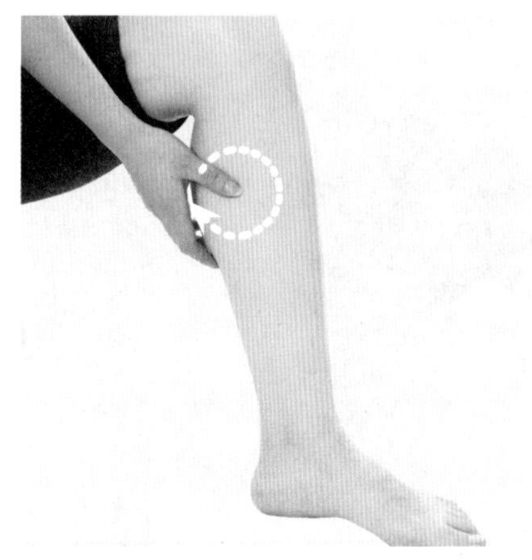

手法二：艾灸地机穴

方法：取艾条悬灸地机穴 15 分钟，以感到局部温热为宜。

功效：健脾渗湿，可治食欲不振、腹痛、腹胀等。

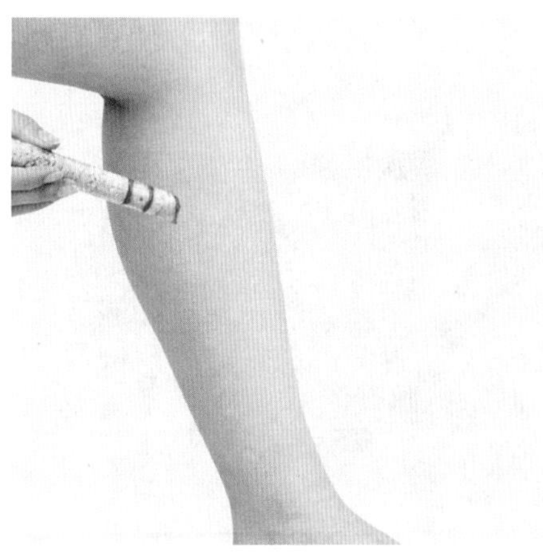

腹哀穴

消食导滞，理气调肠

定位与功效

定位：位于上腹部，肚脐上3寸，前正中线旁开4寸。

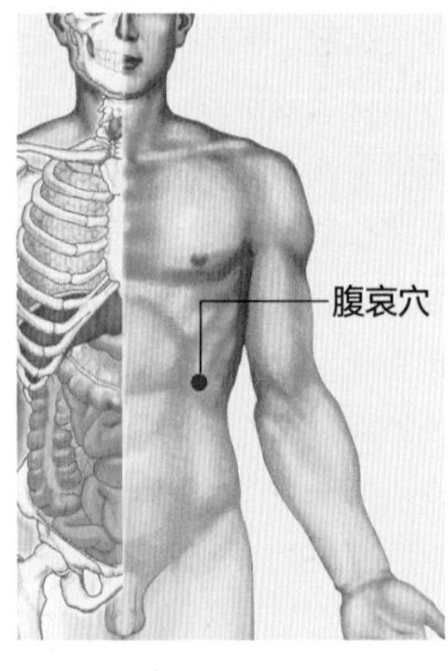

取穴方法：在脐中上3寸，旁开4寸处取穴。

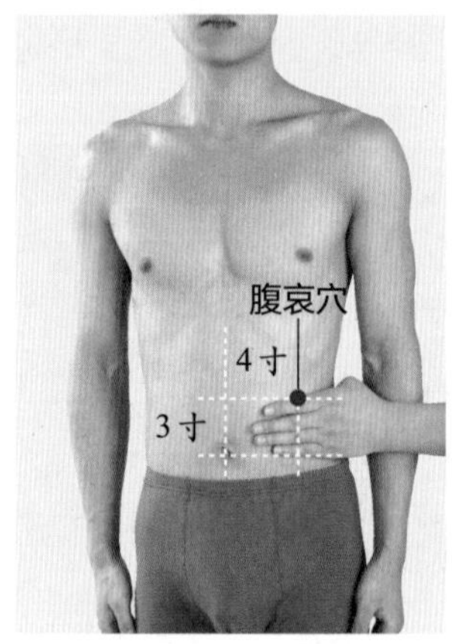

功效：腹哀穴具有健脾和胃、理气调肠的作用。《会元针灸学》中说："腹哀者，穴居腹部，哀是乞求也，因足太阴磨胃助消化之功，腹求胃之精谷气养脾润五脏，以助四肢之行动。"凡腹中疼痛难忍，发出哀鸣之音，本穴均能缓解。常用于改善腹痛、肠鸣、消化不良、痢疾、绕脐痛、胃溃疡、胃痉挛、胃酸过多或过少等病症。

保健手法

手法一：按揉腹哀穴

方法：以手指指腹或指节向下按压，并轻轻揉动穴位100下。不可用力太过。

功效：缓解消化不良、胃酸过多。

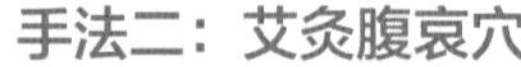

手法二：艾灸腹哀穴

方法：用艾炷或者温针灸3~5壮，或艾条灸10~15分钟，时间不宜过长。

功效：可治疗肠出血、便秘以及消化不良引起的腹胀、腹痛等。

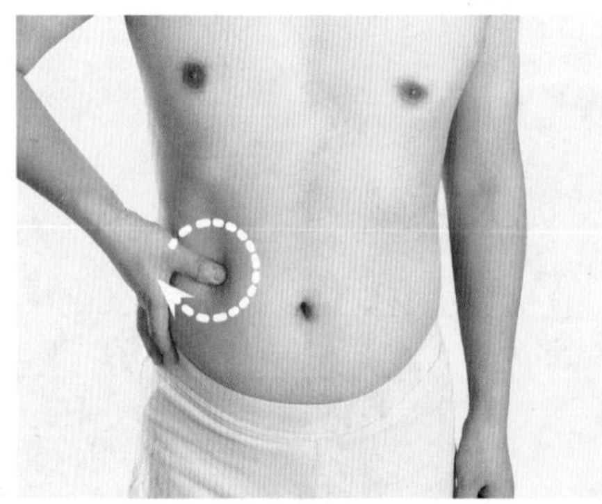

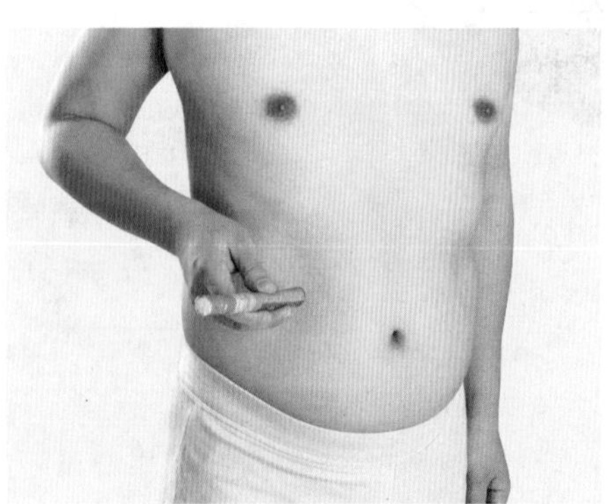

食窦穴

调胃肠，运腑气

定位与功效

定位：在胸部，第 5 肋间隙，前正中线旁开 6 寸。

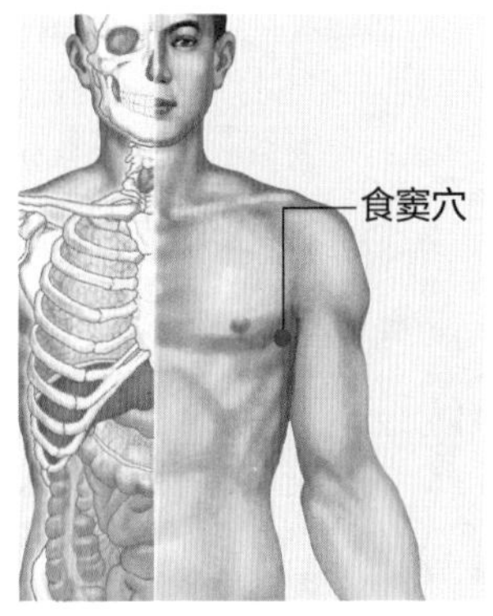

取穴方法：于胸部前正中线旁开 2 个 4 横指处，再向下 1 肋（第 5 肋间隙），按压有酸胀感处，即为本穴。

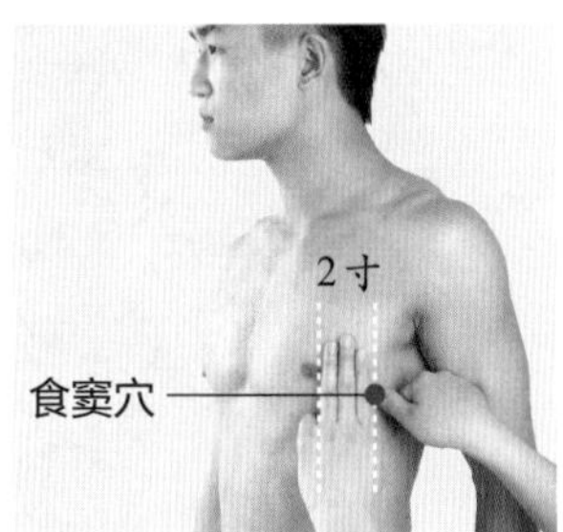

功效：食窦穴具有宣肺平喘、健脾利湿的作用，常用于改善食道的各种症状。坚持长期按摩此穴，对胸胁胀痛、反胃、食入即吐、腹胀等症及水肿、尿潴留、肋间神经痛等症都有一定的调理功效。针刺该穴，对胃功能有较明显的调整作用，可用于改善各种胃炎。

保健手法

手法一：按揉食窦穴 10 分钟

方法：三指并拢放于穴位处，以中指指腹用力按揉穴位，两侧各按揉 10 分钟，每天 2 次。有胸胁胀痛、反胃、腹胀者可随时按揉缓解。

功效：促进脾胃运化，缓解胸胁胀痛、反胃、腹胀。睡前轻压此穴 20 下，可调理脾脏。

手法二：艾灸食窦穴 10 分钟

方法：取艾条温和灸食窦穴 10 分钟，每天 1 次。

功效：可调理脾虚湿重所致的腹胀、水肿、尿潴留等症。

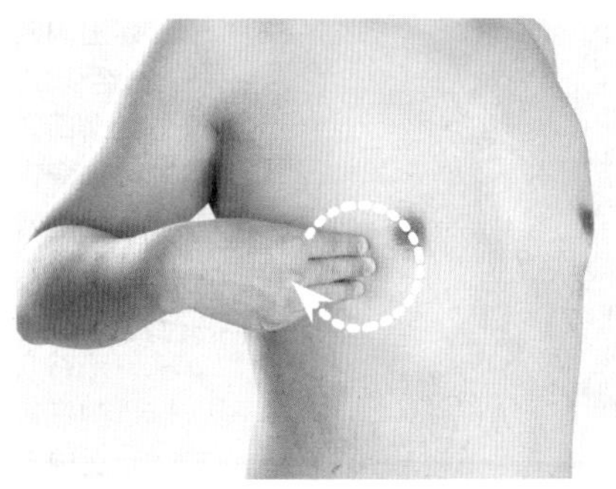

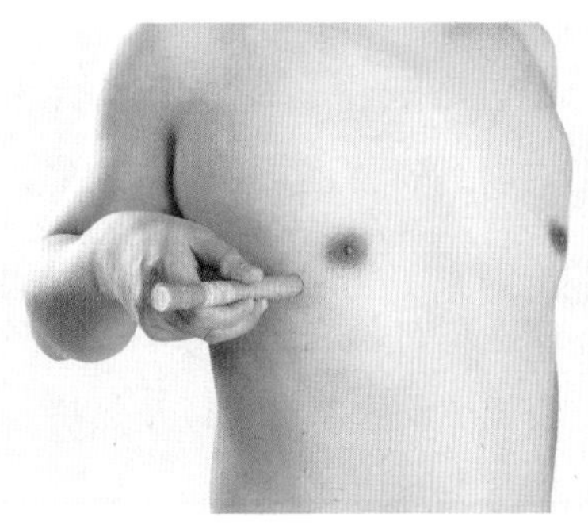

足阳明胃经，沟通脾经，全面调理消化系统

“足阳明之正，上至髀，入于腹里，属胃，散之脾，上通于心，上循咽，出于口，上頞䪼，还系目系，合于阳明也。”

——《黄帝内经·灵枢·经别》

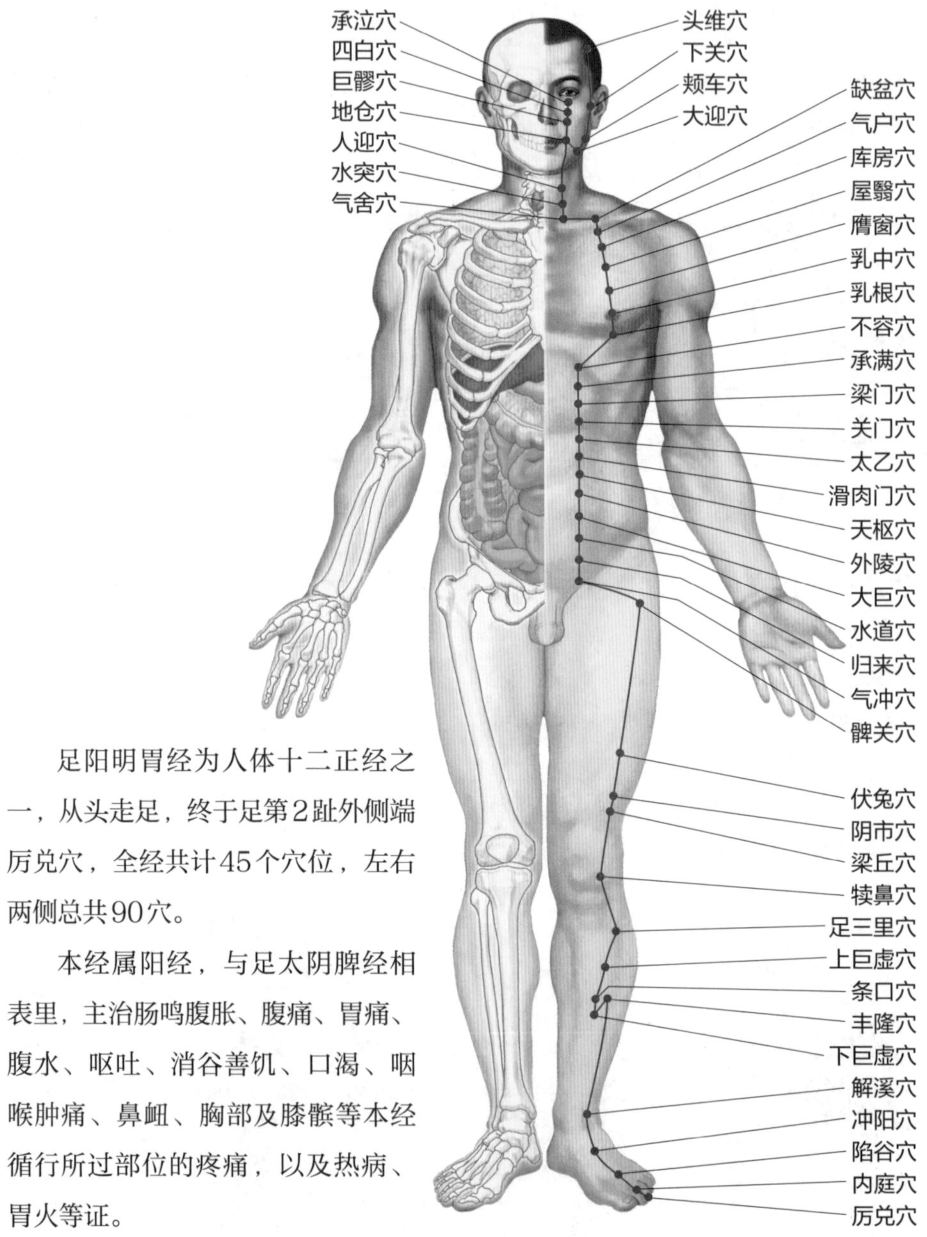

足阳明胃经为人体十二正经之一，从头走足，终于足第2趾外侧端厉兑穴，全经共计45个穴位，左右两侧总共90穴。

本经属阳经，与足太阴脾经相表里，主治肠鸣腹胀、腹痛、胃痛、腹水、呕吐、消谷善饥、口渴、咽喉肿痛、鼻衄、胸部及膝髌等本经循行所过部位的疼痛，以及热病、胃火等证。

敲胃经，消化好，不衰老

《黄帝内经》中说：“五七，阳明脉衰，面始焦，发始堕。”阳明脉指的就是胃经，胃经一衰，面容开始憔悴，头发开始脱落，所以如果不想衰老，就要养好胃经。

胃经循行于身体前面，所以很适合敲打。平时经常敲打胃经，不仅能助经络通畅，还能调理脾胃，让人胃口好、消化好。

手法一：拳头互动法

双手垂于大腿两侧，然后先用一只手来回搓大腿前侧的胃经路线，另一只手则握空拳，轻轻敲打，做 10 次。来回轮换，每天 15 分钟即可。

手法二：敲打胃经15分钟

胃经是很长的一条路线，敲打以下肢部位较为适宜。从大腿前面的伏兔穴开始，沿经络向下敲打至解溪穴，每天敲打 15 分钟即可有效的改善胃功能。

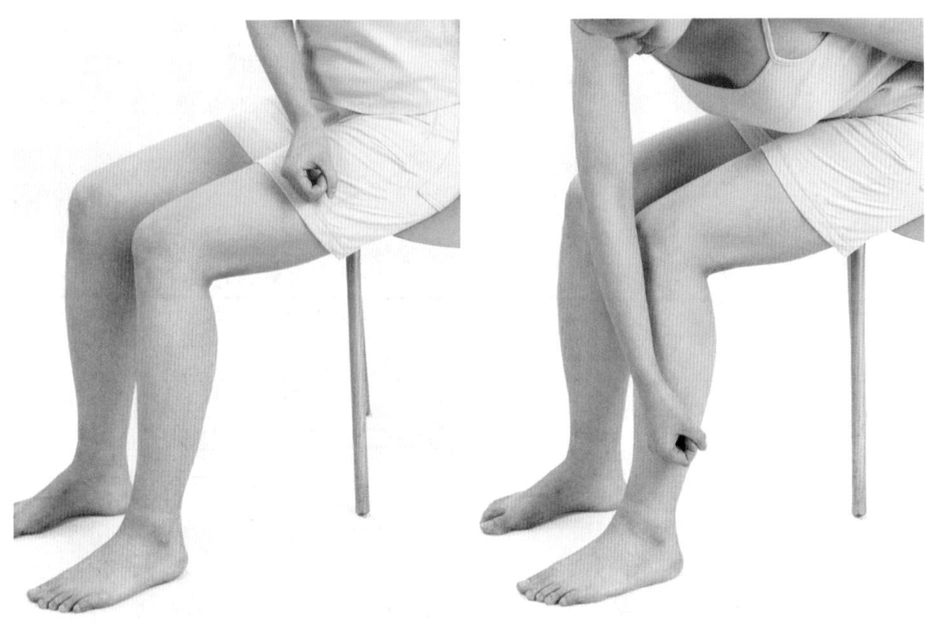

功效：敲胃经可以充实胃经之气，令脏腑气血充盈。经常敲打胃经，还可以从根本上预防各种脾胃疾病。

小贴士：每天早上7~9点是胃经经气最旺的时段，此时敲胃经效果最好。

对于调理脾胃来说，春天是不容错过的好机会，此时肝木旺盛，敲胃经能有效提升脾胃气机。另外，冬天也应该多敲，能让脾胃运化有力，气血旺盛，从而缓解精神内藏所带来的精力不足。

足三里穴

补中益气、通经活络，脾胃问题先找它

定位与功效

定位：在小腿外侧，犊鼻穴（外膝眼）与解溪穴连线上，犊鼻穴（外膝眼）下3寸。

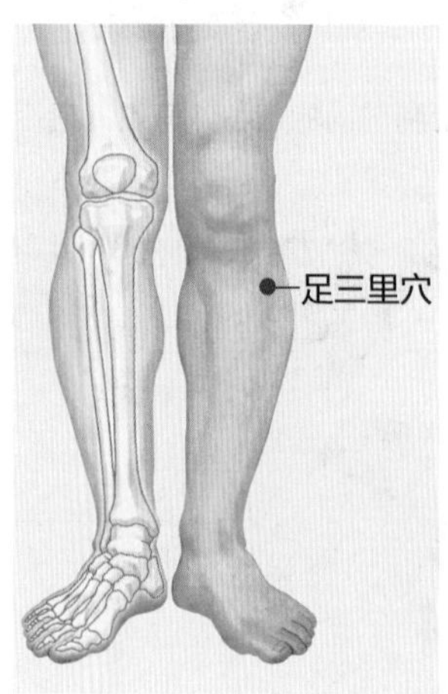

取穴方法：站立弯腰，用同侧手张开虎口圈住髌骨上外缘，余4指向下，中指尖所指处，按压有酸胀感处即是。

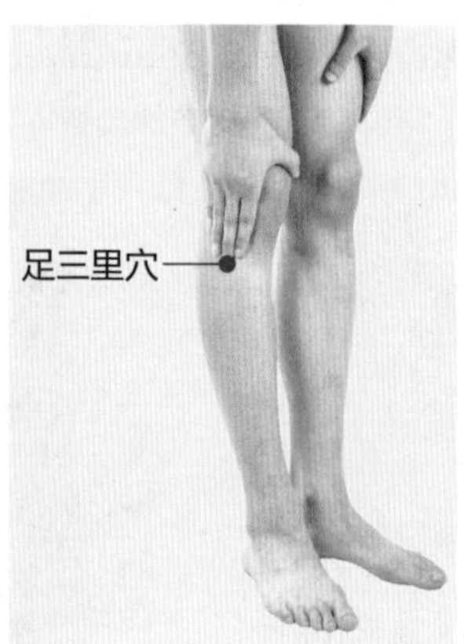

功效：足三里穴是足阳明胃经的合穴，聚集胃腑精气，可祛除下肢郁滞结气，可缓解上、中、下三部的疾病。足三里对各种慢性疾病都有效，被誉为“无病长寿的健康穴”，且效果广泛，对消化道疾病、足膝腰部疾病、呼吸道疾病都有效，可改善小腿酸痛、胃病、呕吐、食欲不振、腹胀腹泻、失眠、高血压、胸闷、生理痛及胃病、糖尿病引起的体质虚弱，还能促进血液循环，延缓衰老。

保健手法

手法一：按揉足三里穴

方法：用拇指按于足三里穴位，用力点按，边按边揉，直到产生酸麻胀痛之感，持续10秒钟，慢慢放松如此重复，两侧各3分钟。

功效：可健脾和胃，调理各种肠胃问题。

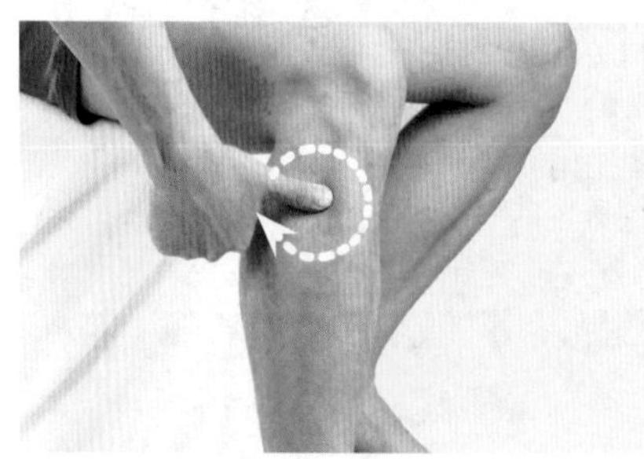

手法二：艾灸足三里穴

方法：用艾条灸足三里穴15分钟，温度要稍高一点儿，以能忍受为度。沿着足三里穴来回移动，增大温灸范围。每周二三次。

功效：扶正培元、增强体质，对肠胃功能低下等各种肠胃问题有很好的改善作用。

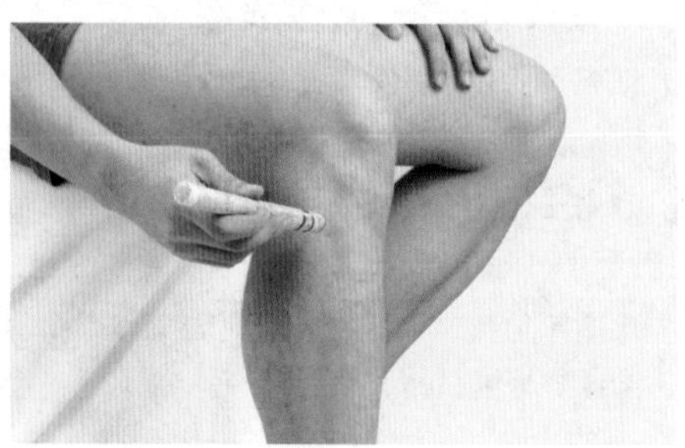

内庭穴

清泻胃火，胃痛口臭全解决

定位与功效

定位：在足背，第2、第3趾间，趾蹼缘后方赤白肉际处。

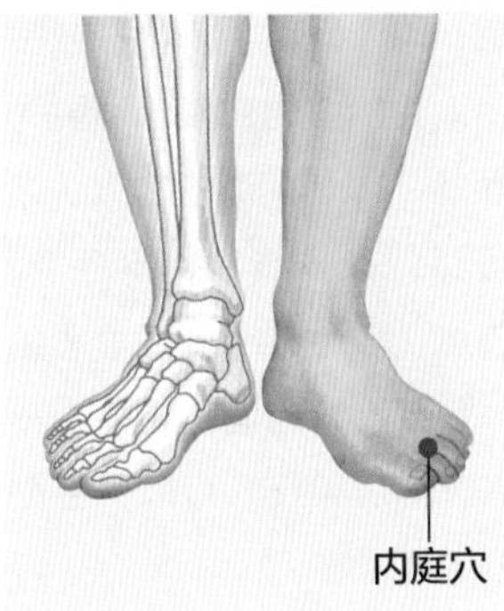

取穴方法：将脚跷起，在足背，第2、3趾间，趾蹼缘后方赤白肉际处，按压有酸胀感处即是。

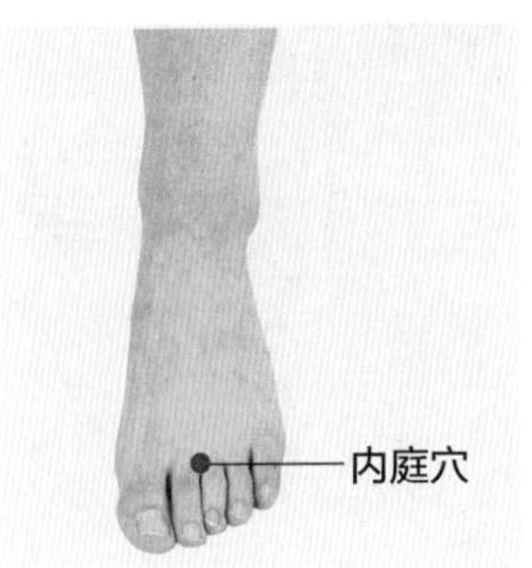

功效：内庭穴为胃经之荥穴，掌管胃内火气，具有清胃泻火、理气止痛的作用，主治牙痛、咽肿、鼻衄、胃酸过多、腹胀、痢疾、便秘等热病。

保健手法

按揉内庭穴

方法：用手指垂直用力，按压内庭穴，力度以感到酸胀为宜。左右各50下，每天1次。

功效：可清胃泻火、理气止痛，有效缓解胃火过重起的口臭、牙痛等症。

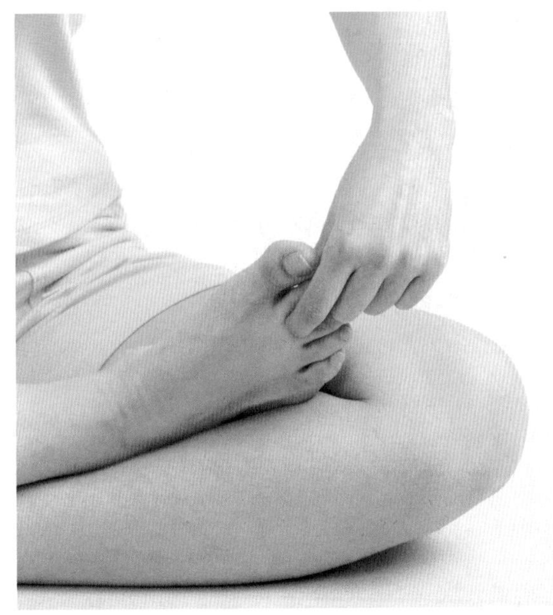

梁丘穴

调理脾胃，治疗胃痛特效穴

定位与功效

定位：在股前区，髌底上2寸，股外侧肌与股直肌肌腱之间。

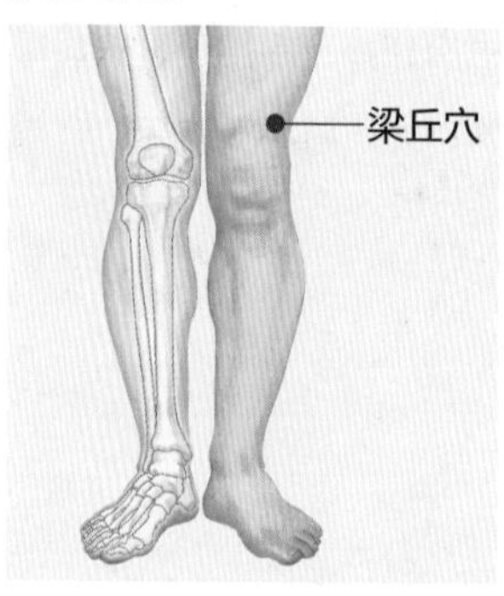

取穴方法：在大腿前面，髂前上棘与髌底外侧端连线上，髌底上约2横指处，按压有酸胀感处。

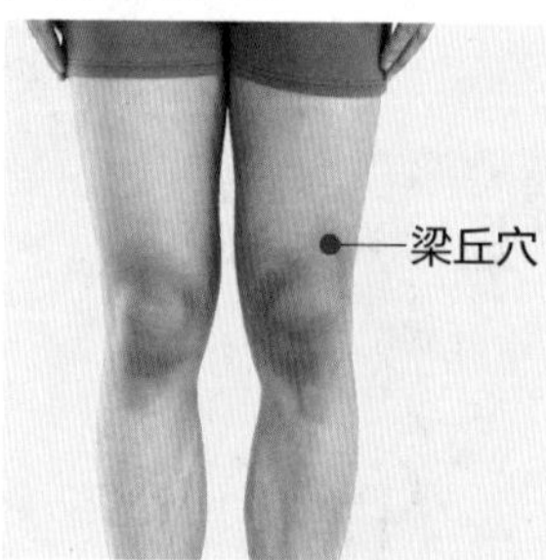

功效：梁丘穴具有理气和胃、通经活络的作用。梁丘穴为胃经郄穴，郄穴主急症，故可缓解胃部急性症状，使消化器官的血液流通更为顺畅，并有止痛的功效。亦可有效改善胃痛、胃痉挛、腹胀、胃酸分泌过多等消化系统疾病。当消化功能不良时，指压梁丘穴可以产生剧烈的疼痛感。

保健手法

手法一：按揉梁丘穴

方法：以拇指用力按压梁丘穴，并缓缓揉动，两侧同时按揉，有强烈的酸胀感。每天2次，每次每侧按揉5分钟。

功效：缓解急性胃痛，胃酸分泌过多者可常按。

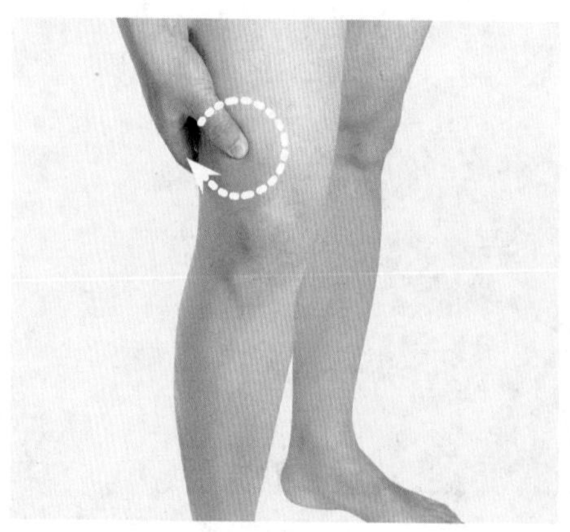

手法二：艾灸梁丘穴

方法：用艾条悬提灸梁丘穴，温度不可过高，缓缓移动艾条，让梁丘穴局部泛红，10分钟左右即可。

功效：理气和胃，治疗急性腹泻，缓解肠胃压力。

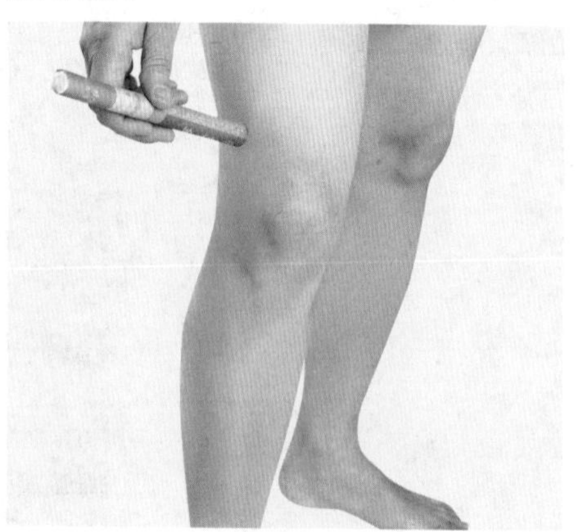

天枢穴

疏调肠腑，理气消滞，对便秘腹泻都有效

定位与功效

定位：在腹部，横平脐中线旁开 2 寸。

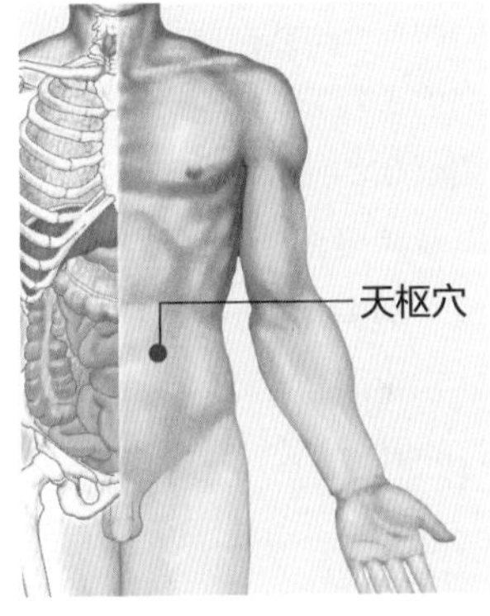

取穴方法：前正中线旁开 2 寸（3 横指），按之有酸胀感处即是。

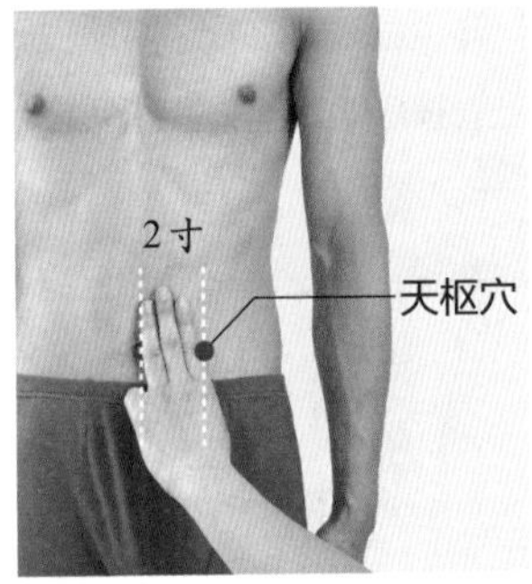

功效：天枢穴是大肠之募穴，是调理和改善大肠疾病的重要穴位，具有调中和胃、理气健脾的功效，可以促进肠胃蠕动，治疗消化系统相关疾病。此外，还有改善便秘、腹泻、消化不良、阑尾炎、中暑、痛经、月经紊乱等病症的作用。对于瘦腰、减少小腹赘肉等亦有显著效果。

保健手法

手法一：按摩天枢穴

方法：将食指、中指、无名指并拢，放在天枢穴处，以中指指腹轻按轻揉，结合呼吸进行，两侧各 5 分钟，每天 2 次。

功效：促进肠胃蠕动，通畅肠道，消除便秘。经常按揉还能有效减掉腹部脂肪。

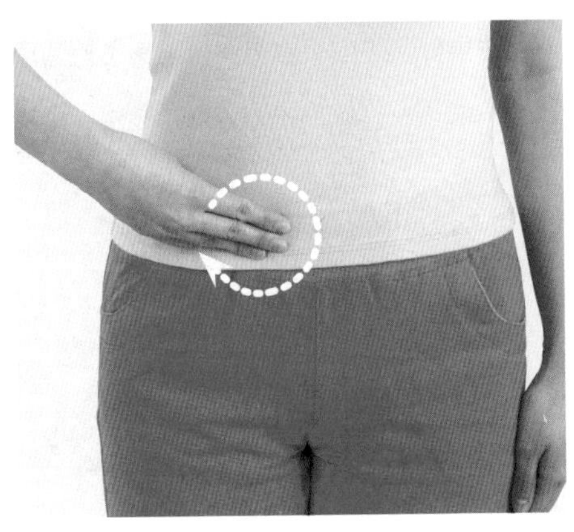

手法二：艾灸天枢穴

方法：用艾条悬灸天枢穴 15 分钟，或用艾炷隔姜灸 3~5 壮，每天 1 次。

功效：调中和胃，理气健脾，缓解腹痛、腹泻。

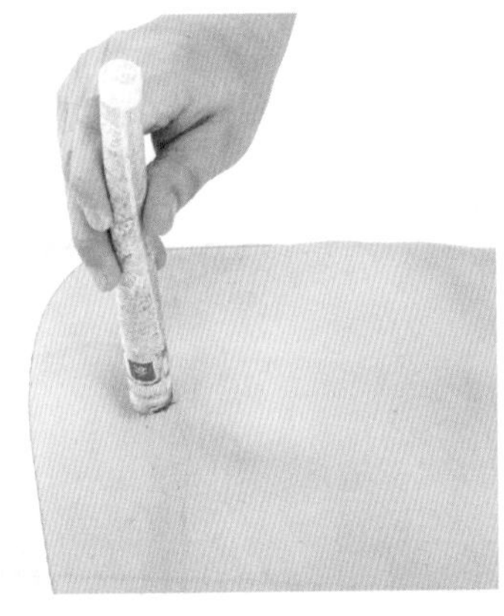

丰隆穴

沉降胃浊，减肥消脂首选穴

定位与功效

定位：位于外踝尖上 8 寸，胫骨前端 2 指宽处。

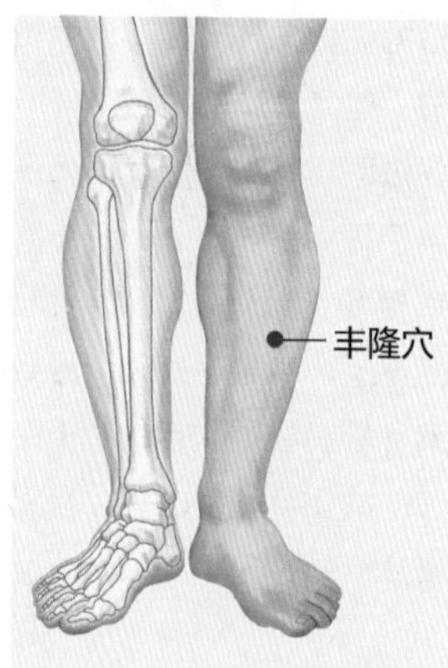

取穴方法：坐位屈膝，先确定犊鼻穴（外膝眼）的位置，取犊鼻穴与外踝尖连线的中点，在腓骨略前方肌肉丰满处，按压略有沉重感处即是。

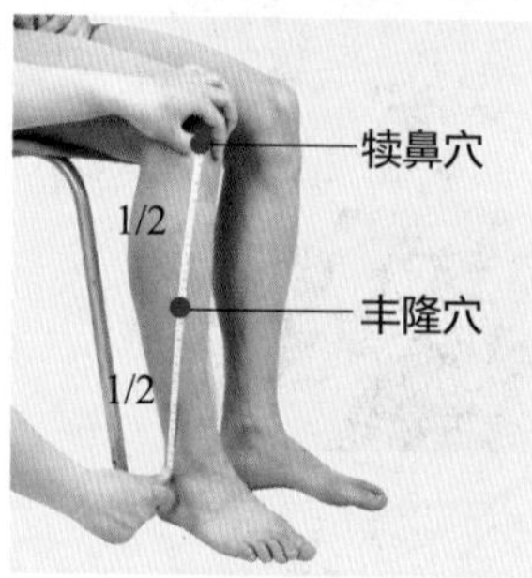

功效：丰隆穴是胃经的络穴，又称“化痰穴”，具有健脾化痰、和胃降逆的作用，主治一切痰病。对于痰湿所引起的头痛、眩晕、咳嗽，以及脾受湿困、痰浊上扰等证，都有很好的治疗作用。此穴也是治疗肥胖、高脂血症的重要穴位。

保健手法

手法一：揉搓丰隆穴

方法：用大拇指点在丰隆穴上，用力向下按，来回揉按 5 分钟；接着沿丰隆穴向下搓至脚踝部，搓到底之后松手，再从丰隆穴向下搓，如此单向朝下搓 10 次。

功效：消食导滞、祛痰、消脂减肥，肥胖者和高脂血症患者宜经常揉搓。

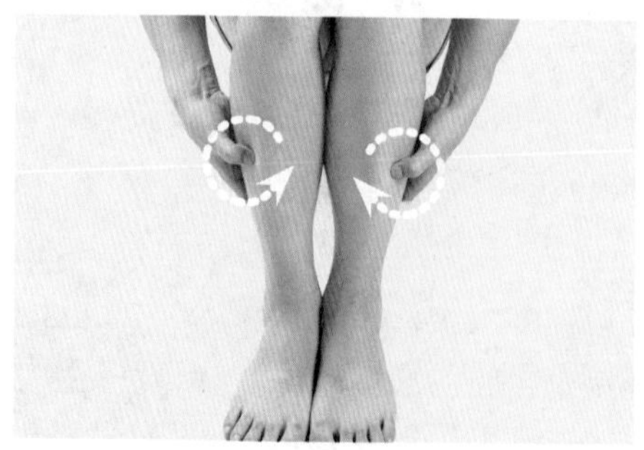

手法二：点揉丰隆穴

方法：用食指关节或拇指点揉丰隆穴，以穴位感觉到酸痛为度，每天 1 次，每次点揉 30~50 下。

功效：提升食欲，止嗝，缓解胃胀以及消化功能低下等症，对慢性胃肠病也有调理作用。

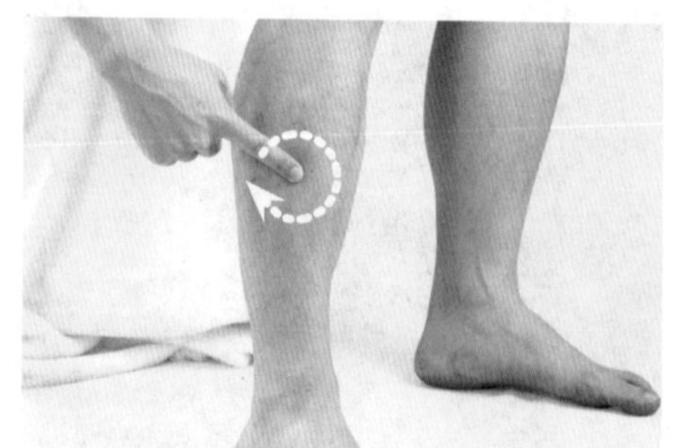

不容穴

振奋食欲，轻松赶走老胃病

定位与功效

定位：在上腹部，脐中上6寸，前正中线旁开2寸。

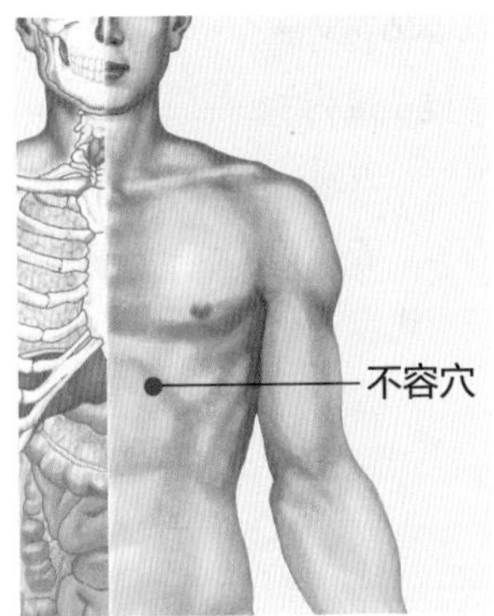

取穴方法：从肚脐向上量2个4横指（6寸），再水平旁开3横指（2寸）处，按压有酸胀感处即是。

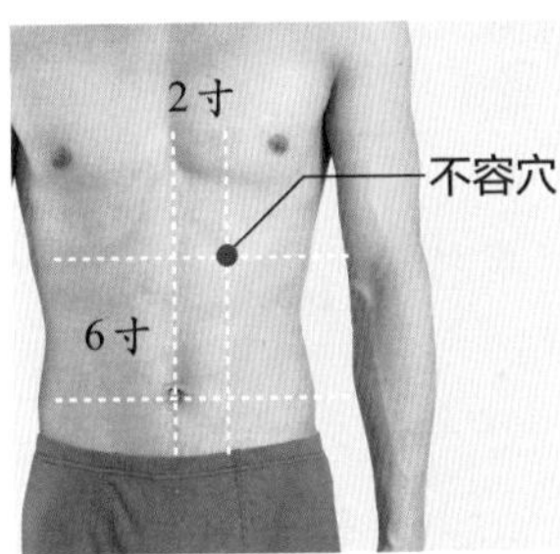

功效：不容穴的“不”是开始的意思，“容”，意为容纳。“不容”，即指食物汇入的地方，也就是胃的重要入口。故有调中和胃、理气止痛的作用。按摩不容能改善胃部各种不适症状，常用于胃部持续绞痛、胃部灼热、消化不良、胃酸过多等。

保健手法

手法一：按摩不容穴

方法：以手指指腹或指节向下按压，并作圈状按摩，力度不宜过重，每侧每次按摩3分钟，每天2次。

功效：调中和胃，治疗慢性胃炎、胃下垂以及食欲不振等症。

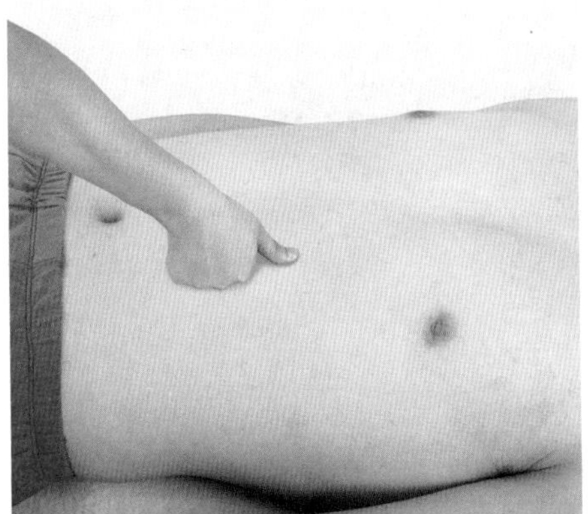

手法二：艾灸不容穴

方法：取艾条悬灸不容穴15分钟，每天1次。

功效：提升食欲，缓解胃胀痛，对胃酸分泌过多、呕吐、呃逆都有效果。

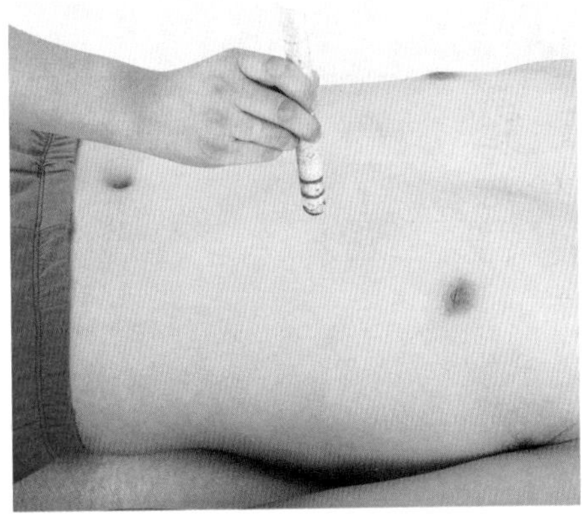

承满穴

调中化滞，缓解腹胀

定位与功效

定位：在上腹部，脐中上5寸，前正中线旁开2寸。

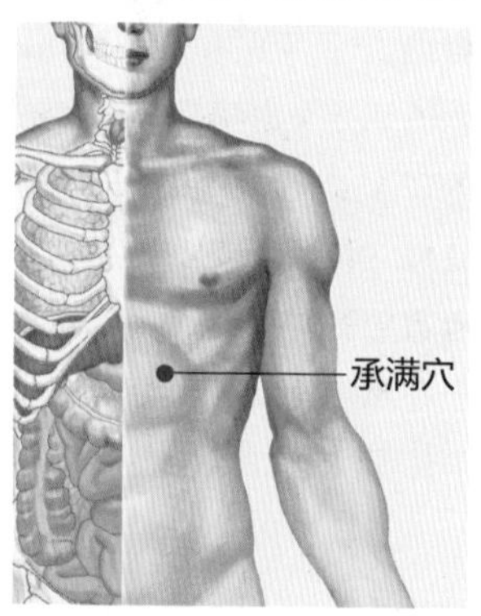

取穴方法：从脐中向上量取5寸，前正中线旁开约3横指（2寸），按压有酸胀感处即是。

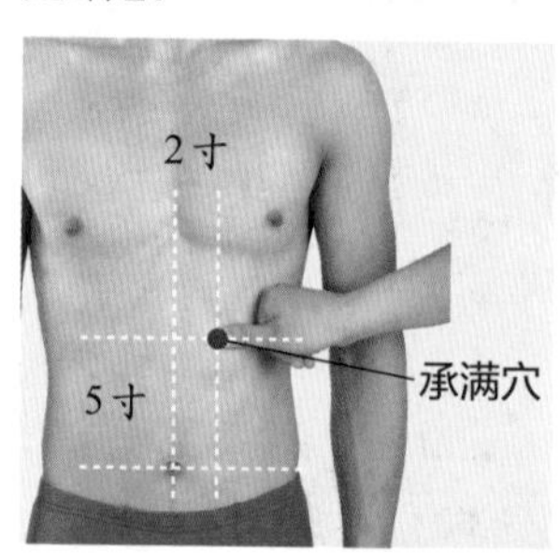

功效：承满穴具有理气和胃、降逆止呕的作用，可有效调理和改善脾胃各种疾患。按摩承满穴可明显缓解胃痛、吐血、呕吐、食欲不振、消化不良、腹胀等症状；对痢疾、肝炎也有一定的缓解作用。

保健手法

手法一：按摩承满穴

方法：以拇指指腹放于承满穴上，轻轻用力，缓按缓起，慢慢揉搓，让其发热；如此反复5分钟。每天1次。

功效：可缓解胃满盈溢之感，治疗脾胃不和、食欲不佳等症。

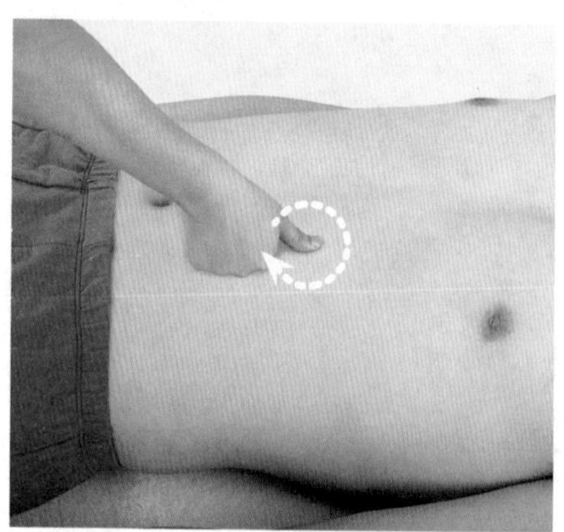

手法二：艾灸承满穴

方法：用艾条悬灸15分钟，或艾炷灸3~7壮。每天1次。

功效：可治疗胃痛、呕吐以及消化不良引起的脘腹胀满等。

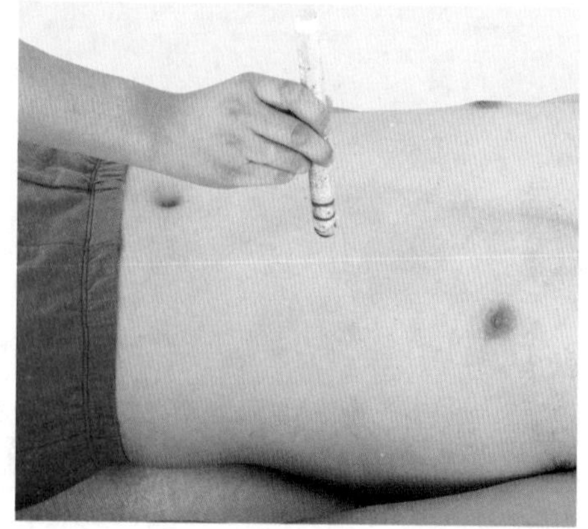

梁门穴

调中气，和肠胃，化积滞

定位与功效

定位：在上腹部，脐中上4寸，前正中线旁开2寸。

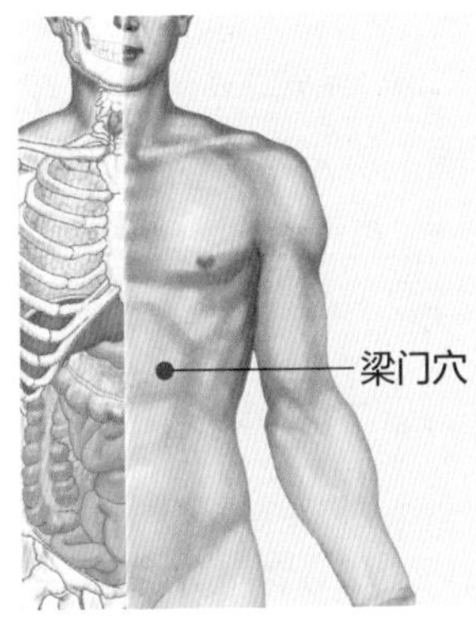

取穴方法：脐中上4寸，前正中线旁开约3横指（2寸）处，按压有酸胀感处即是。

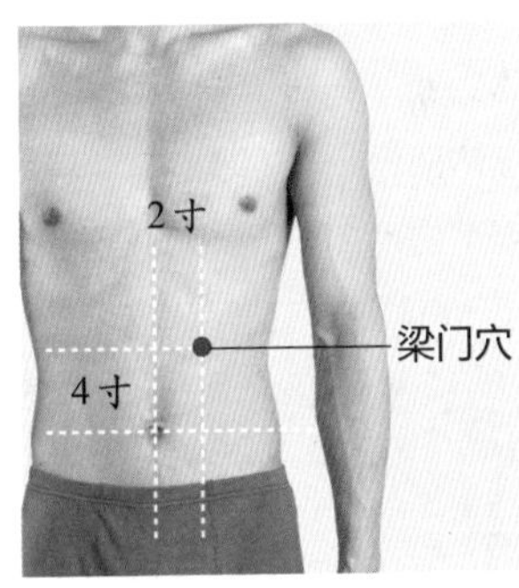

功效：梁门穴意为胃气出入的门户，故有和胃理气、健脾调中的作用，主要用于缓解胃部疾病，如胃炎、胃下垂、胃溃疡、消化不良及神经性胃炎引起的胃痉挛、急性胃炎、食欲不振等症状。

保健手法

手法一：按摩梁门穴

方法：以手指指腹或指节向下按压，并作圈状按摩，力度不宜过重。每次5分钟，每天2次。

功效：充盈胃气，降逆止痛，缓解各种胃部不适。

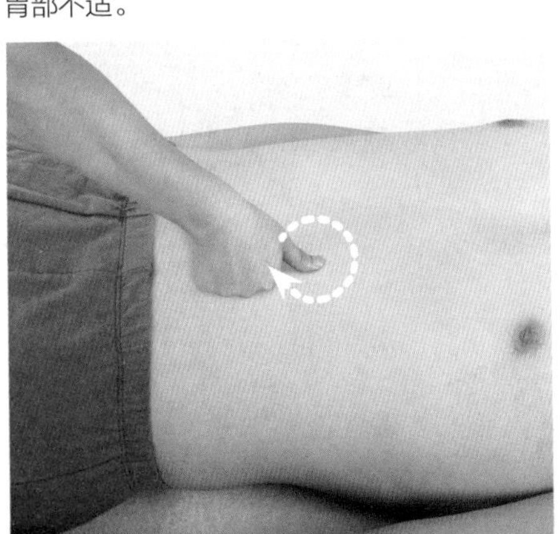

手法二：艾灸梁门穴

方法：用艾条灸梁门穴10分钟，或用艾炷灸3~5壮。每天1次。

功效：温胃健脾，缓解胃痛，对腹胀、呕吐有治疗效果。

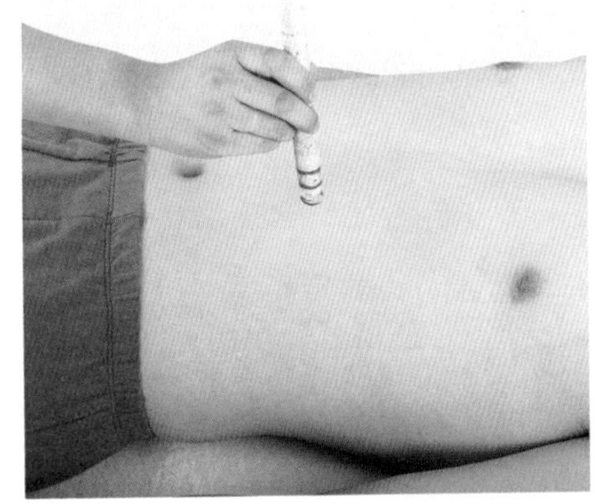

养脾胃四大特效穴

脾俞穴

健脾和胃，利湿升清，糖尿病可常灸

定位与功效

定位：在背部脊柱区，第11胸椎棘突下，后正中线旁开1.5寸。

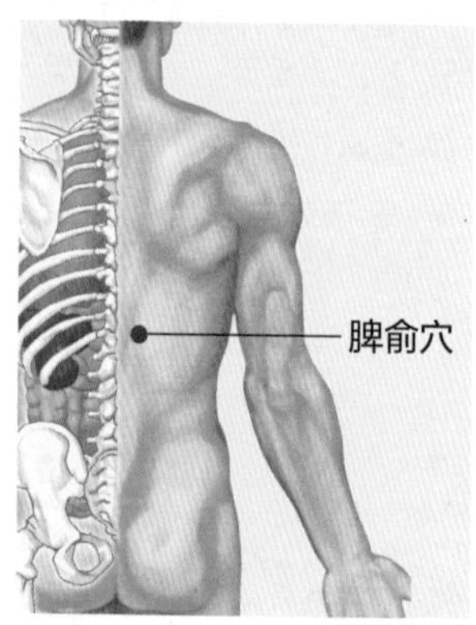

取穴方法：两肩胛骨下角水平线与脊柱相交所在的椎体为第7胸椎，向下数4个椎体即为第11胸椎，在其棘突下向两侧分别量取1.5寸，按压有酸胀感处即是本穴。

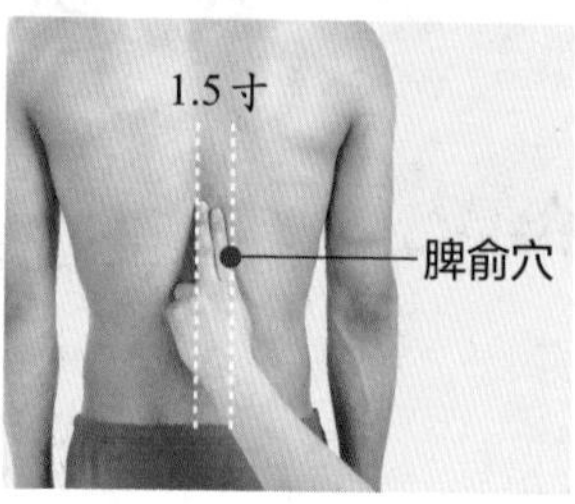

功效：脾俞穴为脾脏气血输注于后背体表的部位，故有健脾利湿、和胃益气的功效。脾俞穴主管胰腺，与胰岛素的分泌有关。如果时常感到口渴、全身无力、容易疲劳、食欲不振，可以按摩本穴缓解。此外，脾俞穴有健脾和胃之效，对于脾胃虚弱、消化不良、十二指肠溃疡、腹胀、黄疸、呕吐、腹泻等脾胃不适的症状也有不错的疗效。

保健手法

手法一：按摩脾俞穴

方法：被按者俯卧，操作者用拇指指腹按在脾俞穴上，用力按下，然后揉动，以被按者感觉到酸胀疼痛为度，如此反复按摩10分钟，每天1次。

功效：和胃益气，提升食欲，缓解疲劳。

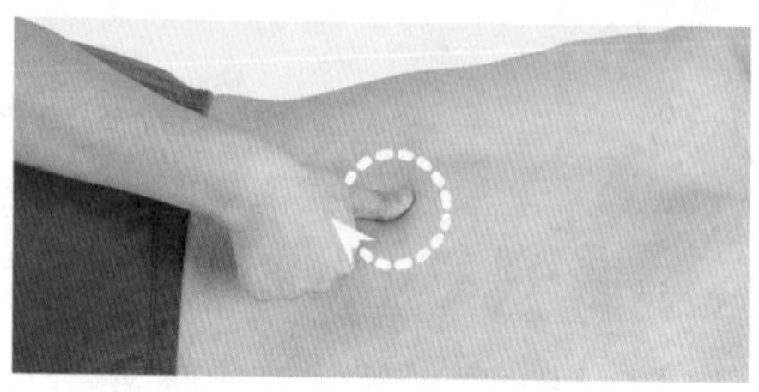

手法二：艾灸脾俞穴

方法：俯卧，全身放松，点艾条悬于脾俞穴上方，离皮肤3厘米左右，两侧交替进行熏灸，每次灸15分钟左右，待局部出现红色即止。一周最多灸3次。

功效：健脾祛湿，缓解消化不良引起的恶心、呕吐等症。长期艾灸此穴还可辅助治疗糖尿病。

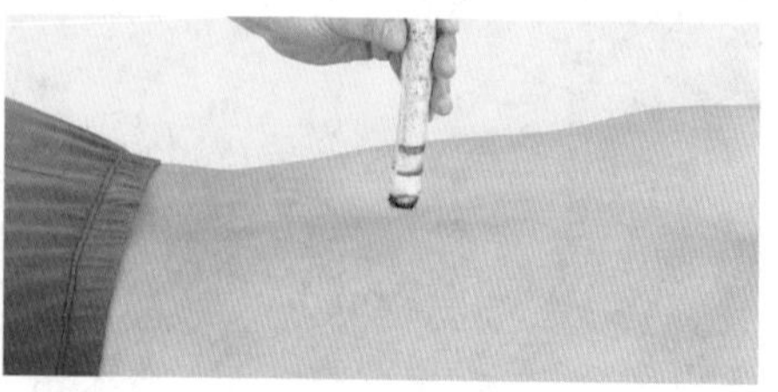

胃俞穴

散胃腑寒热，治胃痛、呕吐

定位与功效

定位：在背部脊柱区，第12胸椎棘突下，后正中线旁开1.5寸。

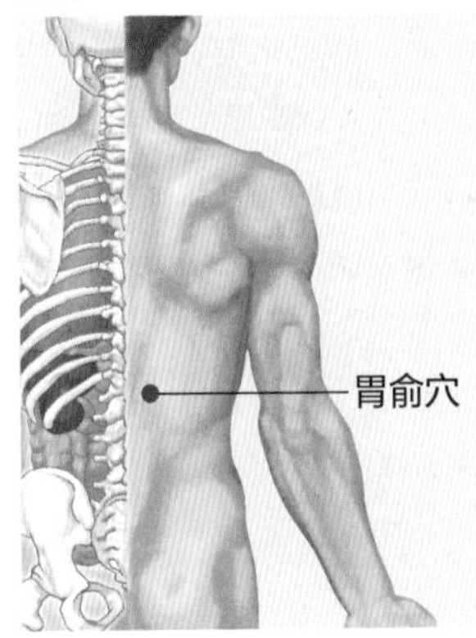

取穴方法：两髂前上棘最高点的水平连线与脊柱相交所在的椎体为第4腰椎，向上数4个椎体即第12胸椎，向左右各量取1.5寸，按压有酸胀感即是本穴。

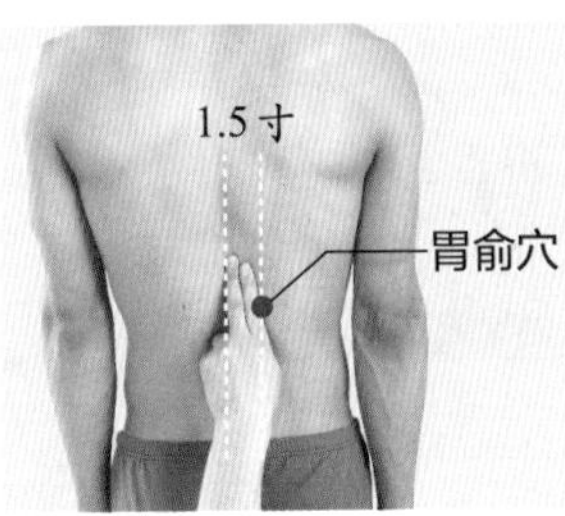

功效：胃俞穴为胃腑气血输注于后背体表的部位，有健脾和胃、理气降逆的作用。本穴常用于预防和缓解胃肠慢性疾病，与脾俞穴有协同作用。可用于治疗胃痛、十二指肠溃疡、消化不良、胃下垂等，也可用于改善糖尿病、焦躁、口腔溃疡、幼儿吐奶、肝炎、食欲不振、恶心呕吐等症。经常按压本穴还可以增强肠胃吸收功能。

保健手法

手法一：按摩胃俞穴

方法：被按者俯卧，也可坐立，操作者用拇指指腹按在胃俞穴上，用力按下，然后揉动，以被按者感觉到酸胀疼痛为度，如此反复按摩10分钟，每天1次。

功效：健脾和胃，补益胃气，可有效提升食欲，预防和治疗各种胃肠问题。

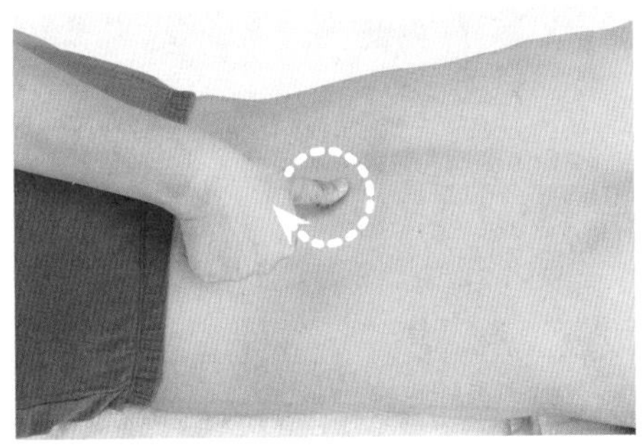

手法二：艾灸胃俞穴

方法：用艾条悬灸胃俞穴，热度适中，两侧交替进行，每次每侧10分钟，每天1次。也可艾炷灸3~5壮，隔天1次。

功效：治疗肠鸣、腹胀、呕吐效果较好。

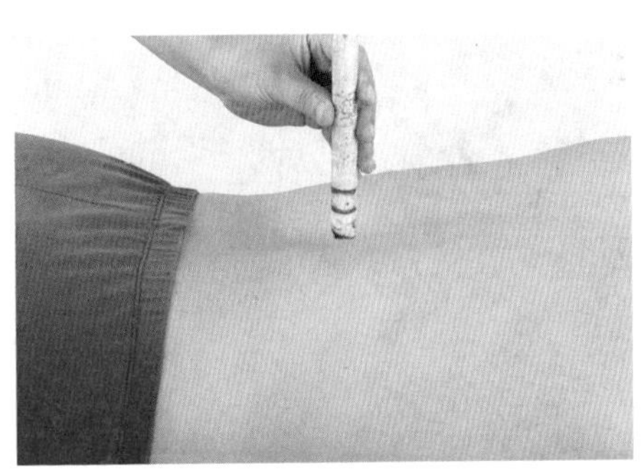

神阙穴

温阳救逆、利水固脱，治腹痛、泄泻

定位与功效

定位：神阙穴位于脐中。

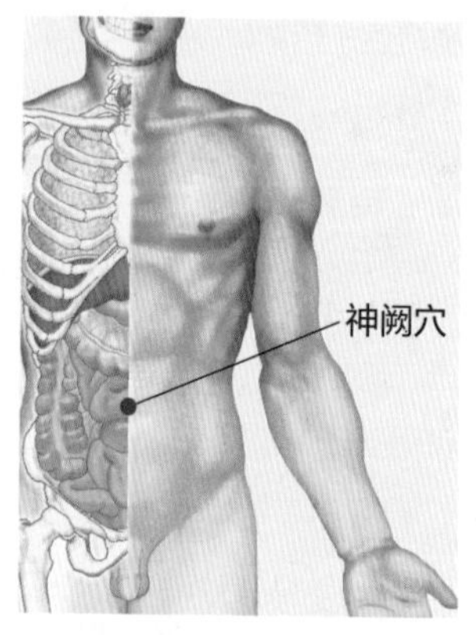

取穴方法：肚脐中央即是。

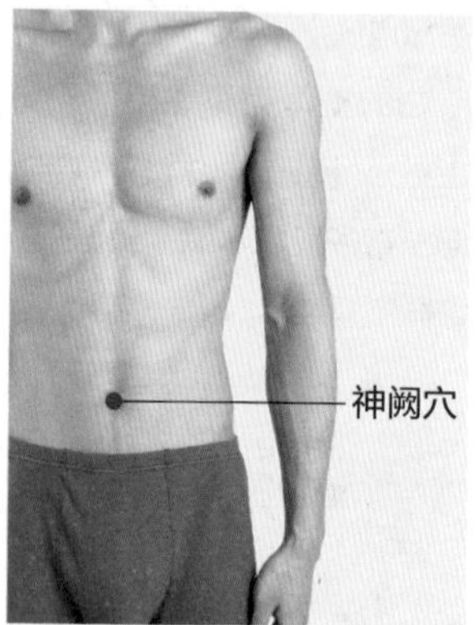

功效：神阙穴具有培元固本、回阳救逆的功效。因穴位于腹之中部，下焦之枢纽，又邻近胃与大小肠，所以该穴能健脾胃、理肠止泻。经常刺激此穴可以起到缓解腹部疼痛的作用。当腹痛、腹泻时，可以手掌轻轻按摩神阙穴，或者先以热毛巾覆盖，再予以按摩。

保健手法

手法一：揉神阙穴

方法：每天临睡前，将双手对搓，待手掌发热时，双手叠交，左下右上，放在神阙穴上，顺时针摩100下，每天1次。

功效：刺激脾、胃、大小肠等脏腑，从而调节胃肠蠕动，促进消化，帮助肠道排泄。

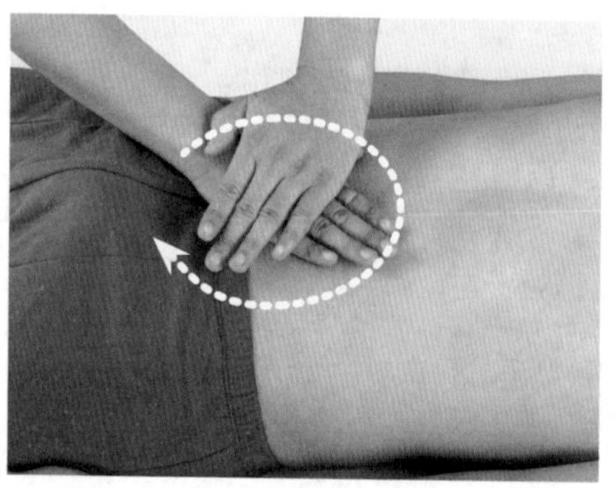

手法二：隔姜灸神阙穴

方法：切1片鲜姜，厚度为0.2厘米；用牙签将姜片中间刺几个眼，然后在神阙穴放少许盐，放上姜片，然后用艾条或艾炷灸；此时神阙穴应该感觉到微微的灼痛，以10~15分钟为宜。

功效：可治急性腹痛、腹泻、呕吐以及四肢厥冷之症。

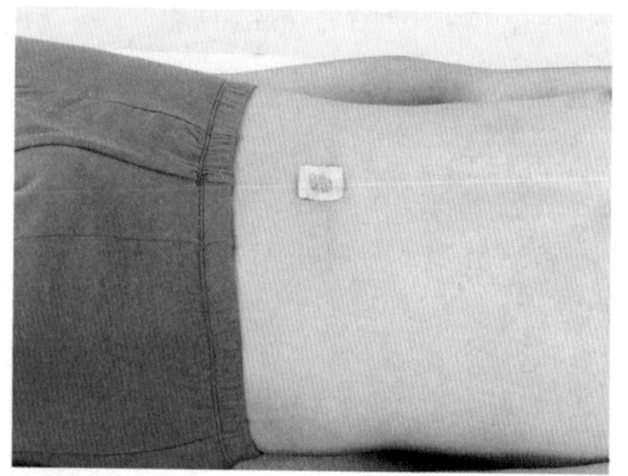

中脘穴

和胃健脾、消食导滞，治消化不良

定位与功效

定位：在上腹部，前正中线上，脐中上 4 寸。

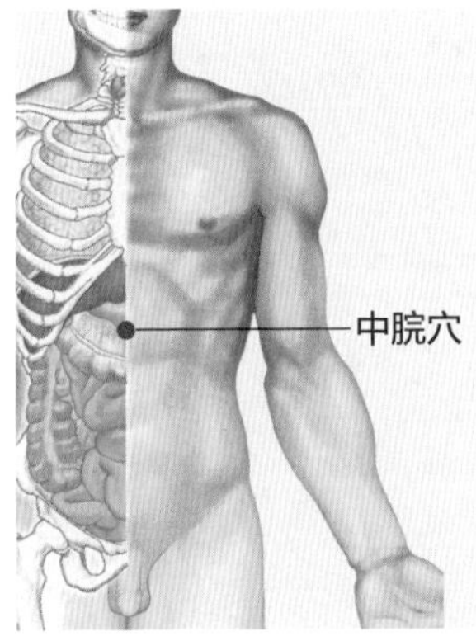

取穴方法：用手摸到胸骨下端其与肚脐连接中间点即为中脘穴。

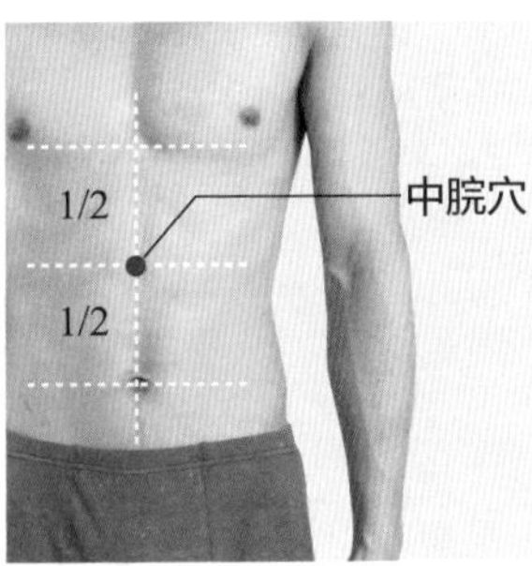

功效：中脘穴在胃脘中部，具有健脾和胃、补中安神的作用，多用于缓解消化道疾病，尤其是胃及十二指肠疾病。可以用来改善胃痛、胃酸过多、恶心呕吐、消化不良、腹部胀痛等症状。另外，对于改善食欲不振、脾胃虚弱、便秘、腹泻等也有不错的疗效。经常按摩此穴，还可以减少小腹赘肉。

保健手法

手法一：按摩中脘穴

方法：以手指指腹或指节向下按压，并作圈状按摩，感觉中脘穴处有酸胀感时，可以稍稍加力，按揉 5 分钟左右。

功效：可止胃痛、缓解胀气，经常按揉还能促进消化。

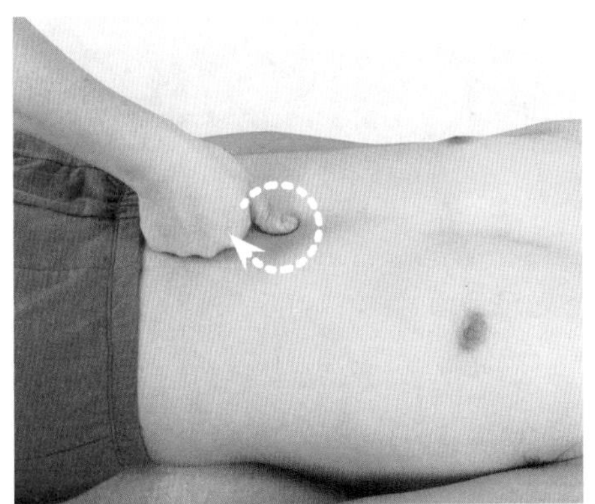

手法二：摩中脘穴

方法：双手对搓，然后重叠压在中脘穴上，顺时针缓慢摩动 36 下，然后再逆时针摩动 36 下。怀孕的女性不宜摩动。

功效：能有效通畅肠胃，还可以起到减肥瘦身的作用。

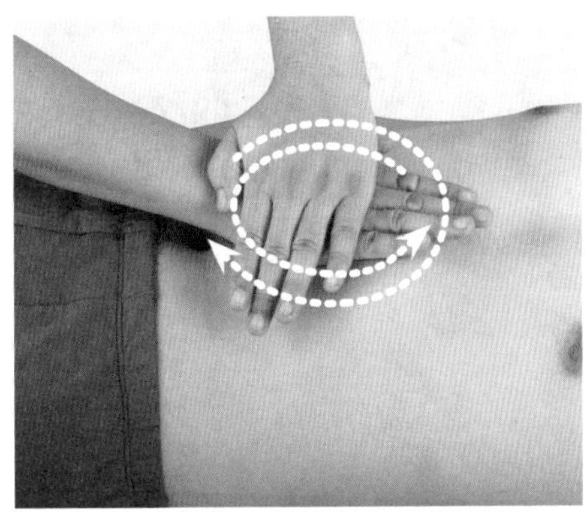

扫码收听
本章附赠音频课

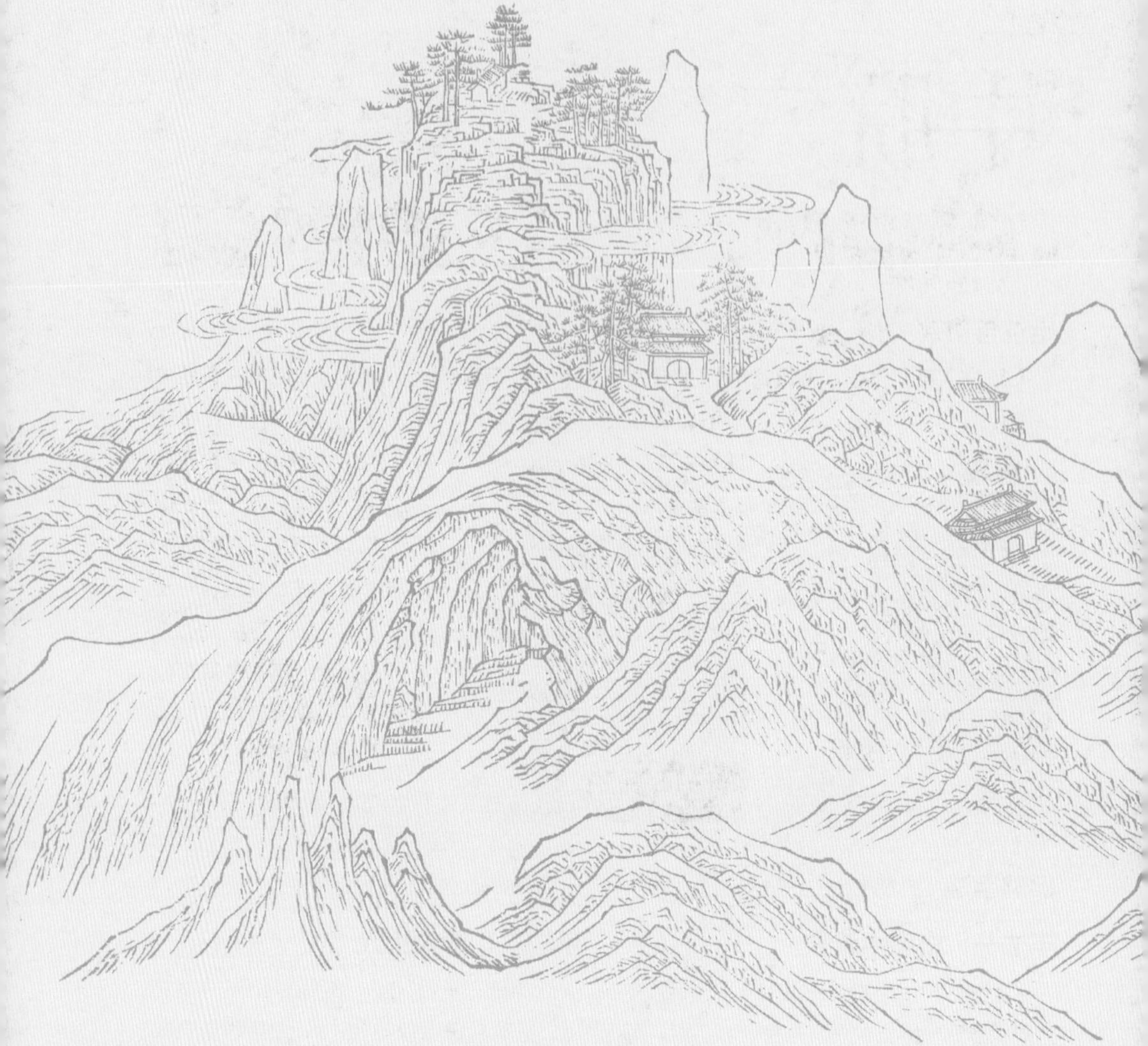

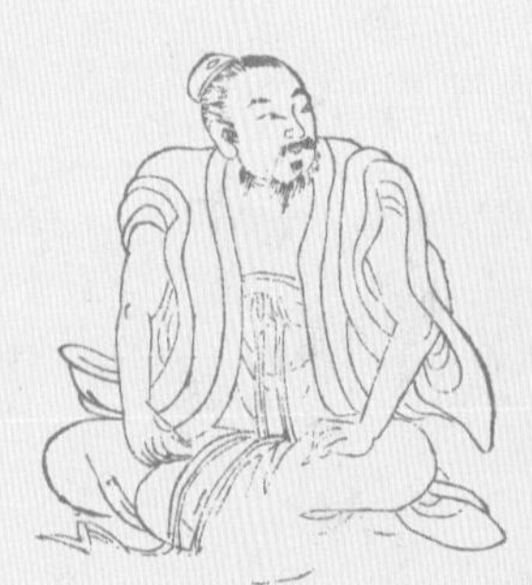

适当运动可促进消化、增进食欲，
增强脾胃生化气血的功能。

脾胃也需要“运动”，举手投足间保养你的脾胃

生命在于运动，《黄帝内经》中早就提出“夜卧早起，广步于庭”的运动养生原则。适当的运动可以促进消化、增进食欲，增强脾胃生化气血的功能。

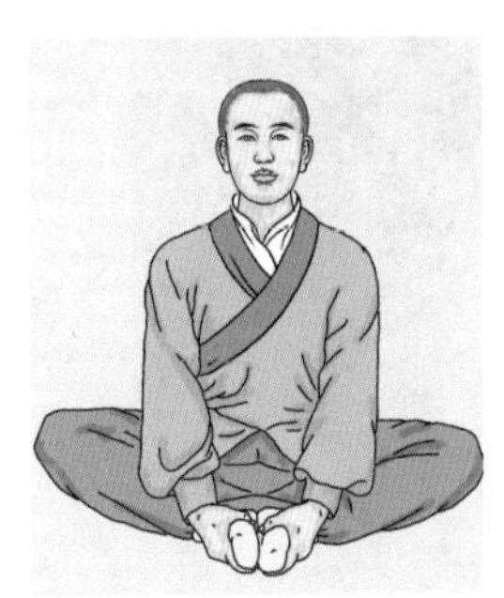

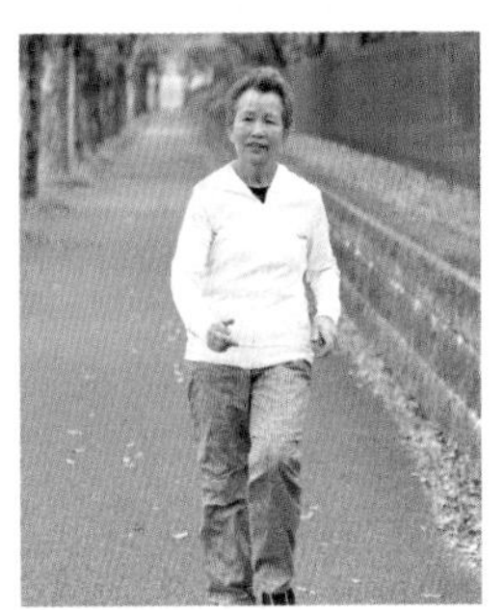

慢跑 慢运动最适合脾胃

慢跑属于有氧运动，也称为缓步。它的目的就在于以比较慢的节奏来完成一段相对较长的距离，以达到对身体及脏腑的锻炼作用。

慢跑加强消化功能

慢跑通过自身热量的挥发，从而对脾胃、心肺等脏器进行刺激，促进人体血液循环，加快新陈代谢。脾主统血，血液循环顺畅，可提升脾气，从而加强脾胃消化吸收功能。

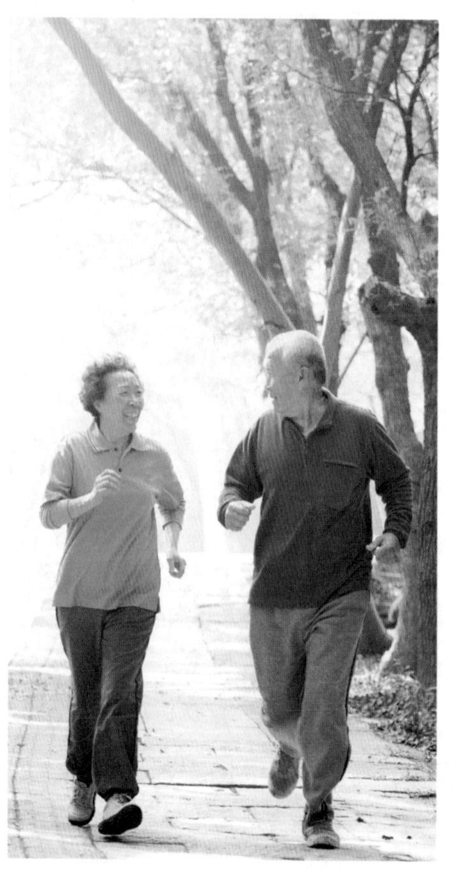

慢跑的方法

慢跑应该掌握正确的方式方法，才能发挥作用。

1. 动作要领：在慢跑时身体应为直立伸展状态，而双臂适度弯曲，两手半握拳。跑步时腿部不必过于紧张，一腿向后蹬，另一条腿则屈膝前摆，步子相对较大，从而带动髋部向前；当腿向前时，手臂也要以正确的姿势进行协调，臂弯呈 90 度角，前后摆动。

2. 配合呼吸：跑步过程中配合鼻吸气、嘴呼气的节奏，能让慢跑更有效。

3. 掌握好速度：初跑者可以每次跑 15 分钟，然后慢慢增加时间和长度，一周不少于 3 次。经常慢跑的人，每次不少于 40 分钟；随着慢慢适应慢跑，每次的时间可以继续增加。

4. 长期坚持：慢跑是一项需要长期坚持的运动，一定要有耐心，长期坚持方可见效。

中医提示：1.慢跑该安排在15~17点之间进行，会让身体的适应度与承受度更高。

2.慢跑的过程中不要憋气，有节奏的呼吸能让身体得到放松。

3.如果慢跑过程中出现心慌、头晕，一定要停止，然后调整运动量。

散步 助消化，健脾胃

散步是一种老少皆宜的运动养生方法，《黄帝内经》中早有论述："夜卧早起，广步于庭。"这里的"广步"就是散步的意思，提倡人们早晨起床后应到庭院里走一走。

散步能增强脾胃功能

散步可以健运四肢，我们知道，脾主肌肉、四肢，因此散步对于脾胃的运化有很好的促进作用，能够助消化、健脾胃。古人就深谙其中的道理，所以有"饭后百步走，能活九十九"的谚语。

现代人工作避免不了久坐，身体动得少，胃肠的活动就会跟着减弱，经常出现消化不良、便秘等问题。而散步可以促进消化腺的分泌，加强胃肠蠕动，提高消化吸收能力，防止上述问题的发生。

中医提示：1."饭后百步走，能活九十九"固然有道理，但也不是每个人都适合。若是患有胃下垂，吃完饭后，胃的负担更重，此时运动则会加重症状，因此可改在饭前散步。

2.患有严重心脑血管病的人也不宜饭后运动。因为饭后胃肠活动增加，胃肠部的血流增加，脑部的血流相应减少，对病情很不利。

散步的方法

散步虽然简单，但要想达到养脾胃的目的，也要遵循一定的原则。

1. 缓步为宜：每分钟步行 70 步左右，可使人情绪稳定，神清气爽，对于健脾胃、助消化最为有益。这种散步方式非常适合年老体弱者。

2. 饭后散步：《老老恒言》里说："饭后食物停胃，必缓行数百步，教其气以输于脾，则磨胃而易腐化。"意思是说，饭后散步能健脾消食。饭后散步指的是饭后休息 15 分钟后再开始散步，这样才能起到保健的作用。

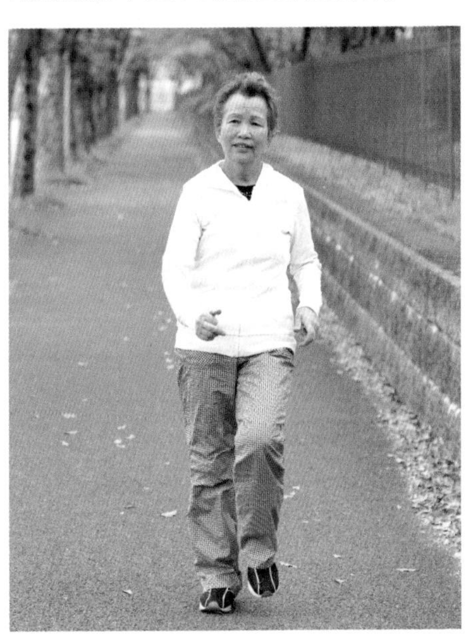

单举手臂 臂单举，理脾胃

华佗说过：“动摇则谷气得销，血脉流通，病不得生。”左右上肢一松一紧地上下对拉，可以牵动腹腔，对脾胃起到按摩作用。同时，对两肋的经脉也能起到很好的刺激作用。交替单举手臂可以达到调理肝胆脾胃，促进胃肠蠕动，增强消化功能的作用。

单举手臂的方法

1. 直身站立，双腿并排，将右手放在小腹前，手心向上保持水平状态，指尖朝向左方。

2. 将右手轻轻向上提，直到胸前位置，然后掌心翻朝下，然后慢慢竖起手掌；与此同时，左手放在左腿的外侧，手掌平放，指尖朝前。

3. 右手掌顺着胸部慢慢落下，放在身体右侧；接着将左手掌朝里转动，并弯起到腹部，如同第一步的右手心向上动作。

4. 左右手各做一遍之后，自然垂放于身体两侧。以上为一套单举手臂法。

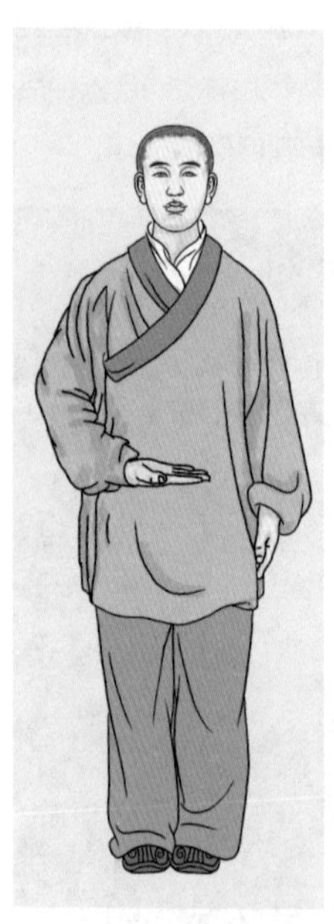
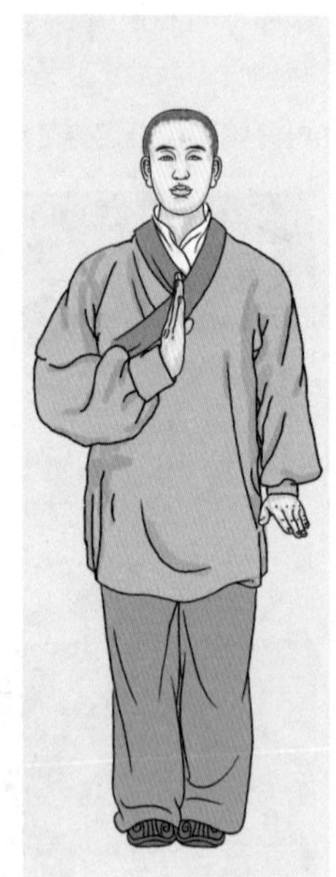
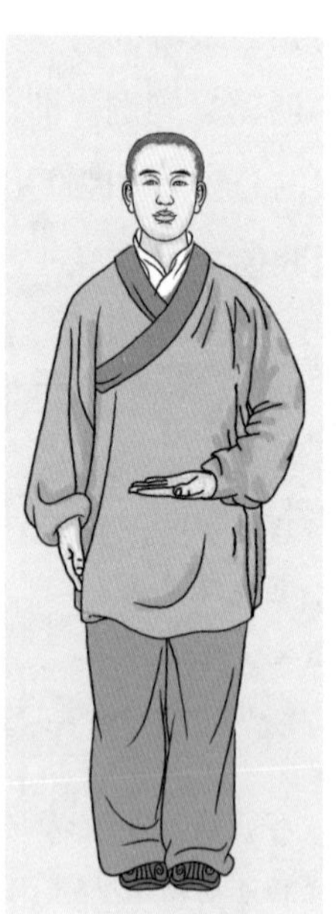
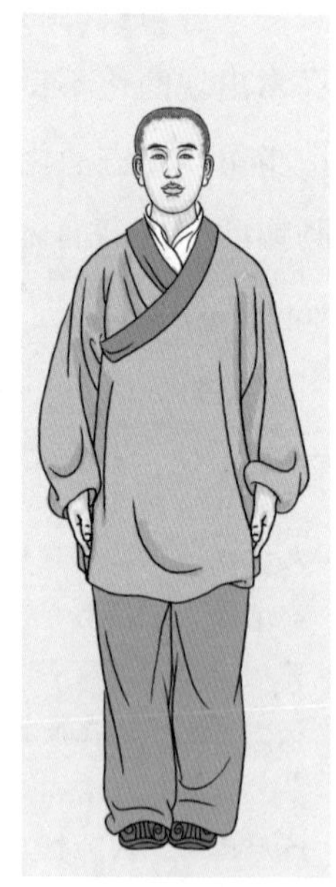

注意：练习的时候不要迎风而站，以免风邪入体；风为百邪之首，风邪至则百病生，如此反倒有害无益。

摩腹 升清降浊，调理脾胃祛百病

中医认为，腹部是“五脏六腑之宫城，阴阳气血之发源”，其生理功能是受纳、消化、吸收和排泄，而主管脾胃的足太阴脾经也经过腹部，所以经常按摩腹部能调节脾胃，增强消化系统功能。

摩腹的功效

药王孙思邈曾说过：“腹宜常摩，可祛百病”。摩腹首先调理的就是脾胃功能，具体来说有如下功效：

1. 增强消化功能。
2. 促进肠胃蠕动。
3. 理气消滞。
4. 缓解便秘。
5. 消除腹部赘肉。

摩腹的方法

摩腹揉穴法

1. 将双手搓热，然后交叠置于腹部，以肚脐为中心，用掌心按顺时针方向按摩 36 圈，再逆时针方向按摩 36 圈。

2. 可在按摩过程中或按摩后对腹部重点穴位进行刺激，以增强按摩功效，即四指并拢，以中指指腹着力于中脘穴、天枢穴、大横穴等穴位处，各按揉 30 秒，至局部发热、有酸胀感。

摩腹散步法

在散步时，两手旋转按摩腹部，每分钟 30~60 步，每走一步按摩一圈，正转和反转交替进行，每次 5 分钟。这种摩腹法对于增强胃肠道功能、缓解便秘更为有效。

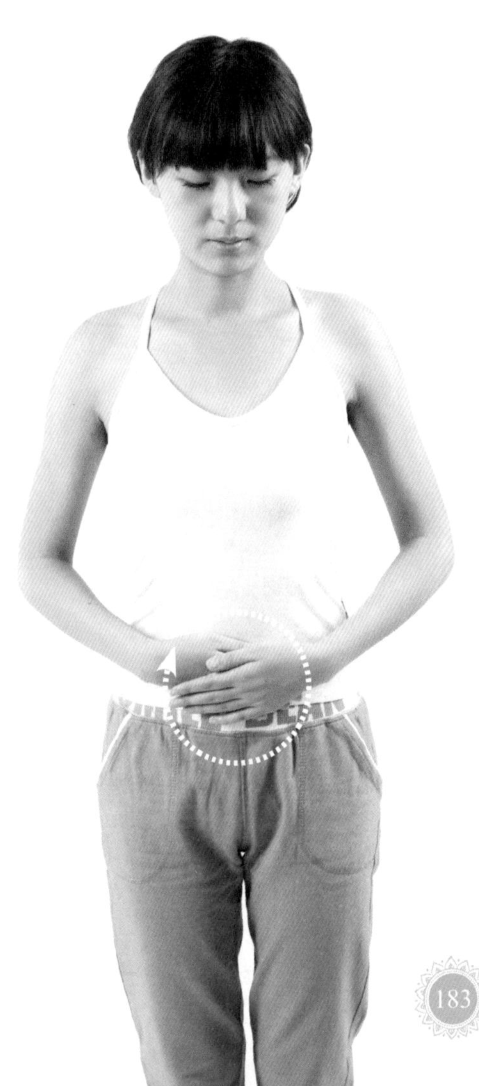

揉手心、搓足心

脾胃好，睡眠好

手掌和足底分布着人体多个反射区，也是多条经络的循经部位，刺激这些部位，也就相当于刺激相应的脏腑，而且操作简单又安全。

按揉手心，让脾胃“吃得消”

手心即手掌的中心部分，这个部位包含了劳宫穴，以及脾、胃、大肠等反射区。

按揉劳宫穴：手微握拳，中指指尖所指的部位就是劳宫穴，可以用另一只手的拇指指腹按揉穴位，也可以用一个圆头的小木棒来刺激。劳宫穴有祛湿健脾的功效，对心痛、心悸、口疮、口臭、善怒、两便带血、胸胁胀满等都有调理作用。

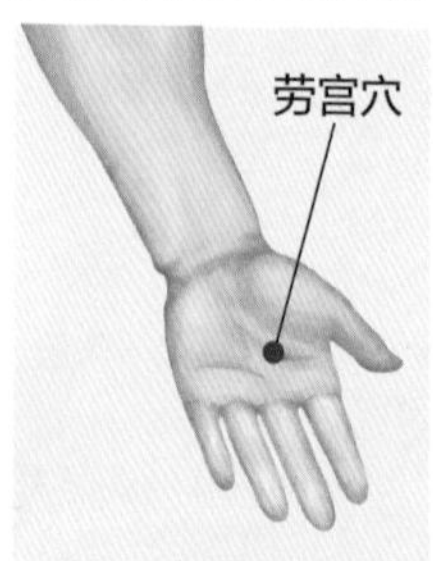

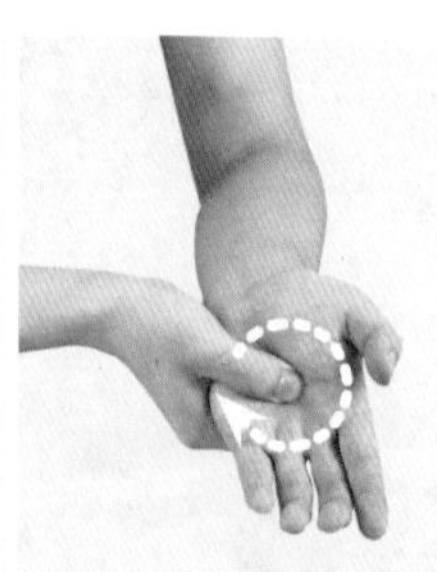

按揉脾胃大肠反射区：用另一只手的拇指指腹按揉反射区，双手都要按揉，每次每侧 3 分钟，每天 3 次。

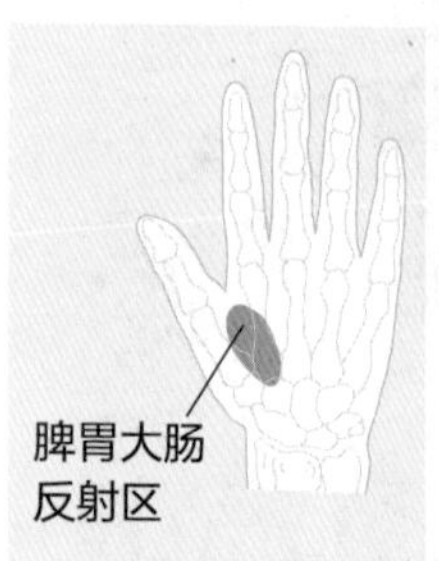

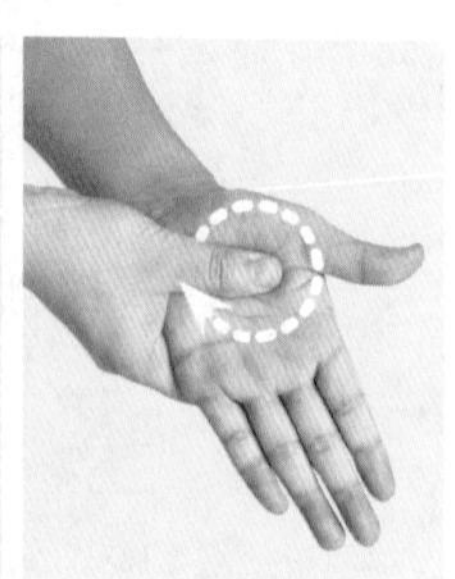

搓足心，吃饭香，睡眠好

足底是肾经的起点，肾水发源处，也分布着各脏腑所对应的反射区，经常搓足心能活血通络，还可防治消化不良、食欲缺乏、腹胀、便秘等病症。晚上睡前搓一搓，还能起到安神助眠的作用。

干搓：左手握住左足背前部，用右手拇指指腹或小鱼际沿着足心上下搓 100 下，使足心发热；然后换右足重复。每晚搓 1 次。

湿搓：将脚在温水中泡至发红后再搓，方法同上。

酒搓：在手上蘸白酒，用上述方法搓足心，酒干了再蘸再搓。

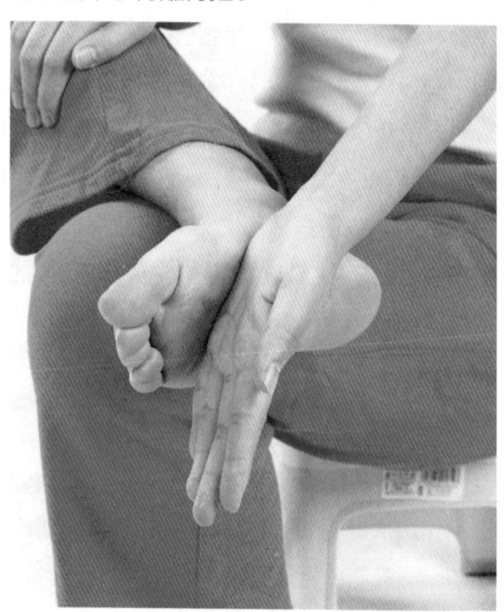

叩齿咽津 健脾养胃又固齿

“五脏化液，心主汗，肺主涕，肝主泪，脾主涎，肾主唾，是谓五液。”

——《黄帝内经·素问·宣明五气篇》

明代养生专家冷谦在其《修龄要旨》中说：“齿之有疾，乃脾胃之火熏蒸。每晨睡醒时，叩齿三十六遍，以舌搅牙龈之上，不论遍数，津液满口方可咽下。每作三次乃止。”

所谓叩齿咽津，也就是叩击上下牙齿，然后吞咽唾液。这样做不仅能养胃，还能健脾养胃，因为肾与脾关系密切，肾精常足，脾气不虚。

叩齿咽津能养脾胃

《脾胃论》中指出：“百病皆由脾胃衰而生也。”叩齿能健齿，齿健，则食物容易被嚼细，这样胃的消化负担就减轻了，从而可以养护胃。

咽津能帮助肠胃消化

脾“在液为涎”，“涎”是唾液中较清稀的部分，“肾为唾”“唾”为唾液中较稠的部分，二者合为“唾液”，唾液具有帮助食物消化的功能。经常叩齿则能催生唾液，咽之有助于胃腐熟食物和脾的运化、升清，减轻脾胃的负担，达到健脾胃的目的。故明代医家龚居中说：“津即咽下，在心化血，在肝明目，在脾养神，在肺助气，在肾生津，自然百骸调畅，诸病不生。”

叩齿咽津的方法

1. 闭目进行，将嘴轻轻合拢，驱除脑中杂念；然后令上排牙齿与下排牙齿进行均匀，有节奏的撞击，可以听到“咄咄”之声。如此叩击 100 下左右。

2. 叩齿结束，以舌尖贴着上牙床的一侧，轻轻向另一侧划动，可从内到外，细致进行一遍，然后再对下牙床依法进行。反复 3~5 次，使口腔内唾液增多。

3. 将舌尖抵于上腭，让唾液进行聚集，然后轻轻鼓腮，做漱口状；待唾液满口后，再分 3 次慢慢吞下。

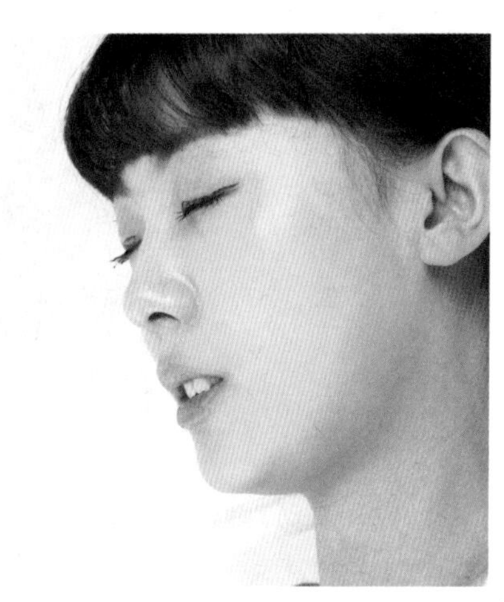

强壮脾胃操 祛除脾胃病

《黄帝内经》中说："久坐伤肉。"这是因为气血不通，经络不运所致。人体经络需要经常进行刺激，让它保持通畅，身体才能气血循行，脏腑泰和。这里介绍两种强壮脾胃操，自己伸伸手脚就可调养脾胃。

方法一

1. 坐在椅子上，双腿垂直踩于地面，两手交叠于一起，然后捂在小腹上。

2. 挺直胸，背部直立，深吸气，在吸气的时候可向前挺直身体，让上半身微微向后仰倒；如此保持吸气的整个过程。

3. 慢慢吐气，边吐边渐渐缩回挺起的胸部，直到上半身缩成弯曲状，两只手要用力向腹部里面按压。

4. 恢复原位。重复吸气、吐气30次为度，也可以再多几次，可依自己的耐受度为准。

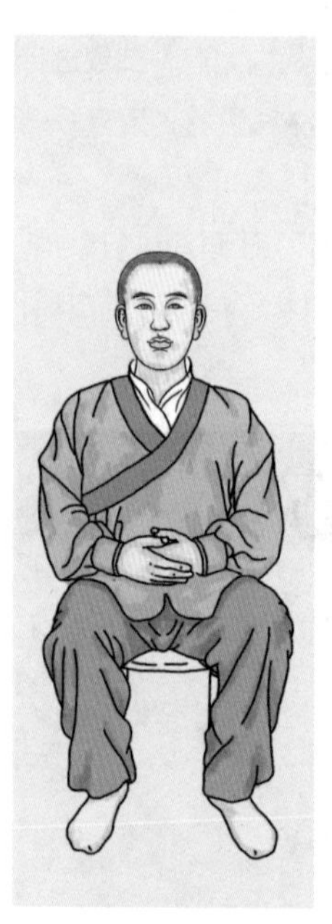

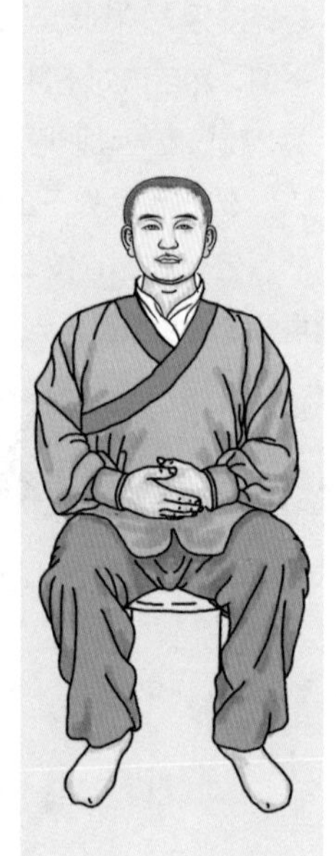

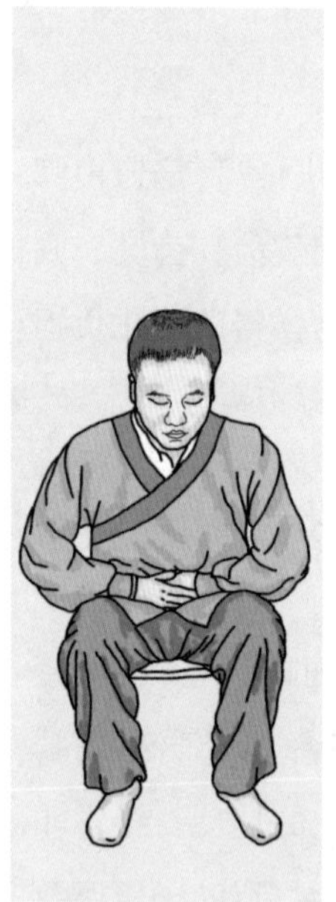

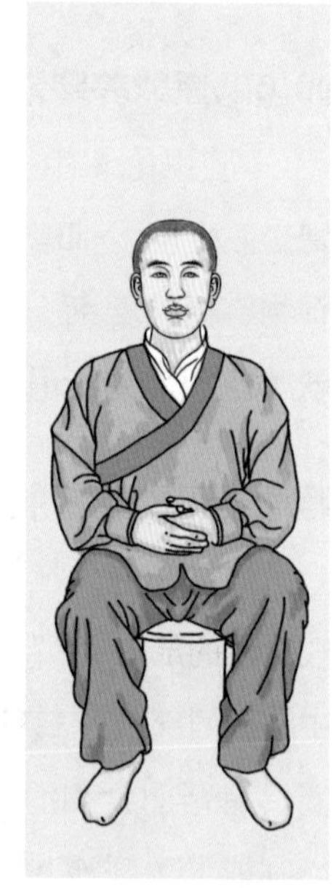

功效：可以加强腹肌的收缩，同时按摩小腹和肠胃，促进胃肠的蠕动。适用于终日常坐，脾胃虚弱、消化不良者。

方法二

1. 选择平坦处坐下，可以是床上也可以是地面，以自己方便为宜；然后双手抓住脚，用力将其向腹部方向扳。

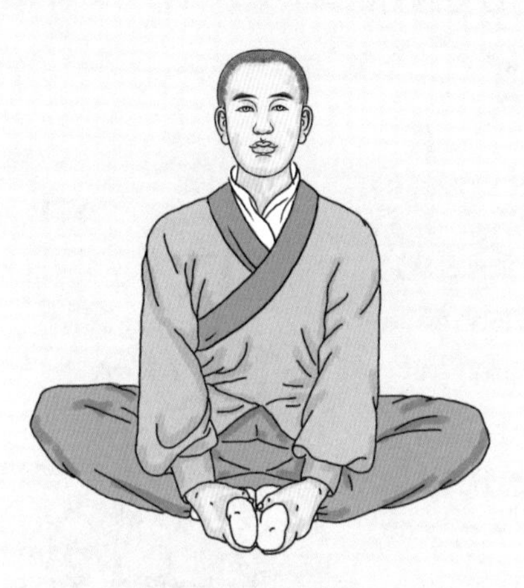

2. 扳着双脚不要放开，顺这个向后拉的力，后倚身体，一直到躺倒。

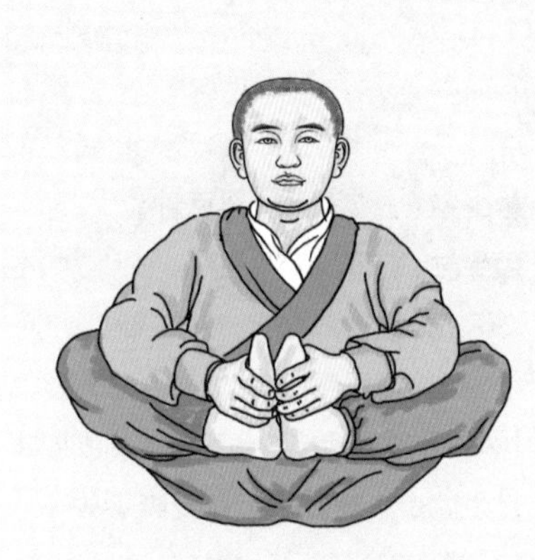

3. 坚持用力抓住双脚不放，让小腹充分用力，然后慢慢将双脚贴向头后，动作宜缓，避免扭伤身体，可通过多次练习慢慢进行。

4. 反复进行 3~5 次，如果感到有难度，不要太勉强。

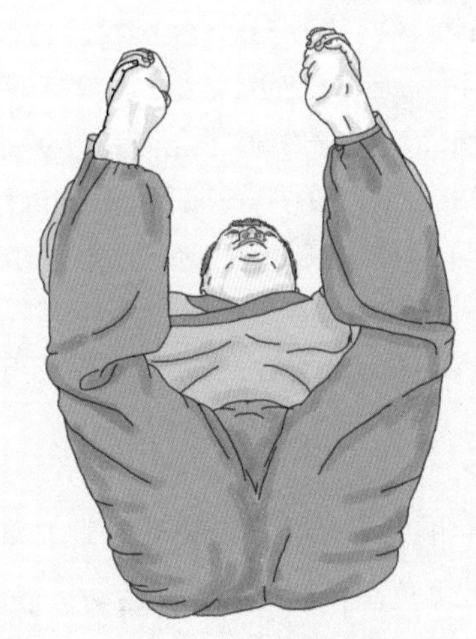

功效：能让肠胃蠕动加快，同时刺激背部经络，使气血畅通。适合小腹胀气、食欲不振者。

3种内功 练出好脾胃

静坐功

静坐功动作简单，随时可练，对于有亢进型肠胃病的人来说有非常好的调养作用，肠胃虚弱者常练也能起到强健的作用。

坐姿

静坐姿势分盘坐和立坐两种。

盘坐时，将双脚交叉互盘，左脚放在右大腿根部面上，右脚放在左大腿根部面上，左右脚心均朝天。一般中老年人筋骨不活，可采用单盘，即只将一只脚盘起，双腿可在练功中隔一段时间互换。也可散盘，即双腿随意盘坐。

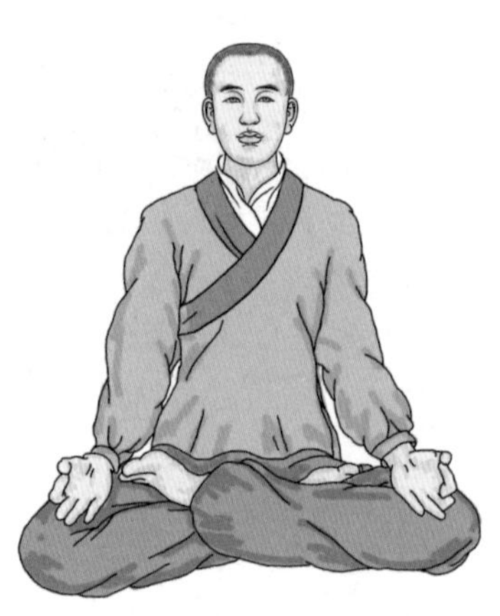

立坐就是坐在凳椅上，双脚平放在地上，自然分开。要坐在凳椅的前半部分，凳椅的高矮适宜，两脚承受均匀的体重并落实，腿膝均不吃力。

无论盘坐立坐，脊椎一定要保持正直。其方法是收腹、含胸、拔背、脖颈稍微后靠，下颏稍微内含。

练功

静坐时自然放松，头颈正直，含胸收腹，直腰拔背，面朝正前方，两眼微合，两唇轻闭。舌抵上腭，口中生津后慢慢咽下，用意念将其咽至丹田。排除杂念，引导入静，身体彻底放松。可分前面、后面、两侧三个方向，自上而下，用意念逐步放松。

练功过程中注意呼吸的有意识调整。鼻吸口呼，鼻深吸入新鲜空气，口长呼吸，缓缓吐出浊气。呼吸均匀、柔和、轻细，逐步加长。呼吸时可配合数数，从 1 数到 10，反复地数，有助于排除杂念，引导入静。

以上过程练习 30~60 分钟，然后徐徐松动手足，活动肢体，睁眼站起，结束练功。

站桩功

站桩功，顾名思义就是以站式为主，躯干、四肢保持特定的姿势，使全身或某些部位的松紧度呈持续的静力性运动状态，从而保健强身、防治疾病的功法。

与静坐功一样，站桩功也属于静功，易学易练，没有不良反应，也不受场地限制。每天练习一两次，对中老年肠胃病患者很有好处。经常练习还能恢复和增强体力，改善高血压、溃疡病、神经衰弱等。

方法

站桩可分为无极站桩、穴位按摩和辅助功三个步骤。

无极站桩：两脚分开，与肩同宽，舌抵上腭，口唇轻闭，两目微闭。全身放松，意念入静。然后鼻吸鼻呼，腹部随着吸而外凸，呼而内收，一呼一吸为1息，首次做时可做10息，以后每天增加10息，至50息为止。

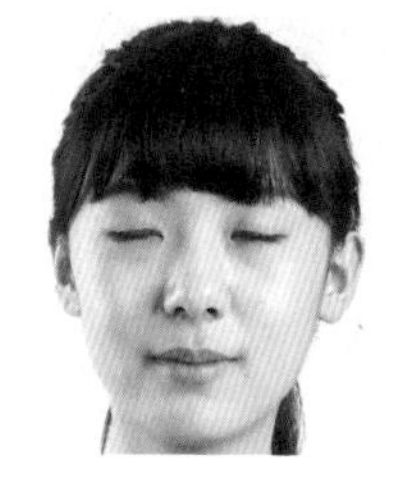

穴位按摩：无极站桩结束后，将两手手掌搓至发热，用手心劳宫穴对准穴位按摩。常取命门穴、神阙穴、关元穴、足三里穴、涌泉穴，每穴按摩36下。

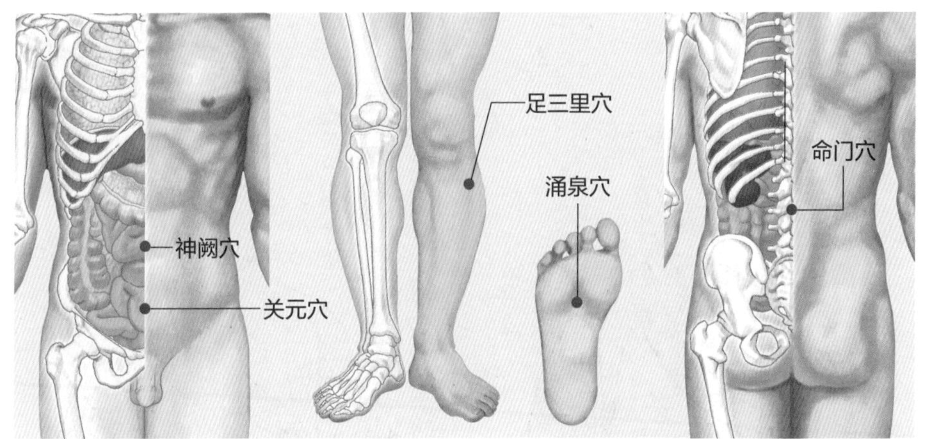

辅助功：屈指梳发36下，左右搅动舌头18次，咽津3次；然后两手搓面，由下往上，连服36次；闭目，眼珠左右转动18次；最后两手掩耳，手指放在后脑部，用食指弹后脑部36下。

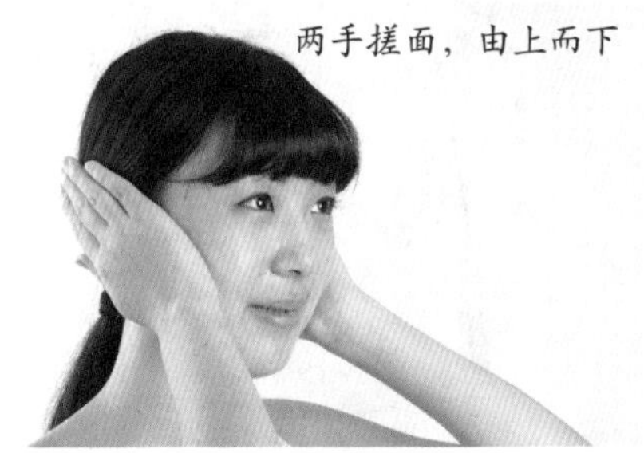
两手搓面，由上而下

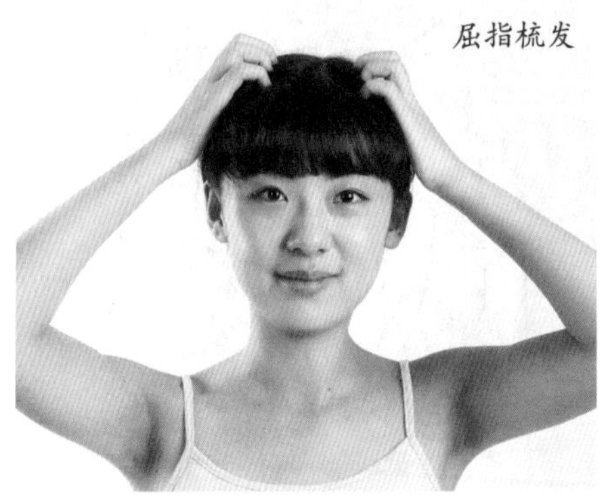
屈指梳发

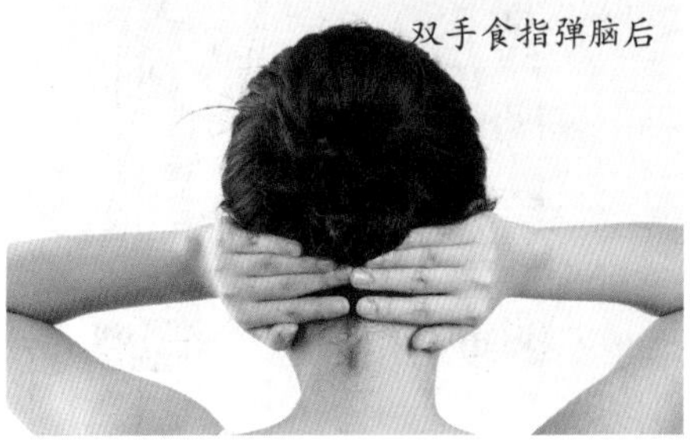
双手食指弹脑后

通秘功

通秘功由疏通任督二脉、顺理带脉、健脾和胃等方法组合而成，有较好的调理肠胃功能、防治肠胃病的作用，尤其是能缓解和预防便秘。

疏通任督法

自然站立，两脚分开，调顺呼吸，全身放松，意守会阴。两手在身后交叉互捉两肘，采用匀、细、深、长的呼—停—吸的呼吸方式。吸气时两肘上抬，轻轻提缩肛门；呼气时，肘臂放松，轻轻松弛肛门。重复20~30次。

两手叉于腰部，拇指朝后，四指在前。吸气时，头和身向后仰伸，轻轻提缩肛门；呼气时，身体回正，轻轻松弛肛门。重复10次。

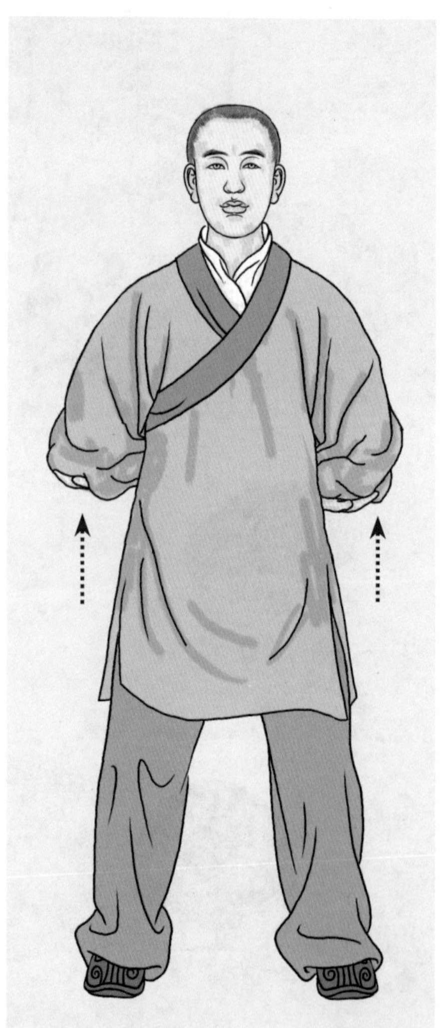

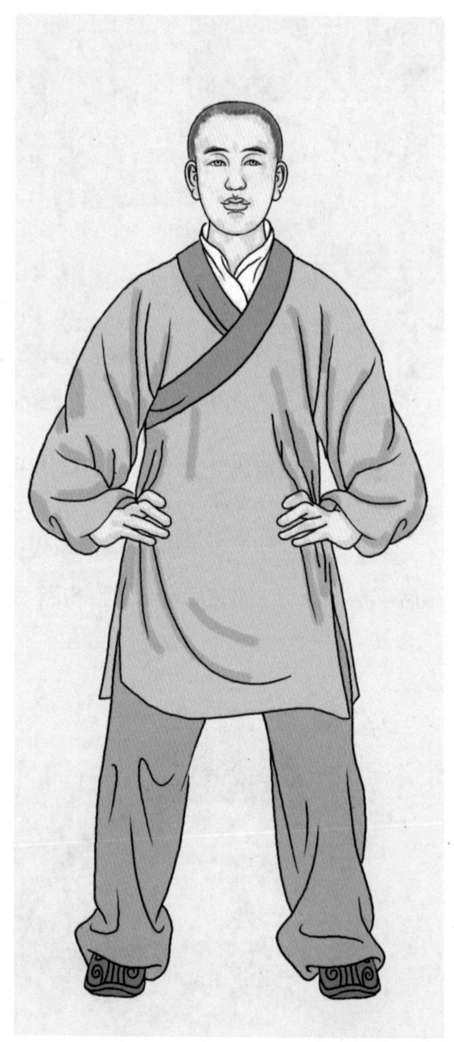

顺理带脉法

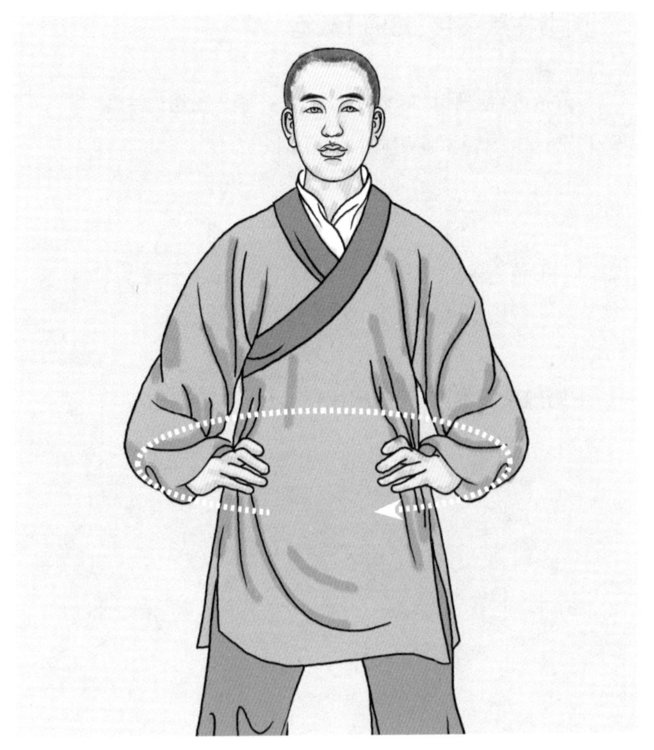

自然站立，两脚分开，与肩同宽，两手叉腰，拇指朝后，四指在前，上身保持正直，微微下蹲，两膝不超过脚尖。两肩与两膝不动，以腰腹为轴转动，向左、前、右、后，顺时针方向转3圈，然后向右、前、左、后，逆时针方向转3圈。重复3次，以后可逐渐增加次数。

健脾和胃法

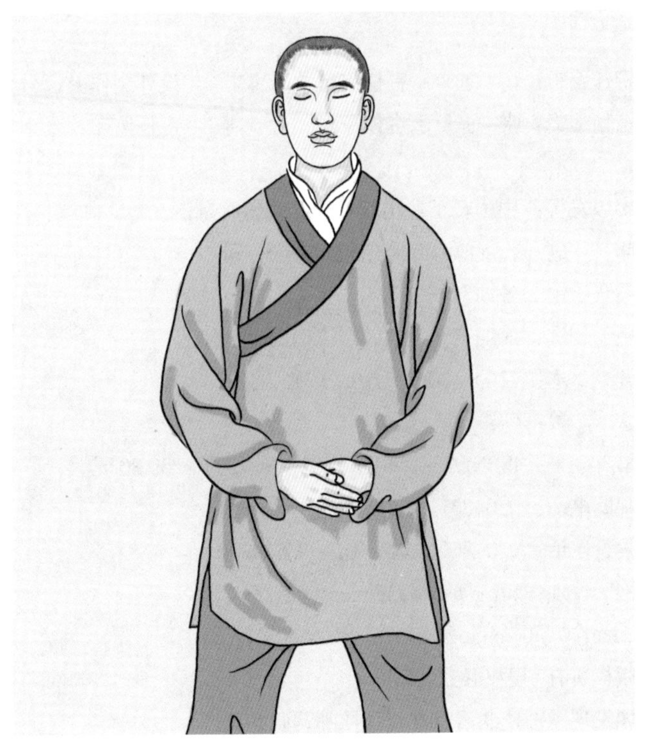

自然站立，两脚分开，与肩同宽，双目微闭，两掌相叠置于小腹前，掌心向里，全身放松，凝神定志，意守丹田，入静3~5分钟。缓缓睁眼，结束。每天早晚各做1次。

图书在版编目（CIP）数据

《黄帝内经》脾胃好病不找：有声版／杨秀岩主编
．—北京：中国轻工业出版社，2024.6
ISBN 978-7-5184-4927-9

Ⅰ．①黄…　Ⅱ．①杨…　Ⅲ．①《内经》—益胃②
《内经》—健脾　Ⅳ．①R221 ②R256.3

中国国家版本馆CIP数据核字（2024）第071572号

责任编辑：杨　迪　　责任终审：高惠京　　设计制作：逗号张文化
策划编辑：张　弘　　责任校对：晋　洁　　责任监印：张京华

出版发行：中国轻工业出版社（北京鲁谷东街5号，邮编：100040）
印　　刷：北京博海升彩色印刷有限公司
经　　销：各地新华书店
版　　次：2024年6月第1版第1次印刷
开　　本：710×1000　1/16　印张：12
字　　数：250千字
书　　号：ISBN 978-7-5184-4927-9　定价：59.80元
邮购电话：010-85119873
发行电话：010-85119832　010-85119912
网　　址：http：//www.chlip.com.cn
Email：club@chlip.com.cn

240418S2X101ZBW